U0323334

How to Perform Ultrasonography in Endometriosis

子宫内膜异位症
超声诊断

原　著　[意] Stefano Guerriero
　　　　[澳] George Condous
　　　　[西] Juan Luis Alcázar
主　译　张　莉　袁丽君

中国科学技术出版社
·北京·

图书在版编目（CIP）数据

子宫内膜异位症超声诊断 / (意) 斯特凡诺·格雷耶罗 (Stefano Guerriero), (澳) 乔治·康多斯 (George Condous), (西) 胡安·路易斯·阿尔卡扎尔 (Juan Luis Alcázar) 原著 ; 张莉, 袁丽君主译 . — 北京 : 中国科学技术出版社, 2020.1（2021.1 重印）

ISBN 978-7-5046-8413-4

Ⅰ . ①子… Ⅱ . ①斯… ②乔… ③胡… ④张… ⑤袁… Ⅲ . ①子宫内膜异位症—超声波诊断 Ⅳ . ① R711.710.4

中国版本图书馆 CIP 数据核字 (2019) 第 234967 号

著作权合同登记号：01-2019-5985

First published in English under the title
How to Perform Ultrasonography in Endometriosis
edited by Stefano Guerriero, George Condous, Juan Luis Alcázar
Copyright © Springer International Publishing AG, part of Springer Nature 2018
This edition has been translated and published under licence from Springer Nature Switzerland AG.
All rights reserved.

Springer Nature Switzerland AG takes no responsibility and shall not be made liable for the accuracy of the translation.

策划编辑	焦健姿	王久红
责任编辑	黄维佳	
装帧设计	佳木水轩	
责任校对	龚利霞	
责任印制	李晓霖	

出　　版	中国科学技术出版社
发　　行	中国科学技术出版社有限公司发行部
地　　址	北京市海淀区中关村南大街 16 号
邮　　编	100081
发行电话	010-62173865
传　　真	010-62179148
网　　址	http://www.cspbooks.com.cn

开　　本	889mm×1194mm　1/16
字　　数	361 千字
印　　张	12.25
版　　次	2020 年 1 月第 1 版
印　　次	2021 年 1 月第 2 次印刷
印　　刷	天津翔远印刷有限公司
书　　号	ISBN 978-7-5046-8413-4 / R·2462
定　　价	128.00 元

（凡购买本社图书，如有缺页、倒页、脱页者，本社发行部负责调换）

Translators List
译者名单

主　译　张　莉　袁丽君

译　者　（以姓氏笔画为序）

马　婧　空军军医大学唐都医院

马政君　联勤保障部队解放军第 941 医院

王　莉　空军军医大学唐都医院

刘瑗玲　空军军医大学唐都医院

李　军　空军军医大学西京医院

张　莉　空军军医大学唐都医院

周　琦　西安交通大学第一附属医院

郑　瑜　西安市中心医院

宫　婷　西北妇女儿童医院

袁丽君　空军军医大学唐都医院

贾琬莹　西安交通大学第二附属医院

原　婷　西安交通大学第一附属医院

高新茹　西北妇女儿童医院

高燕华　陕西省人民医院

董　雪　西安市中心医院

韩　蓁　西安交通大学第一附属医院

管湘平　陕西省人民医院

Abstract
内容提要

本书引进自德国 Springer 出版社，由国际著名妇产科专家意大利卡利亚里大学 Stefano Guerriero 教授、澳大利亚悉尼大学 George Condous 教授及西班牙纳瓦拉大学 Juan Luis Alcázar 教授历时多年完成，汇集了国际子宫内膜异位症不同领域专家的宝贵实践经验，是一部关于如何采用超声影像学技术手段进行子宫内膜异位症诊断的著作。

全书分 17 章，对子宫内膜异位症的临床及解剖关注点、药物治疗现状及 IDEA 小组共识声明的子宫内膜异位症标准化超声诊断方案进行了详细阐释，对不同解剖部位及盆腔外子宫内膜异位症的诊断进行了分类介绍，同时引入了子宫内膜异位症的其他诊断方法及治疗方式，讨论了其他改良超声技术及磁共振成像等其他放射学技术。书中配有详细的图表、超声图像及直观视频，用以提高读者的操作技术，扩充其对子宫内膜异位症超声诊断的知识储备，同时也为其开展科研工作提供了新思路与切入点。

本书明确规范了子宫内膜异位症超声诊断操作流程、诊断标准，从临床表现至影像诊断，再到专业治疗，是一部知识全面、重点突出、条理清晰、针对专科疾病的指导性著作。相信每位从事超声诊断的医师都能从中获益。本书可为超声医师、放射科医师及超声技师在超声诊断子宫内膜异位症时提供宝贵见解，同时帮助其提高自身对女性慢性盆腔疼痛评估的实践技能。

Foreword by Translators
译者前言

2018 年 11 月，由海峡两岸医药卫生交流协会超声医学专家委员会主办，空军军医大学唐都医院、西北妇女儿童医院、西安市中心医院联合举办的国际妇产超声学会（ISOUG）认证课程暨首届西安国际超声高峰论坛在古都西安顺利召开。本次会议有幸邀请到了来自澳大利亚悉尼大学医院妇产科主任、2018 年 ISOUG 新加坡国际大会主席 George Condous 教授来为我们授课，其中关于深部子宫内膜异位症的授课内容引起了大家的强烈关注和广泛共鸣。对国内妇产超声诊断领域而言，这样具有指导性和规范性的讲座为我们展示了深部子宫内膜异位症认知与影像诊断的新世界。

随着影像技术的飞速发展，加上与国外先进技术的密切合作，近十余年，我国的妇产超声诊断事业有了飞速发展，妇产超声诊断越来越趋于规范化和标准化。但是，由于深部子宫内膜异位症引起的女性健康问题往往难以启齿，加之缺乏诊断标准及充足的临床证据，导致临床认知不足和诊断纷繁现象，以至于难以形成共识，因此，对于深部子宫内膜异位症的诊断，在临床工作中一直讳莫如深。随着国民素质不断提高，人们越来越关注生活质量，利用超声评估女性盆底功能以关注女性健康的概念不断扩展，国际深部子宫内膜异位分析小组（International Deep Endometriosis Analysis，IDEA）于 2016 年发布了对疑似子宫内膜异位症患者的系统性超声检查方法，该方法如海上灯塔一样，为迷航的舰船指引了方向。

通过本次会议授课及座谈交流，深切感受到如果有这样一部著作为广大妇产超声诊断工作者作指导，同时在庞大的患者群体中推广应用，必将推动我国妇产超声事业更加规范化、标准化，进而提高从业者的诊断水平。因此，此次大会主席、空军军医大学唐都医院超声科主任袁丽君教授极力促成了 How to Perform Ultrasonography in Endometriosis 中文版的翻译工作。2019 年 5 月，我们终于获得原书主编的许可，开始了细致的翻译工作。

How to Perform Ultrasonography in Endometriosis 一书始于国际深部子宫内膜异位分析小组（IDEA）于 2016 年发布的对疑似子宫内膜异位症患者如何进行系统性超声检查方法的指南声明。由国际著名妇产科专家意大利卡利亚里大学 Stefano Guerriero 教授、澳大利亚悉尼大学 George Condous 教授及西班牙纳瓦拉大学 Juan Luis Alcázar 教授主编，系统阐述了子宫内膜异位症的解剖定位、超声表现，以及如何进行超声检查操作等详细内容，是一部汇集了大量精致的超声及术中影像资料的心血之作。著者明确给予了这一特殊类型妇科疾病超声扫查的命名、定义和检查方法，并针对不同部位病变采取何种治疗给出参考意见，特别是对超声扫查技巧和诊断要点的介绍，以及超声新技术的运用，给国内同行提供了全新的专业视角和思维模式，为子宫内膜异位症的超声诊断提供了参考标准及规范化操作范本。本书结构严谨、语言精练、由浅入深，根据病变所在解剖部位分为前盆腔、中盆腔、后盆腔分述疾病，详尽描述了具体操作手法与技巧，主题切入直接、阐释简明扼要、逻辑性非常强，是一部操作指导性极强的指南性著作，相信读者能以最短的阅读时间获得最多的收益。

作为翻译组成员之一，拿到此书后如获至宝。整个翻译过程即是系统学习的过程，收获良多。翻译组成员均为多年从事妇产超声诊断且具有硕士研究生水平以上学历的一线工作者，在翻译过程中完全能够深入体会书中所述，同时结合临床检查翻译的准确性。因书中涉及不少治疗及其他影像学技术的内容，翻译过程中不免经常叨扰相关专家，然而每每必会得到及时、细致的讲解，不厌其烦，在此向空军军医大学唐都医院妇产科李怡副教授、放射科殷茜副教授、泌尿外科汪涌副教授、普通外科阴继凯副教授表示衷心感谢！

再次感谢所有为此书付出辛勤劳动的朋友们。

空军军医大学唐都医院超声科

于西安

Preface to the Edition
原书前言

How to Perform Ultrasonography in Endometriosis 由来自国际子宫内膜异位症不同领域的专家共同编写，对影像领域关注颇多。我们的初衷是希望为超声医师和放射科医师提供一个范本，使他们不仅能够了解子宫内膜异位症的不同表型和解剖位置，而且能够掌握对可能患有子宫内膜异位症女性进行超声评估的具体操作步骤。

2016 年，国际深部子宫内膜异位分析小组（International Deep Endometriosis Analysis，IDEA）发布了对疑似子宫内膜异位症患者的系统性超声检查方法。在此方法发布前，有关这一特殊类型超声检查的命名、定义和组成的相关文献存在较大差异。现在，根据 IDEA 小组的定义，可以将潜在子宫内膜异位症患者的盆腔动态超声评估分为 4 个独立的系统化步骤。在书中，我们将 4 个步骤中的每个步骤单独提取出来，详细介绍关于超声评价的各个方面，以便读者能够得到明确的指导，并清楚地了解涉及的内容。每章的内容基本按照"概述""我们该怎么做""技术技巧""未来展望"来介绍，帮助读者全面了解患者评估的纷繁难懂之处。书中还包括相关的图示、图像和视频，用来说明书中讨论特定影像评估的不同方面。

IDEA 方法的第一步包括对子宫和卵巢的评估。在书中，我们对形态学子宫超声检查（Morphological Uterus Sonographic Assessment，MUSA）小组制订的对子宫及其肌层评估的方法进行了详细的探究和阐释，还根据国际卵巢肿瘤分析（International Ovarian Tumor Analysis，IOTA）小组对卵巢子宫内膜异位囊肿的分类进行了详细阐述。

IDEA 方法的第二步包括评估卵巢移动性及特定部位压痛等"软指标"。同样，书中的介绍可以帮助读者对这一超声动态评估的重要性有更深刻的理解。

IDEA 方法的第三步是评估 Douglas 窝（pouch of Douglas，POD）的状态。我们将在书中具体介绍"滑动征"在评估该状态中的应用，这也是超声动态评估的一部分。

IDEA 方法的第四步是评估前、中、后盆腔是否存在深部子宫内膜异位症。如何利用超声评估深部子宫内膜异位症的特殊解剖位置（包括膀胱和输尿管、子宫骶韧带、阴道后穹窿和直肠 – 直肠乙状结肠 – 乙状结肠），书中设置了各自独立的章节进行专门且详尽的阐述。

此外，我们还简要介绍了盆腔外子宫内膜异位症，并讨论了其他改良超声技术及磁共振成像等其他放射学技术。

为了拓展本书的内容，我们还设置了介绍子宫内膜异位症的临床和解剖注意事项、药物和外科治疗策略的最新概述，以及目前在子宫内膜异位症中使用和评估的可用生物学标志物等相关章节，这些基于证据的章节对病变的关键领域进行了更新拓展。

我们希望读者在阅读本书时，能够详尽了解子宫内膜异位症的评估，通过不同著者在书中分享的精彩经验，让读者在子宫内膜异位症飞速发展的影像研究领域有所收获，同时拓宽相关知识，通过图示、图像和视频的简化 IDEA 方法，帮助读者提高子宫内膜异位症超声诊断的能力，进而使读者不仅能够定位疾病的位置，而且能够传达有关疾病严重程度的重要信息。希望每位读者都能有所收获！

Stefano Guerriero

George Condous

Juan Luis Alcázar

List of Videos
视频列表

视频 1-1　　瘢痕处子宫内膜异位症：剖宫产后切口处子宫内膜异位结节，导致患者左下腹出现可扪及的肿块及周期性疼痛。（由 S. Singh 博士提供）

视频 1-2　　浅表子宫内膜异位症的切除：教学视频。（由 M. Suen 博士提供）

视频 1-3　　后盆腔子宫直肠陷凹子宫内膜异位症的手术方法。（由 D. Evans 博士和 M. Suen 博士提供）

视频 1-4　　视频演示切除浸润性膀胱异位结节。（由 S. Singh 博士提供）

视频 5-1　　视频中可以观察到卵巢子宫内膜异位囊肿的声流。注意囊肿内颗粒的运动。

视频 5-2　　在这种情况下，当前后移动经阴道探头时，可清楚地观察到卵巢与子宫的粘连程度。

视频 5-3　　在这种情况下，卵巢子宫内膜异位囊肿不与子宫粘连，可观察到囊肿与宫颈之间的相对滑动。

视频 5-4　　视频呈现了孕期子宫内膜异位囊肿蜕膜化的过程。可看到血流丰富的囊实性肿块。手术切除囊肿，并进行组织学分析，证明是蜕膜化的子宫内膜异位囊肿。

视频 6-1　　经阴道超声显示盆腔横切面上沿右骨盆侧壁（RPSW）移动的右侧卵巢（RO）。EIV 为髂外血管。

视频 6-2　　经阴道超声显示盆腔横切面上卵巢（O）沿子宫（U）一侧及盆腔右侧壁（PSW）的活动性。

视频 6-3　　经阴道超声证实盆腔矢状切面上左侧卵巢（LO）固定在子宫（U）后方与左侧盆腔侧壁（LPSW）之间。

视频 6-4　　经阴道超声证实盆腔矢状切面上左侧卵巢（O）与宫颈后部（C）粘连。

视频 7-1　　a. 经阴道超声证实盆腔矢状切面上直肠前壁和宫颈后部（C）之间的"滑动征"为阳性。POD 为 Douglas 窝。b. 经阴道超声证实盆腔矢状切面上直肠乙状结肠和子宫基底部（U）之间的"滑动征"呈阳性。

视频 7-2　　a. 经阴道超声证实盆腔矢状切面上直肠前壁和宫颈后部（C）之间"滑动征"为阴性。b. 经阴道超声证实盆腔矢状切面上直肠乙状结肠（RS）和子宫基底部（U）之间"滑动征"为阴性。

视频 7-3　　a 和 b. 经阴道超声分别显示后位子宫（矢状平面）宫底后部与子宫下段前

部"滑动征"阳性。a. 视频中,直肠前壁在宫底部自由滑动。b. 视频中,直肠乙状结肠在子宫下段部自由滑动。U 为子宫。

声，边缘模糊，一端较薄（"尾部"）。结节浸润直肠的黏膜下层和黏膜层。患者接受了肠管节段性切除的治疗（图 14-13）。

视频 14-3　阴道超声造影术。助手握住凝胶瓶，开口朝下。将注射器注入瓶身下部，活塞稳定在适当的位置，将套管（外套）慢慢推入倒置的凝胶瓶中，使注射器中注入 20ml 凝胶 [6]。

视频 17-1　完全性纵隔子宫，直肠阴道异位结节，累及阴道后壁，子宫骶韧带和直肠前壁（空竹样结节）。

视频 17-2　前盆腔"滑动征"阴性（子宫膀胱间隙闭塞）。同时显示子宫膀胱间隙大小约 12mm×10mm×12mm 的异位结节。后盆腔见 16mm×9mm×12mm 的异位结节，左侧子宫骶韧带插入处受累。

视频 17-3　固定的卵巢，右卵巢不典型性子宫内膜异位囊肿，实性成分内无血流信号。左侧卵巢黄体及直肠前壁两个大小分别为 12mm×11mm×8mm 和 13mm×7mm×9mm 的异位结节（多灶性病变）。此外，还可以观察到直肠两个病变之间的另一个 14mm×10mm×11mm 的病变。后盆腔"滑动征"阴性。

视频 17-4　完全性纵隔子宫，直肠乙状结肠及直肠前壁多灶性异位结节。此外，还可观察到累及左侧子宫骶韧带和阴道后壁的另一个病变。

视频 17-5　直肠前壁异位结节，大小为 22mm×9mm×14mm，未累及黏膜下层。另一个 14mm×9mm×10mm 的病变，与前一个结节粘连，同时累及子宫骶韧带。

视频 17-6　膀胱穹窿顶部异位结节，大小为 10mm×7mm×10mm。输尿管膀胱段异位结节（外源性病变），大小为 18mm×9mm×10mm。

视频 17-7　膀胱基底部壁内异位结节，大小为 19mm×20mm×21mm，未累及膀胱内输尿管。同时可观察到右侧子宫骶韧带异位结节，大小为 9mm×6mm×7mm，与阴道后壁粘连。

视频 17-8　直肠乙状结肠前壁结节，大小为 43mm×13mm×14mm，同时累及阴道和子宫骶韧带。此外，还可观察到另一个大小为 16mm×16mm×11mm 的病变。

视频 17-9　距离肛门边缘 7cm，可见直肠乙状结肠前壁结节，阴道和子宫骶骨韧带受累，病变大小为 42mm×7mm×19mm，还可观察到大小为 17mm×8mm×12mm 的阴道异位病灶。

视频 17-10　后位子宫。直肠乙状结肠前壁结节，大小为 30mm×10mm×22mm，肠壁受累，累及黏膜下层，还可以观察到累及阴道表层及子宫骶韧带的病变。

Contents
目 录

第1章

子宫内膜异位症：临床及解剖关注点

Endometriosis: Clinical and Anatomical Considerations

Sukhbir S. Singh 著

张 莉 译

一、概述

　　子宫内膜异位症是当今妇科诊断和治疗最具挑战性的疾病之一。这是一种常见的疾病，据报道在一般人群中总患病率为 5%～10%[1, 2]。患有盆腔痛和不孕的女性，子宫内膜异位症的发病率分别增高至 50% 与 20%～40%[3, 4]。子宫内膜异位症的定义是"子宫腔外的子宫内膜样组织"。其本质的病因不清，可能涉及多种机制，而不是单一原因[5]。此外，这种复杂疾病的临床表现可以是一部分患者完全无症状，而另外一部分患者则存在明显的盆腔痛。结构变形、炎症及子宫内膜容受性减低会导致部分患者不孕，而不会导致所有患者受累。

　　对于因子宫内膜异位症而出现慢性盆腔疼痛和（或）不孕症的患者来说，获得及时的诊断和治疗方案是关键。子宫内膜异位相关的盆腔痛诊断滞后是一个普遍的问题，调查发现，诊断平均滞后7～10年[6]。因此，需要通过指导教育，协助评估疑似有子宫内膜异位相关并发症的患者。

　　子宫内膜异位症的诊断传统上依赖于手术标本的组织学检查。"金标准"方法是在腹腔镜手术中，通过有经验的外科处理，同时进行诊断和治疗[7]。子宫内膜异位相关的盆腔痛进行外科治疗已经显示出改善疼痛的效果，同时，还可能改善轻到中度病变患者的生育能力。然而，子宫内膜异位症是一种慢性易复发的疾病，需要长期的护理计划。

　　手术诊断和处理有其局限性，包括是否能遇到经验丰富的外科医生、手术本身固有的风险以及腹腔

本章视频来源：**Electronic Supplementary Material** The online version of this chapter (https://doi.org/10.1007/978-3-319-71138-6_1) contains supplementary material, which is available to authorized users.

镜评估中漏诊的可能性。此外，慢性盆腔痛很少是由单一病因引起，虽然手术可能有助于病理诊断（子宫内膜异位症病变），但可能不能处理其他同时出现的疼痛症状以及已经出现的中枢神经致敏症状[8]。

由于确定需要早期诊断及对手术局限性的了解，向医务工作者提供有效方法协助临床诊断子宫内膜异位症的需求日益增加。当子宫内膜异位症是鉴别诊断的一部分时，全面的病史、体格检查和有针对性的影像学检查是指导治疗的关键[9, 10]。适当的评估有利于早期的针对性干预，包括药物、外科和（或）生育治疗。

二、我们该怎么做

（一）病史

关于病史，重要的是要评估患者的现病史、相关的全身症状、既往药物治疗史、手术治疗史、生活习惯和家族史。是否存在关于疼痛的"4D 征"，即痛经（dysmenorrhea）、性交痛（dyspareunia）、排便困难（dyschezia）、排尿困难（dysuria）。如果患者出现一个以上上述症状，则发生子宫内膜异位症可能性增大[11]。

经期疼痛有助于我们诊断子宫内膜异位症。非经期的盆腔痛（nonmenstrual pelvic pain, NMPP）也需要进行病史的全面评估。典型的疼痛病史是指育龄期早期周期性疼痛发展至后期的日常盆腔痛或腹痛伴有月经期加重。这一现象表明疼痛由早期的感觉痛（由于炎症或者局部组织破坏引起的疼痛）发展至后期的中枢神经性痛。

全身症状是患有子宫内膜异位症的女性常见的主诉。子宫内膜异位相关性疼痛包括来自胃肠道及泌尿系的症状，如腹胀、便秘、恶心、排尿困难等。全身症状还需要对共发病进行评估，如易激或炎性肠病和膀胱疼痛综合征等[12]。

盆腔外子宫内膜异位症少见，往往于患者量大的转诊中心多见。子宫内膜异位植入和浸润性疾病可见于全身，其相应的体征和症状如表 1-1 所示。

表 1-1　子宫内膜异位的病变部位和症状

病变部位	可能症状
肺 / 胸腔	月经期气胸或血胸
膈肌（图 1-1A，图 1-1B）	月经期肩峰痛
神经	月经期或非月经周期性神经激惹症状（坐骨神经痛）
既往切口位置（例如剖宫产横切口，或腔镜手术部位），视频 1-1：瘢痕子宫内膜异位症	月经期局限于切口部位的胀痛
肠道	间歇性肠道梗阻或出血

既往手术史有助于子宫内膜异位症的诊断，但是，手术质量的评估应回顾病案和影像资料（如果可以获得的话）。没有经验的人对疾病的错误分类可能会误导临床医师，因此，近期的病史和检查应该

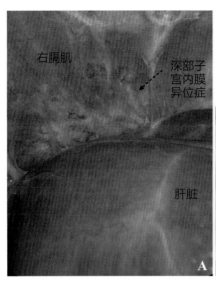
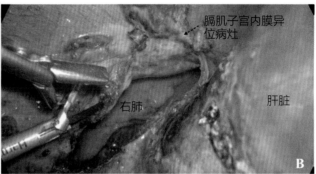

▲ 图 1-1　膈肌病变

A. 右侧膈肌子宫内膜异位症病灶，引起右肩肩峰月经周期性疼痛 10 年以上；B. 膈肌深部子宫内膜异位症切除术后（由 S. Singh 博士提供）

有助于指导下一步的评估。

家族史对于子宫内膜异位症的诊断很重要，在对双胞胎和家庭成员的研究中发现，子宫内膜异位症具有遗传倾向[12]。然而，也需要同时评估卵巢癌或乳腺癌风险，因为对癌症高风险患者的治疗方案可能会有所改变。

（二）重要的病史

以下女性应该怀疑存在子宫内膜异位症。

- 慢性盆腔痛（疼痛超过 3 个月以上）。
- 月经期相关疼痛综合征，如痛经、性交困难、排尿困难、排便困难。
- 不孕或者盆腔痛。
- 其他系统的月经痛（盆腔以外）。

三、检查

适当且有针对性的腹部 / 盆腔检查将有助于评估怀疑子宫内膜异位症相关盆腔疼痛的患者。许多子宫内膜异位症患者可能是无症状的，偶尔通过检查发现。女性不孕患者可能存在或不存在盆腔疼痛。怀疑直肠或直肠阴道深部子宫内膜异位症（deep endometriosis，DE）时，可能需要进行直肠（或盆腔 – 直肠）检查。

在双合诊时，临床医师应尝试区分静息子宫的轴线（前倾、后倾），触诊结节，并标出疼痛区域。图 1-2 显示盆腔检查时触诊和可见的阴道后穹窿结节。

一个重要的考量是，以一种循序渐进的方式对疼痛患者进行检查，这种检查从外部的轻微触诊开始，然后评估患者体验的各个方面。轻微触诊引起的痛觉反应称为触诱发痛，深度触诊诱发超出预期

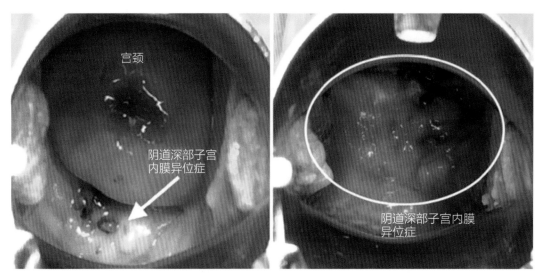

▲ 图 1-2　体检发现的阴道结节（确诊为子宫内膜异位结节）

（由 S. Singh 博士和 H. Stone 博士提供）

反应性痛被称为痛觉过敏。触诱发痛和痛觉过敏是中枢敏化或神经性疼痛的征象，应该分别记录。

对慢性疼痛的患者进一步评估盆底和腹壁的肌肉十分重要。严重的盆底紧张度增高（高张力）常见于患有长期盆腔痛的患者，这也是一种保护性的适应性反应，需要详细记录并进行讨论。对于这一类患者的治疗，物理治疗是重要的辅助手段。

鉴别触诱发痛、痛觉过敏和盆底高张力的重要性是进行有效的多模式治疗的关键，应该向将进行经阴道超声检查的影像学专家进行汇报并在检查过程中进行记录。严重的外阴痛和盆底"高张力"患者可能因为无法耐受而拒绝经阴道检查。

检查要点

- 腹部和盆腔检查应该评估疼痛部位并明确以下几个方面。
  - 包块。
  - 触诱发痛或痛觉过敏。
  - 肌肉张力与柔软度（盆底与腹壁肌肉）。
  - 既往瘢痕与损伤部位。
  - 阴道穹窿与子宫直肠陷窝的结节状态。
  - 子宫活动度与轴位。
  - 疼痛的神经模式或者感知缺失。
- 盆腔直肠检查有助于明确直肠－阴道的饱满度或者结节状态。
- 窥器检查有助于明确阴道子宫内膜异位病变。

四、临床评估以指导诊断、处理与分类

对于患有慢性盆腔痛与不孕症的患者进行临床评估的目的是帮助诊断子宫内膜异位症，从而直接为最终的治疗服务。国际指南提出对疑似或临床确诊为子宫内膜异位症的患者需要进行经验治疗[9, 10]。

对有疼痛症状的患者，通过包括联合激素类避孕药、孕激素、促性腺激素类似物或宫内孕激素等的实验性治疗，都是可能的选择。通过以上有效治疗的患者，可以延缓或免除手术治疗。

手术对于子宫内膜异位症的诊断与治疗发挥重要作用，对于疼痛和不孕的治疗显示出不错的效果。但是，子宫内膜异位症存在于不同的解剖部位，主要有三种不同的表型：浅表型、卵巢子宫内膜异位、深部子宫内膜异位（图 1-3A 和 B，图 1-4A 和 B，图 1-5）。病变的类型是选择手术治疗的关键，深部病变需要更先进的技术与多学科合作治疗（视频 1-2 深部病变切除方法）。因此，准确诊断的另一个作用是帮助分流患者，这些患者将转诊到有管理更复杂的子宫内膜异位症病例经验的中心得到更好的服务。

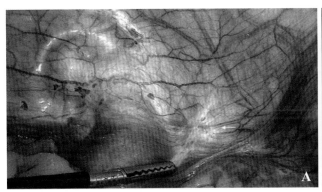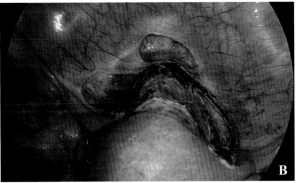

▲ 图 1-3　浅表型子宫内膜异位

A. 沿膀胱外腹膜的浅表型子宫内膜异位（黑色沉积物）；B. 子宫内膜异位症及周围腹膜切除术后（由 S. Singh 博士提供）

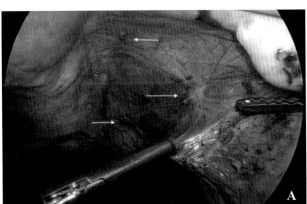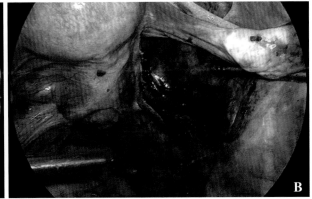

▲ 图 1-4　浅表型子宫内膜异位

A. 右侧盆壁浅表型子宫内膜异位沉积（白箭）；B. 后腹膜切除浅表型子宫内膜异位（由 S. Singh 博士提供）

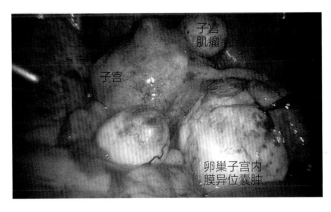

◀ 图 1-5　复杂盆腔疾病

一个患者存在多种病变均需要治疗。本例患者同时患有：子宫直肠陷窝闭塞，子宫肌瘤，卵巢子宫内膜异位囊肿，并侵犯深部形成的直肠阴道子宫内膜异位结节（图中未显示）（由 S. Singh 博士提供）

五、临床诊断的作用

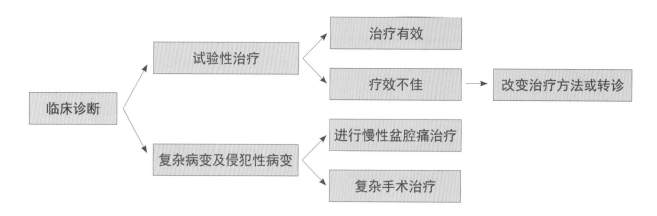

六、子宫内膜异位症诊疗的影像学成像

子宫内膜异位症的诊疗要求高质量的影像学成像，即非手术诊断深部子宫内膜异位症的要求，这样也有助于制定手术计划和某些情况下对后期疗效的随访[13]。

传统的成像方法不具有针对性，因此有可能不能检出所有的子宫内膜异位[14]。浅表的子宫内膜异位不易被发现，但通常可以发现卵巢与深部的子宫内膜异位。子宫内膜异位症的诊断可以证实患者的症状，有助于直接治疗（图 1-6A 至 C）。

子宫内膜异位症的诊疗需要提高影像学成像的原因包括以下几个方面。

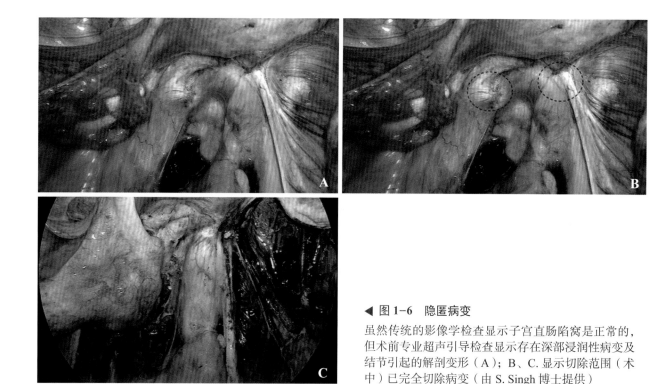

◀ 图 1-6 隐匿病变

虽然传统的影像学检查显示子宫直肠陷窝是正常的，但术前专业超声引导检查显示存在深部浸润性病变及结节引起的解剖变形（A）；B、C. 显示切除范围（术中）已完全切除病变（由 S. Singh 博士提供）

- 识别卵巢与深部子宫内膜异位症。
- 正确的分类诊疗计划或转诊。
- 最佳的手术治疗方案。
- 排除并发症。

七、盆腔子宫内膜异位症的解剖关注点

子宫内膜异位症的评估方法和治疗应考虑正常盆腔结构相关的解剖关系，这有助于追踪扭曲的盆腔结构。一般认为盆腔分为前、中、后三个解剖腔室，以协助诊断子宫内膜异位症累及范围。

前盆腔包括膀胱与膀胱子宫腹膜。在这个区域的子宫内膜异位可以是浅表的或者深部的（图1-3A和图1-7）。

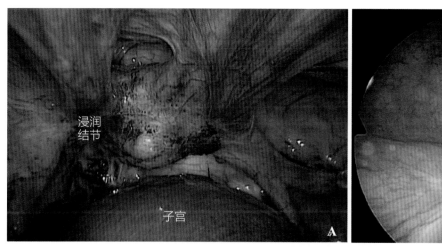
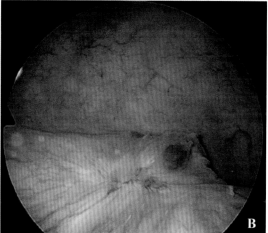

▲ 图1-7 一例深部子宫内膜异位结节侵犯膀胱
A. 腹腔镜检查；B. 膀胱镜检查发现结节累及膀胱黏膜层（由 S.Singh 博士提供）

中盆腔包括卵巢、输卵管和子宫。中盆腔的子宫内膜异位症最常见，病变的形式包括卵巢内膜异位囊肿和输卵管周围粘连。

后盆腔是指后部的子宫直肠陷窝，包括直肠、直肠前间隙与骶骨前的解剖结构。通常，深部内膜异位症多发生在这个区域，同时累及直肠（图1-8）。

（一）盆腔间隙

从外科角度看，存在几个潜在的无血管盆腔间隙，具体描述如下。

- 耻骨后/膀胱前间隙

耻骨后间隙，也称为 Retzius 间隙，是位于耻骨联合后方的一个潜在空间，尿道和尿道膀胱交界处形成底板，闭塞的脐动脉形成外侧边界。

- 膀胱旁间隙

膀胱前间隙与膀胱周围左、右间隙相延续。每一个膀胱旁间隙都由以闭孔内肌、闭孔神经和血管为侧壁，后方为包绕髂内动、静脉和前支组成的髂内筋膜鞘。

● 膀胱阴道间隙

这是一个位于膀胱与阴道之间无血管的潜在间隙。

● 直肠阴道间隙（图 1-8）

此间隙前方为阴道，后方为直肠。

● 直肠周围间隙（图 1-9，视频 1-3）

这个间隙也是一个无血管的间隙，位于输尿管与子宫动脉交叉后方的潜在间隙。边界为直肠（内侧）与髂内动脉（外侧）。进一步可分为直肠旁外侧间隙（Latzko 间隙）和内侧间隙（Okabayashi 间隙），由子宫骶韧带分隔，以辅助直肠阴道子宫内膜异位结节的手术入路[15]。

● 骶骨前/直肠后间隙

尽管在子宫内膜异位症手术中不常进入该间隙，但在低位的前部肠切除术常进入该间隙。这个间隙是一个网状的结缔组织，前方为直肠、后方为骶骨和尾骨上部、表面为腹膜反折，下方为肛提肌和尾骨肌，输尿管和髂血管构成外侧壁。

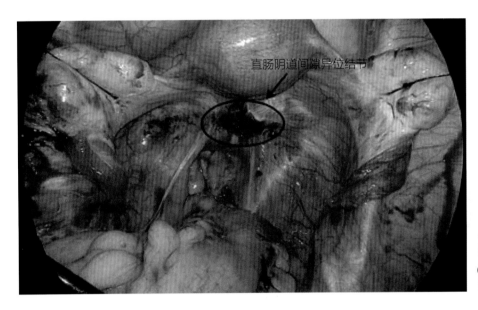

◀ 图 1-8 深部子宫内膜异位结节导致直肠阴道间隙闭塞

（由 S. Singh 博士和 H. Stone 博士提供）

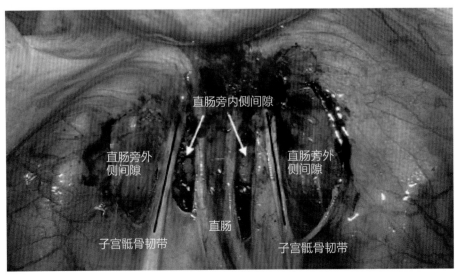

◀ 图 1-9 切除直肠阴道间隙的子宫内膜异位结节时分离的后部间隙

（由 S. Singh 博士与 H. Stone 博士提供）

（二）相关盆腔侧壁解剖

无论浅表、卵巢，还是深部的子宫内膜异位症，常常由于异位结节的浸润和粘连累及盆腔侧壁。因此，需要采取手术进行治疗时，侧壁的解剖结构对于引导手术过程防止并发症和帮助病灶切除至关重要。

盆腔侧壁从尾端至髂总血管分叉的手术层次通常被划分为以下几层（图 1-10A 和 B）。

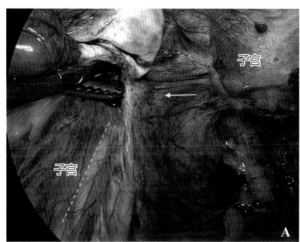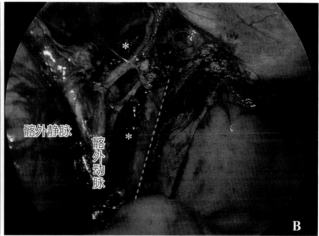

▲ 图 1-10　相关盆腔侧壁解剖

A. 子宫内膜异位症沿左侧盆壁腹膜（白箭）种植，后方为输尿管（黄线）；B. 切除后显示左侧盆壁"手术"层次：从输尿管（黄线）及切除的腹膜开始，无血管的间隙（＊）、髂内血管（IIA）、髂外静脉（EIV）（由 S. Singh 博士提供）

- 第一层：输尿管与覆盖的腹膜。
- 第二层：髂内血管及其分支。
- 第三层：盆腔侧壁肌肉组织及其上的闭孔神经及髂外血管。

每一个手术层之间都存在潜在的无血管间隙，以便手术解剖。

病变累及盆腔侧壁时通常会累及输尿管。输尿管受累有可能仅是浅表受累，严重情况会导致输尿管梗阻。近期的报道显示，近一半的深部内膜异位症患者存在不同形式的输尿管子宫内膜异位症[16]。因此，对深部子宫内膜异位症患者应当进行术前输尿管的评价（图 11-A 和 B，图 1-12，视频 1-4：膀胱内膜异位切除）。

（三）肠道子宫内膜异位症

子宫内膜异位症也会累及胃肠道。浅表的病灶通常会造成肠管与盆腔结构之间的粘连。卵巢子宫内膜异位囊肿可能会粘连至肠管。然而，据估计 8% ～ 12% 患有子宫内膜异位症的女性同时存在肠道深部子宫内膜异位[17]。对于这些病情复杂的患者需要提供有经验的诊疗和多专业的配合[17, 18]。

任何一段肠管都有可能被累及，包括阑尾与小肠[19]（图 1-13A 至 C）。但大肠尤其是直肠乙状结肠是最常受累的。子宫内膜异位病变通常不是孤立的。因此，术前进行全面的评估十分重要。

需要注意的关键一点是，结肠镜通常不能发现子宫内膜异位结节，只有在病变浸润达到黏膜层才可能被检出（图 1-14A 至 C）。因此，影像学检查对于病变评估以提高合理治疗十分必要。

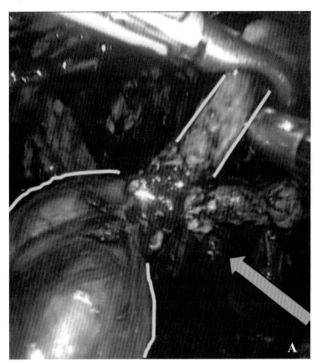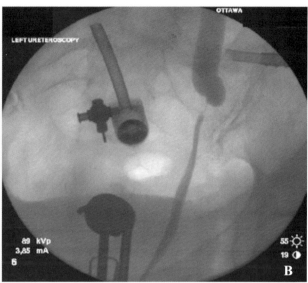

▲ 图 1-11　深部子宫内膜异位症患者行术前输尿管的评价

A. 左侧输尿管异位结节（箭）导致输尿管重度梗阻与该侧肾脏功能不全；B. 术中配合输尿管镜检查证实输尿管外梗阻（由 S. Singh 博士提供）

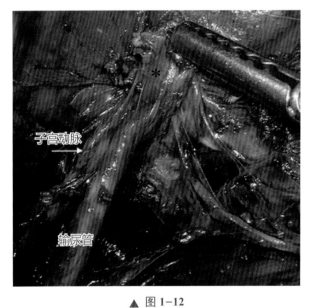

▲ 图 1-12

左侧输尿管需要通过切除子宫内膜异位结节（＊）进行松解（由 S. Singh 博士提供）

八、总结

子宫内膜异位症是一种常见、令人困扰的疾病，影响着全世界数百万妇女。许多患者遭遇盆腔疼痛和（或）不孕。然而，由于症状和病变程度的不同，诊断常常延迟。对于这些患者，全面的临床评估，包括重点专业的影像学检查，有助于及时诊断、合理分诊与治疗。

致谢：感谢 S. Singh 博士的当地团队，实现了优秀的多学科诊疗合作，包括护理支持、专业成像和外科护理。感谢 Margaret Fraser、ShaunaDuigenan 和 Vincent Della Zazzera 医师为当地复杂的子宫内膜异位症病例提供了专业的影像学资料。感谢 Michael Suen、Cici Zhu 和 Maris Yap–Garcia 医师提供的外科和临床护理。感谢住院医师 Heather Stone 与 Devon Evans 提供教材以帮助我们推进外科手术方法的教学。感谢 Shannen McDonald、Karen Deme、Kelly Lacombe、Monique Newman 及渥太华医院的工作人员协助患者的整个诊疗过程。外科团队包括 KristinaArendas、Innie Chen、KarineLortie

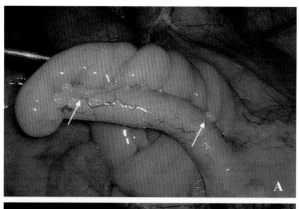

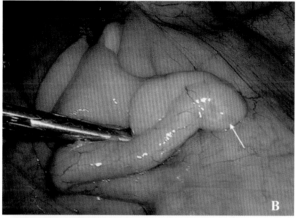

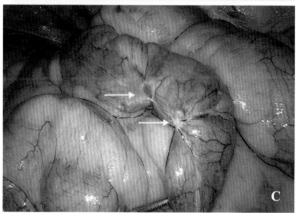

▲ 图 1-13　肠道子宫内膜异位症累及阑尾与小肠

A. 阑尾表面（箭）的表浅的子宫内膜异位囊肿；B. 阑尾顶端子宫内膜异位侵犯形成典型的"曲棍球杆"征（箭）；C. 小肠表面的子宫内膜异位浸润（箭）（由 S. Singh 博士提供）

与 Hassan Shenassa。跨学科的外科医师团队包括 S. Gilbert（胸外科）、S. Tadros（普通外科）、渥太华医院泌尿外科和结肠直肠医疗。最后，我们的研究团队包括 Teresa Flaxman 博士、Erica Nichols 女士、Carly Cooke、SuzanahWojcik 和 Cairina Frank 协助我们进行子宫内膜异位症的研究项目。

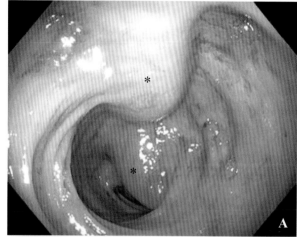

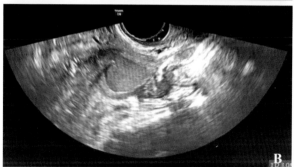

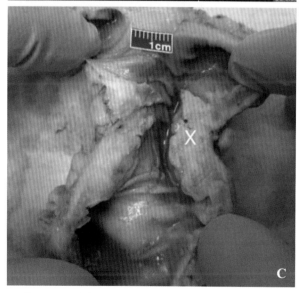

▲ 图 1-14　病变浸润达黏膜层，结肠镜发现子宫内膜异位结节

A. 术中结肠镜提示可疑肿物存在，但是未诊断为子宫内膜异位症（*）；B. 专业的经阴道超声检查明确了术前直肠一大小约 3.0cm×1.4cm 异位结节的诊断，协助手术计划的制定（由渥太华医院 V. Della Zazzera 博士提供）；C.1 例直肠乙状结肠低位切除术后显示侵犯至黏膜内的异位结节的病理学标本（由 S. Singh 博士提供）

参 考 文 献

[1] Vercellini P, Vigano P, Somigliana E, Fedele L. Endometriosis: pathogenesis and treatment. Nat Rev Endocrinol. 2014;10(5):261–75.

[2] Viganò P, Parazzini F, Somigliana E, Vercellini P. Endometriosis: epidemiology and aetiological factors. Best Pract Res Clin Obstet Gynaecol. 2004;18(2):177–200.

[3] Giudice LC. Clinical practice. Endometriosis. N Engl J Med. 2010;362(25):2389–98.

[4] Somigliana E, Vigano P, Benaglia L, Busnelli A, Berlanda N, Vercellini P. Management of endometriosis in the infertile patient. Semin Reprod Med. 2017;35(1):31–7.

[5] Bulun SE. Endometriosis. N Engl J Med. 2009;360(3): 268–79.

[6] Nnoaham KE, Hummelshoj L, Webster P, d'Hooghe T, de Cicco NF, de Cicco NC, et al. Impact of endometriosis on quality of life and work productivity: a multicenter study across ten countries. Fertil Steril. 2011;96(2):366–73. e8

[7] Singh SS, Suen MW. Surgery for endometriosis: beyond medical therapies. Fertil Steril. 2017;107(3):549–54.

[8] Aredo JV, Heyrana KJ, Karp BI, Shah JP, Stratton P. Relating chronic pelvic pain and endometriosis to signs of sensitization and myofascial pain and dysfunction. Semin Reprod Med. 2017;35(1):88–97.

[9] Kuznetsov L, Dworzynski K, Davies M, Overton C, Committee G. Diagnosis and management of endometriosis: summary of NICE guidance. BMJ. 2017;358:j3935.

[10] Dunselman GA, Vermeulen N, Becker C, Calhaz–Jorge C, D'Hooghe T, De Bie B, et al. ESHRE guideline: management of women with endometriosis. Hum Reprod. 2014;29(3):400–12.

[11] Sinaii N, Plumb K, Cotton L, Lambert A, Kennedy S, Zondervan K, et al. Differences in characteristics among 1,000 women with endometriosis based on extent of disease. Fertil Steril. 2008; 89(3):538–45.

[12] Parazzini F, Esposito G, Tozzi L, Noli S, Bianchi S. Epidemiology of endometriosis and its comorbidities. Eur J Obstet Gynecol Reprod Biol. 2017;209:3–7.

[13] Guerriero S, Condous G, van den Bosch T, Valentin L, Leone FP, Van Schoubroeck D, et al. Systematic approach to sonographic evaluation of the pelvis in women with suspected endometriosis, including terms, definitions and measurements: a consensus opinion from the International Deep Endometriosis Analysis (IDEA) group. Ultrasound Obstet Gynecol. 2016;48(3):318–32.

[14] Fraser MA, Agarwal S, Chen I, Singh SS. Routine vs. expert–guided transvaginal ultrasound in the diagnosis of endometriosis: a retrospective review. Abdom Imaging. 2015;40(3):587–94.

[15] Ceccaroni M, Clarizia R, Alboni C, Ruffo G, Bruni F, Roviglione G, et al. Laparoscopic nerve–sparing transperi- toneal approach for endometriosis infiltrating the pelvic wall and somatic nerves: anatomical considerations and surgical technique. Surg Radiol Anat. 2010;32(6):601–4.

[16] Knabben L, Imboden S, Fellmann B, Nirgianakis K, Kuhn A, Mueller MD. Urinary tract endometriosis in patients with deep infiltrating endometriosis: prevalence, symptoms, management, and proposal for a new clinical classification. Fertil Steril. 2015;103(1):147–52.

[17] Abrao MS. Pillars for surgical treatment of bowel endometriosis. J Minim Invasive Gynecol. 2016;23(4): 461–2.

[18] Abrão MS, Petraglia F, Falcone T, Keckstein J, Osuga Y, Chapron C. Deep endometriosis infiltrating the recto– sigmoid: critical factors to consider before management. Hum Reprod Update. 2015;21(3):329–39.

[19] Parr G, Leyland N. The hockey stick sign in appendiceal endometriosis. J Obstet Gynaecol Can. 2010;32(5):421.

第 2 章

子宫内膜异位症的药物与手术治疗

Medical and Surgical Management of Endometriosis

Errico Zupi, Lucia Lazzeri, Caterina Exacoustos　著

张　莉　译

一、概述

　　子宫内膜异位症是一种慢性、多因素导致的疾病，影响女性健康，困扰生活[1]。大多数患者存在慢性盆腔痛、性交困难、肠道异常，甚至不孕的临床症状。深部子宫内膜异位症（deep endometriosis，DE）可采取通过诱导低雌激素水平进行内分泌治疗，使子宫内膜异位症病变萎缩或处于静止期，减轻腹膜慢性炎症[2]，或者通过手术切除子宫内膜异位症病变，从而恢复正常解剖结构。为了制定进行合理的药物或手术治疗计划，影像学检查（超声或磁共振）对于评价子宫内膜异位症结节的数目、大小、解剖定位等十分重要[3,4]。

　　现有的数据表明，药物与手术方法对于 DE 引起的疼痛症状治疗效果类似[5]。理想情况下，药物治疗子宫内膜异位症达到疾病治愈，而不仅是病情缓解，能够治愈疼痛，药物治疗引起的不良反应是在可接受范围内。长期用药必须安全，患者经济足以负担。而且，药物不能含有避孕成分，不能影响正常排卵与胚胎在子宫内膜的种植。另外，药物不能有致畸作用，以防在不知情情况下在早孕期进行药物治疗。通过药物治疗，抑制已有病变的生长，防止新发病变以降低重复手术的需要，并预防后期子宫内膜异位症相关的并发症。最后，药物治疗要对所有的疾病类型都有效，包括浅表型子宫内膜异位症、卵巢子宫内膜异位囊肿、DE、盆腔以外病变和子宫腺肌病[6]。

　　目前，现有的治疗子宫内膜异位症的药物并不能满足上述所有的要求。在大多数情况下，药物治疗通常利用子宫内膜异位组织对激素反应性诱导病变萎缩，不能有效地治愈疾病，而是针对症状缓解。治疗暂停后疼痛复发十分常见。尽管药物治疗对子宫内膜异位症的疗效应以年为单位进行考量，但由

于耐受性差或严重的代谢不良反应，对有症状型子宫内膜异位症的女性患者疗效不显著时，也需要在用药几个月后进行停药。

腹腔镜手术始终是治疗子宫内膜异位症的金标准，尤其对于非常年轻或者是处于绝经前期的女性而言[7]。腹腔镜下子宫内膜异位症的治疗应个体化，对病变采取最大限度的减瘤术，但同时保留和保护盆腔结构与功能[8]。当DE结节引起肠道狭窄并造成病变以下肠道梗阻，输尿管狭窄引起肾积水，或发现引起有症状的膀胱DE结节时，必须进行手术切除DE结节。此外，约1/3的激素治疗失败的女性需要进行手术治疗[9]。

DE选择药物治疗还是外科治疗必须由医生和患者在充分了解这两种治疗方案的风险和益处后共同决定。每位女性都必须清楚地认识到DE病变是良性的，通常不是进展性[10]，因此，治疗的选择应基于她的症状和期望，而不是根除疾病。尽可能详细地告知患者关于手术或药物治疗后疼痛缓解的可能性，以及国际和公共机构外科手术并发症的发生率。此外，女性的年龄和受孕的愿望是两个重要的影响治疗计划制定的因素。

对于期望怀孕的子宫内膜异位症患者，应考虑辅助生殖技术，因为目前可用的激素治疗都是含有避孕成分的。如果需要进行重复的体外受精技术（IVFs），则应该进行手术治疗[11]。子宫内膜异位症临床治疗的目的是针对病情选择个体化治疗的时机，结合药物与外科治疗，避免重复手术，从而提高生活质量。

二、子宫内膜异位症的药物治疗

在过去的十年间，由于影像诊断技术实质性的发展，实现了可依赖的DE无创诊断。从而促使子宫内膜异位症的一线治疗手段从手术治疗转变为药物治疗。低雌激素化药物可导致异位的子宫内膜萎缩，从而有可能通过减低由于异位结节病变内部或周围的炎症而控制疼痛症状。通过减少了前列腺素和细胞因子的产生，从而减低了对疼痛神经的刺激。然而，子宫内膜异位症激素治疗停药后，在卵巢激素作用下，子宫内膜功能会恢复，由此，疼痛症状会复发，因此，这类药物需要长期使用[12]。如果所有可用的激素类药物在控制疼痛方面的效果是类似的[13,14]，那么药物的选择主要是基于长期的安全性、不良反应和成本。基于这些原则，口服避孕药（oral contraceptives，OC）形式的孕激素和雌激素是子宫内膜异位症药物治疗的一线选择[14-19]。当超声诊断明确的子宫腺肌病，同时伴有疼痛症状时，药物治疗优于手术治疗。只有当药物治疗不能控制疼痛症状，子宫内膜异位囊肿生长迅速，或者超声检查不能明确诊断时，需要采取手术治疗。

（一）口服避孕药

OC和黄体酮是治疗子宫内膜异位症引发盆腔痛的一线药物[20,21]。OC通过负反馈机制抑制性腺雌激素的产生。此外，通过抑制卵巢功能，减少雌激素诱导的前列腺素分泌，从而减少与子宫内膜异位症相关的炎症。不间断使用口服避孕药可能与显著的疼痛评分降低有关[22]。对于已进行了子宫内膜异位症保守手术患者，持续给药是一种有效、安全、经济的治疗方式[23,24]。而且，不同的研究表明，直肠阴道子宫内膜异位症的女性患者使用非口服避孕药治疗，如阴道避孕环和避孕贴片，会缓解疼痛[25]。

（二）孕激素

孕激素用于子宫内膜异位症的治疗已有30多年的历史。通过中枢和外周机制抑制促有丝分裂和雌激素诱导的增生。同时，子宫内膜首先经历分泌转变，然后蜕膜化，最终萎缩，形成假孕状态[26, 27]。Cochrane 最近的一项研究表明，与安慰剂相比，每日 100mg 剂量的醋酸甲羟黄体酮（medroxyprogesterone acetate，MPA）在控制疼痛方面更有效，但同时会引起一系列不良反应（月经不规律、闭经、体重增加和乳房压痛）[28]。醋酸诺黄体酮（Norethindrone acetate，NETA）和双炔黄体酮是广泛用于治疗子宫内膜异位症的黄体酮类药物。二者均为 19- 去睾酮衍生物黄体酮，两者药理差异仅为 NETA 具有较强的促孕活性和雄激素活性，而双炔黄体酮具有较强的促孕活性和抗雄激素活性[29, 30]。仅有的一项随机对照试验评估了直肠阴道子宫内膜异位症的药物治疗，比较口服 NETA 2.5mg/d 与口服避孕药含有炔雌醇 0.01mg 和环丙黄体酮 3mg 的疗效[31]。在 NETA 组中，在给药 12 个月的随访中，74% 存在性交痛和 92% 有痛经症状的患者症状消失。在雌激素 – 黄体酮联合治疗组中也观察到类似的结果。另一项研究表明，在接受 NETA 治疗 12 个月后，40 名直肠乙状结肠子宫内膜异位症的患者在非根治性手术后仍有症状，但在腹泻、肠绞痛、粪便黏液排出和周期性直肠出血方面有显著改善[32]。

2014 年，一项为期 24 周的开放性前瞻研究表明，地诺黄体酮对于直肠阴道子宫内膜异位症患者在 NETA 治疗 6 个月后还持续存在的疼痛症状有明显的缓解[33]。最近的一项研究表明，在改善直肠阴道子宫内膜异位症患者的疼痛症状方面，地诺黄体酮与 NETA 一样有效。由于这两个分子相似，而且所有的激素治疗子宫内膜异位症已被证明是有效的，而且不同的药物之间没有明显的差异[13, 14]，因此这一结果也是意料之中的，没有重大的不良反应发生。NETA 治疗组 55% 的女性和地诺黄体酮组 41% 的女性都有轻微的不良反应，最常见的是体重增加、阴道少量出血和性欲下降。总体耐受性在服用地诺黄体酮的女性中明显好于服用 NETA 的女性。然而，由于高成本[34]导致对地诺黄体酮治疗的患者配合度有限，因此 NETA 整体疗效更高。

已有研究表明，地诺黄体酮可以有效治疗子宫内膜异位症是因为该药能够创造低雌激素和高孕激素的内分泌环境，这个环境一开始就会导致异位的子宫内膜组织发生蜕膜化。之后，随着治疗时间的延长，地诺黄体酮最终导致病变萎缩。一项长达 53 周的开放性延伸研究表明，长期的地诺黄体酮治疗具有良好的疗效和安全性，可逐步减少疼痛和不规则出血[35]。此外，盆腔疼痛的减少在停止治疗后至少持续 24 周。这些影响应该是由于药物的多种作用机制，减少病变的生长和新血管的生成，同时抑制炎性反应[35]。

近年来，左炔诺黄体酮宫内节育器（Levonorgestrel–releasing intrauterine device，LNG–IUD）的应用引起了人们的兴趣。它用于治疗直肠阴道隔的子宫内膜异位症，可以显著减轻痛经、盆腔疼痛和严重性交困难，以及子宫内膜异位病变的大小，与促性腺激素释放激素（Gonadotropin–releasing Hormone，GnRH）疗效相当[36, 37]。而且，在术后预防子宫内膜异位症的复发也非常有效[38]。临床试验比较了使用 LNG–IUD 和持久性醋酸甲羟黄体酮（depot Medroxy Progesterone Acetate，DMPA），为期 3 年，显示使用 IUD 具有更好的患者依从性[39]。此外，使用 LNG–IUD 可以观察到骨质增强，而使用 DMPA 则会出现骨质减少[39]。

达那唑是一种合成雄激素 17α- 乙炔睾酮的衍生物，约 30 年前上市，其特定的适应证是治疗子宫内膜异位症[40]。达那唑具有多种生物学效应，诱导产生低雌激素 – 高雄激素环境，不利于子宫内膜异位组织的生长。多项研究证实，达那唑在减轻子宫内膜异位症引起的疼痛方面具有疗效[41]。然而，口服药物由于明显的雄激素相关不良反应，如体重增加、肌肉抽筋、痤疮、皮脂过多、乳房缩小、多毛和声音低沉[42]，导致口服用药的临床使用明显受限。经阴道给药，通过阴道环或凝胶或宫内节育器延伸给药方式，已在 DE 患者中进行了试验，取得了令人鼓舞的结果 [43]。

（三）促性腺释放激素类似物

促性腺释放激素类似物（Gonadotropin-releasing Hormone analogues，GnRH-a）通过下调垂体水平的 GnRH 受体来抑制卵巢产生雌激素，导致雌激素水平大幅度降低，从而引起闭经和异位的子宫内膜不完全萎缩性退化。停药后，以上症状很容易逆转。如果口服避孕药或孕激素治疗失败，或患者不耐受或用药禁忌时，GnRH-a 可以作为二线用药。GnRH-a 可以使 50% 的患者症状减轻 [44]，手术治疗后用药可以延长无疼痛间期 [45, 46]。GnRH-a 治疗 3 个月的疗效可以缓解大约 6 个月的疼痛症状 [45]。造成 GnRH-a 使用受限的原因包括：停药后盆腔疼痛的复发率很高（停药 5 年后复发率为 75%）、血脂问题、抑郁、尿毒症、泌尿生殖系统萎缩、性欲减低和骨质减少等不良反应 [47]。后者可以通过一种"后追加"治疗来避免，包括单独使用激素替代治疗（hormone replacement treatment，HRT）或与双膦酸盐或其他吸收抑制药联合使用 [48]。

（四）GnRH 拮抗药

GnRH 拮抗药在子宫内膜异位症治疗中的应用是最近提出的，治疗效果乐观 [49]。通过雌激素剥夺效应降低雌激素水平，抑制疼痛症状，但不会引发不良反应。而且，与 GnRH-a 相比，GnRH 拮抗药不影响由于促性腺激素分泌高峰形成对垂体 - 卵巢轴的初始刺激 [50]。最近的一项已经进入 2 期的随机双盲安慰剂对照研究表明，一种新的 GnRH 拮抗药（elagolix）具有满意的疗效和安全性 [51]。但此类药物在进入临床实践之前，还需要进行更多的临床试验。

（五）非甾体抗炎药

非甾体抗炎药（nonsteroidal anti-inflammatory drugs，NSAIDs）是最常用的治疗子宫内膜异位症的一线药物 [20, 21]。然而，没有确凿的证据表明，这类药物是否能有效缓解疼痛与治疗子宫内膜异位症 [52]。此外，也没有证据表明，任何一个单独的 NSAIDs 比另一个更有效 [52]。NSAIDs 干扰 COX-1 和 COX-2 酶的功能，抑制前列腺素的产生，前列腺素是参与子宫内膜异位症相关疼痛发生的分子 [53]。COX-2 的特异性抑制药，如罗非昔布，也具有阻断异位细胞生长和诱导细胞凋亡的作用，其效果与 GnRH-a 相同 [54]。迄今为止，尚无临床资料证明 NSAIDs 对子宫内膜异位相关疼痛的治疗是有效的。

（六）选择性雌激素受体调节药

选择性雌激素受体调节药（selective estrogen receptor modulators，SERMs）根据靶组织不同可作为激动药或拮抗药与雌激素受体相互作用 [55]。在子宫内膜异位症患者中，使用 SERMs 的原因是拮抗子宫内膜水平的雌激素活性以及骨与血脂蛋白 [55] 的雌激素激动活性。尽管动物实验取得满意的结果 [56, 57]，但目前在人体的试验数据并不支持其在临床的应用。事实上，一项比较雷洛昔芬和安慰剂的双盲、前瞻性研究已经提前终止，因为统计学分析显示雷洛昔芬组更早出现疼痛，而且需要进行第二次手术 [58]。

（七）芳香化酶抑制药

芳香化酶是异位子宫内膜参与雌激素合成的主要因子，已证实在子宫内膜组织中存在过表达 [59]。芳香化酶催化类固醇前体转化为雌激素，从而刺激 COX-2 酶的表达。通过芳香化酶作用，子宫内膜组织产生雌激素，促进子宫内膜病变的生长和侵袭，有利于疼痛和前列腺素介导的炎症的发生 [60]。第三代芳香化酶抑制药，包括来曲唑、阿纳曲唑和依西美坦，是三唑类衍生物，具有选择性、强效和可逆转的作用[61]。不良反应主要表现为头痛、僵硬或关节痛、恶心、腹泻和脸红。长期使用会导致骨折、骨量减少、骨质疏松[62]。传统疗法和芳香化酶抑制药的结合阻断卵巢和卵巢外子宫内膜异位病灶中雌激素的生成，从而减轻疼痛症状。通过对 12 名直肠阴道子宫内膜异位症女性的初步应用研究，这 12 名女性是经过常规疗法治疗盆腔疼痛失败后，使用联合治疗：通过 6 个月的来曲唑（2.5mg/d）、醋酸炔诺酮（2.5mg/d）、枸橼酸钙、维生素 D 联合治疗，腹 - 盆腔痛明显减轻，复查性手术中发现异位病灶消失[63]。来自同一组的后续研究表明，来曲唑与醋酸炔诺酮联合使用比单独使用醋酸诀诺酮能更有效地控制盆腔疼痛[64]。

（八）免疫调节药

肿瘤坏死因子 -α (Tumor necrosis factor，TNF-α)，一种能够启动炎症反应的促炎细胞因子，在子宫内膜异位症患者的腹水和血清中明显增高。它与子宫内膜异位症的发病机制有关[65]。一项小规模的随机临床对照试验显示，另一种 TNF-α 阻滞药，英夫利昔，不能治疗子宫内膜异位引起的相关疼痛[66]。在一项系统综述中，我们评估了抗 TNF-α 治疗绝经前妇女子宫内膜异位症的有效性和安全性。只有 1 组包含了 21 名患者的试验将英夫利昔（一种单克隆抗 TNF-α 抗体）与安慰剂进行比较。结论是，没有足够的证据支持使用抗 TNF-α 药物治疗子宫内膜异位症妇女能够缓解盆腔疼痛[66]。

（九）抗血管生成药

新血管生成对子宫内膜异位症的发生、生长、侵袭和复发至关重要。多种抗血管生成药物已经作为子宫内膜异位症的潜在治疗药物在体外实验进行了评估。体外实验，他汀类药物家族的不同成员可以有效减少小鼠[67-69]、大鼠[70]和人类细胞在减少血管生成和种植的子宫内膜的大小[71, 72]。多种多巴胺能激动药也表现出抗血管生成活性。卡麦角林可以降低卡麦角林治疗的小鼠 VEGF 和 VEGFR-2 蛋白的表达[73]。卡麦角林和喹高利特作为抗血管生成药物在减少子宫内膜异位症病变方面具有同等的作用[74]。此外，在一项临床研究中，卡麦角林和溴隐亭在缩小子宫内膜异位症病变大小方面与 GnRH 激动药疗效相当[75]。

三、子宫内膜异位症的手术治疗

（一）卵巢子宫内膜异位囊肿

由于卵巢子宫内膜异位囊肿通常对药物治疗没有反应，手术切除是治疗大体积子宫内膜异位囊肿的首选方法，尤其是当患者有症状时[17, 19, 76, 77]。药物治疗后疼痛仍旧持续存在，或者防止病变扩大，或者可疑卵巢子宫内膜异位囊肿存在均为手术指征。卵巢子宫内膜异位囊肿的手术方法既可以是完整的切除囊壁（即所谓的剥离技术，就是使用无损伤血管钳将囊肿壁与卵巢实质之间分离）或开窗术加囊壁的消融或固化。三项随机对照试验[78-80]和 Cochrane Meta 分析[81]表明，与开窗加囊壁固化/消融相比，腹腔镜切除卵巢子宫内膜异位囊肿在随后妊娠率、疼痛控制率和囊肿复发率方面效果更好。

由于最近出现的对手术切除可能损害卵巢储备功能的担忧[82]，人们提出了替代的手术方法，如"三阶段法"[83, 84] 和 "联合" 技术[85, 86]。三阶段法包括：第一步，腹腔镜手术进行卵巢异位囊肿的开窗和引流；第二步，三个月的 GnRH 类似物治疗；第三步，二次腹腔镜手术采用 CO_2 激光消融囊肿壁。一项随机对照研究比较了三阶段法与常规的囊肿剥离术，发现三阶段法可以更好地保护卵巢储备功能，包括窦卵泡计数（antral follicle count，AFC）[83]和抗苗勒激素（anti-Mullerian hormone，AMH）[84]。一项小样本（每组10名患者）研究显示，相较于囊肿剥离术，三阶段法具有更高的复发率（20% vs. 0%），二次手术增加费用，因此，不足以支持三阶段法可以作为有效的替代疗法。

最近提出的联合技术作为囊肿剥离术的替代方案，试图结合两种技术的优点（剥离术和开窗结合固化/消融术），而避免两者的缺点[85, 86]。事实上，切除术在随后的生育和疼痛复发方面有更好的效果，而采用结合固化/消融的开窗术能更好地保护卵巢储备功能。在联合技术中，手术的主要步骤为剥脱术，仅在手术的最后于卵巢门部附近进行固化/消融术，以尽可能减少对组织的损伤。然而，最近的一项随机对照研究[87]显示，对双侧卵巢子宫内膜异位囊肿分别行剥离术与联合技术进行比较，并没有发现两种技术在复发率和卵巢储备功能存在显著差异（用AFC评估）。使用等离子能量进行卵巢子宫内膜异位囊肿射频消融可以更好地保护其他卵巢实质，似乎可以作为囊肿切除的备选方案。最近的研究[88, 89]报道了这种消融术后的自然受孕率较高，并表明在患有子宫内膜异位症，同时有妊娠意向的患者中，使用等离子能量射频消融可以作为囊肿切除的备选方案。

其他可选择的技术也有报道[90-92]，但随机对照试验并未表明其中一种技术优于标准的切除术。因此，目前仍没有证据推荐任何替代剥离术的方法可作为子宫内膜异位囊肿手术治疗的选择。无论采用哪种技术，手术都应由专家操作，因为已有研究表明卵巢损伤与外科医师的经验成反比[93]。

（二）深部子宫内膜异位症

1. 前盆腔

(1) 尿道子宫内膜异位症：据报道，尿道子宫内膜异位症通常影响约1%的女性子宫内膜异位症患者。然而，不同中心报道的发病率不同，最高可高达20%[94, 95]。在这些病例中，85%累及膀胱，10%累及输尿管，4%累及肾脏，2%累及尿道[96]。膀胱子宫内膜异位症通常与盆腔的其他子宫内膜异位症有关。

(2) 膀胱子宫内膜异位症：膀胱子宫内膜异位症是指子宫内膜腺体浸润膀胱逼尿肌。与许多非特异性尿路症状有关，如尿频、排尿困难、尿急，极少数情况下还伴有血尿，这些症状会延误诊断。临床上，与月经有关的周期性疼痛要怀疑子宫内膜异位[94, 97]。诊断膀胱子宫内膜异位症的金标准是在膀胱镜或腹腔镜下直接观察到病变的存在。经阴道超声（见第8章）和MRI（见第15章）可进行诊断，然而，小的病变可能会被漏诊。膀胱子宫内膜异位症的腹腔镜治疗取决于病变所在的解剖位置以及浸润的大小。使用表皮剥脱术仔细剥离膀胱腹膜浅表的子宫内膜异位症，然后用间断的3-0号线单线缝合。膀胱部分切除术可治疗膀胱穹窿内累及膀胱黏膜的浸润性病变。建议用单层或双层单线缝合膀胱，并进行亚甲蓝试验以确保缝合线的完整性。对于累及膀胱后壁或三角区的较复杂病变，可考虑膀胱镜检查和双J支架植入。在进行膀胱部分切除术前，应将子宫前壁与膀胱外皱襞的粘连分开。双J支架在术后延迟6～8周后取出，至少留置导尿管7天。我们的经验是，导尿管通常会放置至少10天。可以在导尿管取出前进行低压膀胱造影，以检查膀胱是否充分修复和愈合。

(3) 输尿管子宫内膜异位症：输尿管受累可分为内源性或外源性，虽然少见，但可引起隐匿性肾脏衰竭的严重并发症。外源性病变占85%，发生输尿管表面覆盖腹膜的浸润，从而压迫输尿管导致肾盂积水，如不及时治疗，可造成肾功能损害[96, 98]。15%的内源性病变会导致输尿管肌层纤维化，甚至导致黏膜纤维化。左侧输尿管子宫内膜异位症更为常见，这可能与月经反流理论及左、右半骨盆解剖差异有关[99]。手术治疗的主要目的是当存在梗阻时减轻梗阻，保留肾功能和防止复发。手术治疗方案包括输尿管松解术、输尿管切除端端吻合术或输尿管膀胱吻合术，在肾功能完全丧失的情况下，可以考虑输尿管肾脏切除术[96, 100]。对于尿路梗阻和肾积水或术前诊断有明显输尿管狭窄的患者，应考虑放置双 J 支架。由于子宫内膜异位症的炎症性质，双 J 支架应该放置大约 6 周。在腹腔镜手术中，应辨认出病变部位以上的输尿管。这在骨盆上口水平更容易做到，因为通过打开这一处的腹膜后间隙可以追踪输尿管的走行。在输尿管子宫内膜异位症中，进行输尿管松解术时需要小心保留外膜及相应的血管分支，以避免造成血流阻断。继发于子宫内膜异位症的纤维化常常导致输尿管向内侧移位，在分离过程中必须要注意。对于输尿管严重狭窄或内源性病变，可以行输尿管切除后端端吻合术。研究表明，术后效果良好，并发症和复发率很低[98, 101, 102]。当需要切除较长段的输尿管或病变接近输尿管膀胱交界处时，建议行输尿管膀胱吻合术。再植的输尿管要绕过病变的纤维化区域，以降低复发的风险[96]。对无张力吻合要进行持续地观察，如果需要更长时间，可以考虑进行腰大肌悬吊。由于病例较少，因此进行相关疗效评价的证据有限。尽管多数研究是观察的病案分析，然而，结果还是理想的，对比开腹手术，患者的再发病率差别不大。一些研究表明，并发症的总发生率为 12%，即无长期不良后果和低的复发率[103]。同样，也有报道复发率为 5% ～ 15%。

2. 后盆腔

DE 通常累及后盆腔，最常累及子宫骶韧带。孤立性子宫骶管病变的发生率高达 83%[104]。病变从子宫骶韧带向外侧扩展可导致主韧带浸润，并可通过外部压迫导致输尿管受累[105]。在 16.8% 的病例中，子宫骶部的病变与其他病变相关，最常见的是阴道，其次是肠道和膀胱病变[104]。手术切除子宫骶部的子宫内膜异位病变是有效治疗盆腔疼痛的方法，尽管存在 0.8% 的概率会出现严重的术中并发症[104]。治疗孤立性子宫骶部病变的手术策略通常包括输尿管松解术，分离输尿管的内侧部，使其可以移至外侧。在分离的过程中应注意避免损伤下腹神经，下腹神经与子宫骶韧带密切相关，连接于子宫后外侧[106]。

肠道子宫内膜异位症：子宫内膜异位症累及肠道的病例占 3% ～ 37%，通常累及直肠、直肠乙状结肠交界处或乙状结肠的病例高达 90%[107]。由于造成盆腔解剖结构变形，这种类型的 DE 病变复杂，往往需要包括结 - 直肠外科医师参与的多学科团队的治疗。有不同的手术方式，从通过刮除或盘状切除的小型根治性切除术到更激进的、有报道无复发的肠段切除手术[98]。刮除或黏膜剥脱，包括从肠壁仔细剥离子宫内膜异位结节，而不影响肠腔。然后缝合暴露的黏膜区域以保持肠壁完整性，避免术后穿孔。这种剔除术并发症发生率低。Donnez 和 Squifflet 报道了 500 名患者中直肠穿孔发生率 1.4%，复发率约 7%[108]，总体妊娠率 84%，自然受孕率 78%[108]。类似的研究报道了较低的并发症发生率和约 19% 的复发率。这种保守的手术方式可以保护神经和血液供应，将术后肠道功能和膀胱并发症的风险降到最低。

盘状切除包括直肠前壁全层切除，然后在腹腔镜下进行 1 ～ 2 层修补或使用经肛门环形吻合器[109]。必须首次剔除结节以达到减瘤目的，然后再进行引导性缝合，并经肛门插入圆形吻合器。这个方法适用于 2 ～ 3cm 大小的肠道病变。对于大于 5cm 的病灶，可以采用双盘状切除术，给予两组圆形吻合器，第一组在病灶上方，第二组在病灶远端，要包括之前进行的初始缝合线[110]。先进行盘状切除术可以有效减轻患者的症状，使并发症的发生降低至 0% ～ 12.5%[109, 111, 112]。

当结节长度大于 3cm 且有乙状结肠受累、病变超过肠管周径的 50% 或并发肠狭窄以及多中心病变时 [113, 114]，根治性切除是必需的。研究表明，完全切除肠道病变，包括节段性切除，能够明显改善疼痛症状和随后的生活质量 [115, 116]。手术切除肠管和直肠阴道子宫内膜异位症可能与肠穿孔和腹膜炎等主要并发症的发生有关。这种情况下，我们主张节段性肠切除经济可行。自肠系膜根部切除肠管及所有分支血管。一旦病变段被完全切除后，使用线性吻合器将肠管尾端与病变分开。内镜下线性吻合器用于切除结节上方的肠管。通过经腹小切口切除直肠病变，将抵钉座置于近端肠内；也可以采用经阴道或经肛门入路 [114]。圆形吻合器插入直肠尾部进行端端吻合 [117]。尽管通过肠段切除治疗子宫内膜异位症能够明显改善盆腔疼痛，但术后可能会持续出现消化道症状或发生新的症状。最近一项关于不同手术治疗肠道内子宫内膜异位症结局的回顾性研究显示，其总的并发症发生率为 13.9% [118]，从刮除组的 2.8% 到切除组的 29.6% [118]。

四、未来展望

子宫内膜异位症是一种良性的复杂病变，伴有慢性盆腔疼痛，可对女性的生活质量、性满意度和受孕概率产生不利影响。未来通过提高对子宫内膜异位症成像模式和图像的诠释，评价盆腔神经受累情况，有助于术前评估和手术计划的制定。这种方法不仅可以帮助外科医师，还可以为患者提供更准确的信息，包括手术时间、手术类型、术后恢复情况以及并发症发生的风险。如今，外科手术的方式正在逐步改变，最激进的手术方式被更保守的手术形式所取代。保守的手术方法在保证治疗成功率高的同时，复发风险小，并发症发生率低，大大促进了对这种手术方式的需求。与此同时，专注于子宫内膜异位症治疗的新药研究也在大力开展。虽然目前的药物治疗对许多子宫内膜异位症的女性有帮助，但是由于不良反应和药物的避孕成分会影响受孕，使药物治疗具有局限性。新兴的药物治疗从 GnRH 拮抗药、芳香化酶抑制药、免疫调节药到抗血管生成药物。对局部神经再生、中枢敏化和子宫内膜异位症遗传学的更多研究可能提供未来的药物治疗靶点。医生的作用是指导女性了解所有治疗的可能性，以尽量解决或减少疾病的影响并更好地了解病情预后。

参 考 文 献

[1] Giudice LC, Kao L. Endometriosis. Lancet. 2004;364: 1789–99.

[2] Practice Committee of American Society for Reproductive Medicine. Treatment of pelvic pain associated with endometriosis. Fertil Steril. 2008;90:S260–9.

[3] Exacoustos C, Malzoni M, Di Giovanni A, Lazzeri L, Tosti C, Petraglia F, Zupi E. Ultrasound mapping system for the surgical management of deep infiltrating endometriosis. Fertil Steril. 2014;102:143–50.

[4] Bazot M, Bharwani N, Huchon C, Kinkel K, Cunha TM, Guerra A, Manganaro L, Buñesch L, Kido A, Togashi K, Thomassin–Naggara I, Rockall AG. European society of urogenital radiology (ESUR) guidelines: MR imaging of pelvic endometriosis. Eur Radiol. 2017;27:2765–75.

[5] Berlanda N, Somigliana E, Frattaruolo MP, Buggio L, Dridi D, Vercellini P. Surgery versus hormonal therapy for deep endometriosis: is it a choice of the physician? Eur J Obstet Gynecol Reprod Biol. 2017;209:67–71.

[6] Bedaiwy MA, Alfaraj S, Yong P, Casper R. New developments in the medical treatment of endometriosis. Fertil Steril. 2017;107:555–65.

[7] Ahmad G, O'Flynn H, Duffy JM, Phillips K, Watson A. Laparoscopic entry techniques. Cochrane Database Syst Rev. 2012;2:CD006583.

[8] Zupi E, Lazzeri L, Centini G. Deep endometriosis: less is better. J Endometr Pelvic Pain Disord. 2015;7:2.

[9] Vercellini P, Somigliana E, Consonni D, Frattaruolo MP, De Giorgi O, Fedele L. Surgical versus medical treatment

for endometriosis–associated severe deep dyspareunia: I. Effect on pain during intercourse and patient satisfaction. Hum Reprod. 2012;27:3450–9.

[10] Fedele L, Bianchi S, Zanconato G, Raffaelli R, Berlanda N. Is rectovaginal endometriosis a progressive disease? Am J Obstet Gynecol. 2004;191:1539–42.

[11] Abrão MS, Petraglia F, Falcone T, Keckstein J, Osuga Y, Chapron C. Deep endometriosis infiltrating the recto–sigmoid: critical factors to consider before management. Hum Reprod Update. 2015;21:329–39.

[12] Vercellini P, Crosignani PG, Somigliana E, Berlanda N, Barbara G, Fedele L. Medical treatment for rectovaginal endometriosis: what is the evidence? Hum Reprod. 2009;24:2504–14.

[13] Vercellini P, Giudice L, Evers JL, Abrao MS. Reducing low–value care in endometriosis between limited evidence and unresolved issues: a proposal. Hum Reprod. 2015;30:1996–2004.

[14] Practice Committee of the American Society for Reproductive Medicine. Treatment of pelvic pain associated with endometriosis: a committee opinion. Fertil Steril. 2014;101:927–35.

[15] Vercellini P, Crosignani P, Somigliana E, Vigano` P, Frattaruolo MP, Fedele L. 'Waiting for Godot': a commonsense approach to the medical treatment of endometriosis. Hum Reprod. 2011;26:3–13.

[16] Remorgida V, Abbamonte HL, Ragni N, Fulcheri E, Ferrero S. Letrozole and norethisterone acetate in rectovaginal endometriosis. Fertil Steril. 2007;88:724–6.

[17] Muzii L, Tucci CD, Feliciantonio MD, Galati G, Verrelli L, Donato VD, Marchetti C, Panici PB. Management of Endometriomas. Semin Reprod Med. 2017;35:25–30.

[18] Dunselman GA, Vermeulen N, Becker C, et al; European Society of Human Reproduction and Embryology. ESHRE guideline: management of women with endometriosis. Hum Reprod. 2014;29:400–12.

[19] Leyland N, Casper R, Laberge P, Singh SS, SOGC. Endometriosis: diagnosis and management. J Obstet Gynaecol Can. 2010;32(7 Suppl 2):S1–S32.

[20] Menakaya U, Infante F, Condous G. Consensus on current management of endometriosis. Hum Reprod. 2013;28:3162–3.

[21] Harada T, Momoeda M, Taketani Y, Hoshiai H, Terakawa N. Low–dose oral contraceptive pill for dysmenorrhea associated with endometriosis: a placebo–controlled, double–blind, randomized trial. Fertil Steril. 2008;90: 1583–8.

[22] Vercellini P, Eskenazi B, Consonni D, et al. Oral contraceptives and risk of endometriosis: a systematic review and meta–analysis. Hum Reprod Update. 2011; 17:159–70.

[23] Vercellini P, de Giorgi O, Mosconi P, Stellato G, Vicentini S, Crosignani PG. Cyproterone acetate versus a continuous monophasic oral contraceptive in the treatment of recurrent pelvic pain after conservative surgery for symptomatic endometriosis. Fertil Steril. 2002;77:52–61.

[24] Seracchioli R, Mabrouk M, Manuzzi L, et al. Postoperative use of oral contraceptive pills for prevention of anatomical relapse or symptom–recurrence after conservative surgery for endometriosis. Hum Reprod. 2009;24: 2729–35.

[25] Vercellini P, Barbara G, Somigliana E, et al. Comparison of contraceptive ring and patch for the treatment of symptomatic endometriosis. Fertil Steril. 2010;93:2150.

[26] Kauppila A, Vierikko P, Isotalo H. Cytosol estrogen and progestin receptor concentrations and 17β–hydroxysteroid dehydrogenase activities in the endometrium and endometriotic tissue. Effects of hormonal treatment. Acta Obstet Gynecol Scand. 1984;63:45–9.

[27] Vierikko P, Kauppila A, Ronnberg L, Vihko R. Steroidal regulation of endometriosis tissue: lack of induction of 17β–hydroxysteroid dehydrogenase activity by progesterone, medroxyprogesterone acetate, or danazol. Fertil Steril. 1985;43:218–24.

[28] Brown J, Kives S, Akhtar M. Progestagens and anti–progestagens for pain associated with endometriosis. Cochrane Database Syst Rev. 2012;3:CD002122.

[29] Hapgood JP, Africander D, Louw R, Ray RM, Rohwer JM. Potency of progestogens used in hormonal therapy: toward understanding differential actions. J Steroid Biochem Mol Biol. 2013;142:39–47.

[30] Stanczyk FZ, Hapgood JP, Winer S, Mishell DR Jr. Progestogens used in postmenopausal hormone therapy: differences in their pharmacological properties, intracellular actions, and clinical effects. Endocr Rev 2013;34: 171–208.

[31] Vercellini P, Pietropaolo G, De Giorgi O, Pasin R, Chiodini A, Crosignani PG. Treatment of symptomatic rectovaginal endometriosis with an estrogen–progestogen combination versus low–dose norethindrone acetate. Fertil Steril. 2005;84(5):1375–87.

[32] Ferrero S, Camerini G, Ragni N, et al. Norethisterone acetate in the treatment of colorectal endometriosis: a pilot study. Hum Reprod. 2010;25:94.

[33] Morotti M, Sozzi F, Remorgida V, Venturini PL, Ferrero S. Dienogest in women with persistent endometriosis–related pelvic pain during norethisterone acetate treatment. Eur J Obstet Gynecol Reprod Biol. 2014;183: 188–92.

[34] Vercellini P, Bracco B, Mosconi P, Roberto A, Alberico D, Dhouha D, Somigliana E. Norethindrone acetate or dienogest for the treatment of symptomatic endometriosis: a before and after study. Fertil Steril. 2016;105:734–43.

[35] Petraglia F, Hornung D, Seitz C, et al. Reduced pelvic pain in women with endometriosis: efficacy of long–term dienogest treatment. Arch Gynecol Obstet. 2012;285: 167–73.

[36] Fedele L, Bianchi S, Zanconato G, Portuese A, Raffaelli R. Use of a levonorgestrel–releasing intrauterine device in the treatment of rectovaginal endometriosis. Fertil

Steril. 2001;75:485–8.

[37] Bayoglu Tekin Y, Dilbaz B, Altinbas SK, Dilbaz S. Postoperative medical treatment of chronic pelvic pain related to severe endometriosis: levonorgestrel–releasing intrauterine system versus gonadotropin–releasing hormone analogue. Fertil Steril. 2011;95:492–6.

[38] Abou–Setta AM, Houston B, Al–Inany HG, Farquhar C. Levonorgestrel–releasing intrauterine device (LNG–IUD) for symptomatic endometriosis following surgery. Cochrane Database Syst Rev. 2013;1:CD005072.

[39] Wong AY, Tang LC, Chin RK. Levonorgestrel–releasing intrauterine system (Mirena) and Depot medroxypro-gesterone acetate (Depoprovera) as long–term maintenance therapy for patients with moderate and severe endometriosis: a randomised controlled trial. Aust N Z J Obstet Gynaecol. 2010;20:273–9.

[40] Greenblatt RB, Dmowski WP, Mahesh VB, Scholer HF. Clinical studies with an antigonadotropin–Danazol. Fertil Steril. 1971;22:102–12.

[41] Crosignani P, Olive D, Bergqvist A, Luciano A. Advances in the management of endometriosis: an update for clinicians. Hum Reprod Update. 2006;12:179–89.

[42] Vercellini P, Somigliana E, Viganò P, Abbiati A, Barbara G, Crosignani PG. Endometriosis: current therapies and new pharmacological developments. Drugs. 2009;69:649–75.

[43] Igarashi M, Iizuka M, Abe Y, Ibuki Y. Novel vaginal danazol ring therapy for pelvic endometriosis, in particular deeply infiltrating endometriosis. Hum Reprod. 1998;13:1952–6.

[44] Shaw RW. GnRH analogues in the treatment of endometriosis–rationale and efficacy. In: Thomas EJ, Rock JA, editors. Modern approaches to endometriosis. London: Kluwer Academic Publishers; 1990. p. 257–74.

[45] Hornstein MD, Yuzpe AA, Burry KA, Heinrichs LR, Buttram VL Jr, Orwoll ES. Prospective randomized double–blind trial of 3 versus 6 months of nafarelin therapy for endometriosis associated pelvic pain. Fertil Steril. 1995;63:955–62.

[46] Surrey ES, Hornstein MD. Prolonged GnRH agonist and add–back therapy for symptomatic endometriosis: long–term follow–up. Obstet Gynecol. 2002;99:709–19.

[47] Prentice A. Regular review: endometriosis. BMJ. 2001;323:93–5.

[48] Surrey ES. Gonadotropin–releasing hormone agonist and add–back therapy: what do the data show? Curr Opin Obstet Gynecol. 2010;22:283–8.

[49] Küpker W, Felberbaum RE, Krapp M, Schill T, Malik E, Diedrich K. Use of GnRH antagonists in the treatment of endometriosis. Reprod Biomed Online. 2002;5:12–6.

[50] Finas D, Hornung D, Diedrich K, Schultze–Mosgau A. Cetrorelix in the treatment of female infertility and endometriosis. Expert Opin Pharmacother. 2006;7:2155–68.

[51] Diamond MP, Carr B, Dmowski WP, et al. Elagolix treatment for endometriosis–associated pain: results from a phase 2, randomized, double–blind, placebocontrolled study. Reprod Sci. 2014;21:363–71.

[52] Allen C, Hopewell S, Prentice A, Gregory D. Nonsteroidal anti–inflammatory drugs for pain in women with endometriosis. Cochrane Database Syst Rev. 2009;2: CD004753.

[53] Hayes EC, Rock JA. COX–2 inhibitors and their role in gynecology. Obstet Gynecol Surv. 2002;57:768–80.

[54] Dogan E, Saygili U, Posaci C, et al. Regression of endometrial explants in rats treated with the cyclooxygenase–2 inhibitor rofecoxib. Fertil Steril. 2004;82:1115–20.

[55] Buelke–Sam J, Bryant HU, Francis PC. The selective estrogen receptor modulator, raloxifene: an overview of nonclinical pharmacology and reproductive and developmental testing. Reprod Toxicol. 1998;12:217–21.

[56] Swisher DK, Tague RM, Seyler DE. Effect of the selective estrogen receptor modulator raloxifene on explanted uterine growth in rats. Drug Dev Res. 1995; 36:43–5.

[57] P. Fanning, T. J. Kuehl, R. Lee et al., Video mapping to assess efficacy of an antiestrogen (raloxifene) on spontaneous endometriosis in the rhesus monkey, Macaca mulatta. In TJ Kuehl, editor. Bunkley Day Proceedings. 1996; pp. 51–6.

[58] Stratton P, Sinaii N, Segars J, et al. Return of chronic pelvic pain from endometriosis after raloxifene treatment: a randomized controlled trial. Obstet Gynecol. 2008; 111:88–96.

[59] Meresman GF, Bilotas M, Abello V, Buquet R, Tesone M, Sueldo C. Effects of aromatase inhibitors on proliferation and apoptosis in eutopic endometrial cell cultures from patients with endometriosis. Fertil Steril. 2005;84: 459–63.

[60] Velasco I, Rueda J, Acién P. Aromatase expression in endometriotic tissues and cell cultures of patients with endometriosis. Mol Hum Reprod. 2006;12:377–81.

[61] Pavone ME, Bulun SE. Aromatase inhibitors for the treatment of endometriosis. Fertil Steril. 2012;98: 1370–9.

[62] Amsterdam LL, Gentry W, Jobanputra S, Wolf M, Rubin SD, Bulun SE. Anastrazole and oral contraceptives: a novel treatment for endometriosis. Fertil Steril. 2005;84: 300–4.

[63] Remorgida V, Abbamonte HL, Ragni N, Fulcheri E, Ferrero S. Letrozole and norethisterone acetate in rectovaginal endometriosis. Fertil Steril. 2007;88: 724–6.

[64] Ferrero S, Camerini G, Seracchioli R, Ragni N, Venturini PL, Remorgida V. Letrozole combined with norethisterone acetate compared with norethisterone acetate alone in the treatment of pain symptoms caused by endometriosis. Hum Reprod. 2009;24:3033–41.

[65] Lu D, Song H, Shi G. Anti–TNF–α treatment for pelvic pain associated with endometriosis. Cochrane Database

Syst Rev. 2013;3:CD008088.

[66] Becker CM, Sampson DA, Short SM, Javaherian K, Folkman J, D'Amato RJ. Short synthetic endostatin peptides inhibit endothelial migration in vitro and endometriosis in a mouse model. Fertil Steril. 2006;85: 71–7.

[67] Jiang HQ, Li YL, Zou J. Effect of recombinant human endostatin on endometriosis in mice. Chin Med J. 2007;120:1241–6.

[68] Dabrosin C, Gyorffy S, Margetts P, Ross C, Gauldie J. Therapeutic effect of angiostatin gene transfer in a murine model of endometriosis. Am J Pathol. 2002;161: 909–18.

[69] Oktem M, Esinler I, Eroglu D, Haberal N, Bayraktar N, Zeyneloglu HB. High-dose atorvastatin causes regression of endometriotic implants: a rat model. Hum Reprod. 2007;22:1474–80.

[70] Esfandiari N, Khazaei M, Ai J, Bielecki R, Gotlieb L, Ryan E, et al. Effect of a statin on an in vitro model of endometriosis. Fertil Steril. 2007;87:257–62.

[71] Sharma I, Dhawan V, Mahajan N, Saha SC, Dhaliwal LK. In vitro effects of atorvastatin on lipopolysaccharide-induced gene expression in endometriotic stromal cells. Fertil Steril. 2010;94:1639–46.e1.

[72] Novella-Maestre E, Carda C, Ruiz-Sauri A, Garcia-Velasco JA, Simon C, Pellicer A. Identification and quantification of dopamine receptor 2 inhuman eutopic and ectopic endometrium: a novel molecular target for endometriosis therapy. Biol Reprod. 2010;83:866–73.

[73] Delgado-Rosas F, Gomez R, Ferrero H, Gaytan F, Garcia-Velasco J, Simon C, et al. The effects of ergot and non-ergot-derived dopamine agonists in an experimental mouse model of endometriosis. Reproduction. 2011; 142:745–55.

[74] Ercan CM, Kayaalp O, Cengiz M, Keskin U, Yumusak N, Aydogan U, et al. Comparison of efficacy of bromocriptine and cabergoline to GnRH agonist in a rat endometriosis model. Arch Gynecol Obstet. 2015;291:1103–11.

[75] Yap C, Furness S, Farquhar C. Pre and post operative medical therapy for endometriosis surgery. Cochrane Database Syst Rev. 2004;(3):CD003678.

[76] Kennedy S, Bergqvist A, Chapron C, et al; ESHRE Special Interest Group for Endometriosis and Endometrium Guideline Development Group. ESHRE guideline for the diagnosis and treatment of endometriosis. Hum Reprod. 2005;20:2698–704.

[77] Beretta P, Franchi M, Ghezzi F, Busacca M, Zupi E, Bolis P. Randomized clinical trial of two laparoscopic treatments of endometriomas: cystectomy versus drainage and coagulation. Fertil Steril. 1998;70:1176–80.

[78] Alborzi S, Momtahan M, Parsanezhad ME, Dehbashi S, Zolghadri J, Alborzi S. A prospective, randomized study comparing laparoscopic ovarian cystectomy versus fenestration and coagulation in patients with endometriomas. Fertil Steril. 2004;82:1633–7.

[79] Carmona F, Martínez-Zamora MA, Rabanal A, Martínez-Román S, Balasch J. Ovarian cystectomy versus laser vaporization in the treatment of ovarian endometriomas: a randomized clinical trial with a five-year follow-up. Fertil Steril. 2011;96:251–4.

[80] Hart RJ, Hickey M, Maouris P, Buckett W. Excisional surgery versus ablative surgery for ovarian endometriomata. Cochrane Database Syst Rev. 2008;16: CD004992.

[81] Raffi F, Metwally M, Amer S. The impact of excision of ovarian endometrioma on ovarian reserve: a systematic review and meta-analysis. J Clin Endocrinol Metab. 2012;97:3146–54.

[82] Pados G, Tsolakidis D, Assimakopoulos E, Athanatos D, Tarlatzis B. Sonographic changes after laparoscopic cystectomy compared with three-stage management in patients with ovarian endometriomas: a prospective randomized study. Hum Reprod. 2010;25:672–7.

[83] Tsolakidis D, Pados G, Vavilis D, et al. The impact on ovarian reserve after laparoscopic ovarian cystectomy versus three-stage management in patients with endometriomas: a prospective randomized study. Fertil Steril. 2010;94:71–7.

[84] Muzii L, Panici PB. Combined technique of excision and ablation for the surgical treatment of ovarian endometriomas: the way for-ward? Reprod Biomed Online. 2010;20(2): 300–2.

[85] Donnez J, Lousse JC, Jadoul P, Donnez O, Squifflet J. Laparoscopic management of endometriomas using a combined technique of excisional (cystectomy) and ablative surgery. Fertil Steril. 2010;94:28–32.

[86] Muzii L, Achilli C, Bergamini V, et al. Comparison between the stripping technique and the combined excisional/ablative technique for the treatment of bilateral ovarian endometriomas: a multicentre RCT. Hum Reprod. 2016;31:339–44.

[87] Mircea O, Puscasiu L, Resch B, Lucas J, Collinet P, von Theobald P, Merviel P, Roman H. Fertility outcomes after ablation using plasma energy versus cystectomy in infertile women with ovarian endometrioma: a multicentric comparative study. J Minim Invasive Gynecol. 2016;23: 1138–45.

[88] Motte I, Roman H, Clavier B, Jumeau F, Chanavaz-Lacheray I, Letailleur M, Darwish B, Rives N. In vitro fertilization outcomes after ablation of endometriomas using plasma energy: a retrospective casecontrol study. Gynecol Obstet Fertil. 2016;44:541–7.

[89] Roman H, Auber M, Mokdad C, et al. Ovarian endometrioma ablation using plasma energy versus cystectomy: a step toward better preservation of the ovarian parenchyma in women wishing to conceive. Fertil Steril. 2011;96:1396–400.

[90] Angioli R, Muzii L, Montera R, et al. Feasibility of the use of novel matrix hemostatic sealant (FloSeal) to achieve hemostasis during laparoscopic excision of endometrioma.

J Minim Invasive Gynecol. 2009;16:153–6.

[91] Ghafarnejad M, Akrami M, Davari–Tanha F, Adabi K, Nekuie S. Vasopressin effect on operation time and frequency of electro– cauterization during laparoscopic stripping of ovarian endometriomas: a randomized controlled clinical trial. J Reprod Infertil. 2014;15: 199–204.

[92] Muzii L, Marana R, Angioli R, et al. Histologic analysis of specimens from laparoscopic endometrioma excision performed by different surgeons: does the surgeon matter? Fertil Steril. 2011;95:2116–9.

[93] Kovoor E, Nassif J, Miranda–Mendoza I, Wattiez A. Endometriosis of bladder: outcomes after laparoscopic surgery. J Minim Invasive Gynecol. 2010;17:600–4.

[94] Yohannes P. Ureteral endometriosis. J Urol. 2003;170: 20–5.

[95] Berlanda N, Vercellini P, Carmignani L, Aimi G, Amicarelli F, Fedele L. Ureteral and vesical endometriosis. Two different clinical entities sharing the same pathogenesis. Obstet Gynecol Surv. 2009;64:830–42.

[96] Maccagnano C, Pellucchi F, Rocchini L, et al. Diagnosis and treatment of bladder endometriosis: state of the art. Urol Int. 2012;89:249–58.

[97] Schneider A, Touloupidis S, Papatsoris AG, Triantafyllidis A, Kollias A, Schweppe KW. Endometriosis of the urinary tract in women of reproductive age. Int J Urol. 2006;13:902–4.

[98] Vercellini P, Pisacreta A, Pesole A, Vicentini S, Stellato G, Crosignani PG. Is ureteral endometriosis an asymmetric disease? BJOG. 2000;107:559–61.

[99] Scioscia M, Molon A, Grosso G, Minelli L. Laparoscopic management of ureteral endometriosis. Curr Opin Obstet Gynecol. 2009;21:325–8.

[100] Ghezzi F, Cromi A, Bergamini V, Serati M, Sacco A, Mueller MD. Outcome of laparoscopic ureterolysis for ureteral endometriosis. Fertil Steril. 2006;86:418–22.

[101] Mereu L, Gagliardi ML, Clarizia R, Mainardi P, Landi S, Minelli L. Laparoscopic management of ureteral endometriosis in case of moderate–severe hydroureteronephrosis. Fertil Steril. 2010;93:46–51.

[102] Smith IA, Cooper M. Management of ureteric endometriosis 59 associated with hydronephrosis: an Australian case series of 13 patients. BMC Res Notes. 2010;3:45.

[103] Chapron C, Fauconnier A, Vieira M, et al. Anatomical distribution of deeply infiltrating endometriosis: surgical 60 implications and proposition for a classification. Hum Reprod. 2003;18:157–61.

[104] Mmm Kondo W, Bourdel N, Tamburro S, et al. Complications after surgery for deeply infiltrating pelvic endometriosis. BJOG. 2011;118:292–8.

[105] Azaïs H, Collinet P, Delmas V, Rubod C. Uterosacral ligament and hypogastric nerve anatomical relationship. Application to deep endometriotic nodules surgery. Gynecol Obstet Fertil. 2013;41:179–83.

[106] Campagnacci R, Perretta S, Guerrieri M, et al. Laparoscopic colorectal resection for endometriosis. Surg Endosc. 2005;19:662–4.

[107] Donnez J, Squifflet J. Complications, pregnancy and recurrence in a prospective series of 500 patients operated on by the shaving technique for deep rectovaginal endometriotic nodules. Hum Reprod. 2010;25:1949–58.

[108] Fanfani F, Fagotti A, Gagliardi ML, et al. Discoid or segmental rectosigmoid resection for deep infiltrating endometriosis: a case–control study. Fertil Steril. 2010;94: 444–9.

[109] Oliveira MA, Crispi CP, Oliveira FM, Junior PS, Raymundo TS, Pereira TD. Double circular stapler technique for bowel resection in rectosigmoid endometriosis. J Minim Invasive Gynecol. 2014;21:136–41.

[110] Koh CE, Juszczyk K, Cooper MJ, Solomon MJ. Management of deeply infiltrating endometriosis involving the rectum. Dis Colon Rectum. 2012;55: 925–31.

[111] Moawad NS, Guido R, Ramanathan R, Mansuria S, Lee T. Comparison of laparoscopic anterior discoid resection and laparoscopic low anterior resection of deep infiltrating rectosigmoid endometriosis. JSLS. 2011;15: 331–8.

[112] Koninckx PR, Ussia A, Adamyan L, Wattiez A, Donnez J. Deep endometriosis: definition, diagnosis, and treatment. Fertil Steril. 2012;98:564–71.

[113] Wattiez A, Puga M, Albornoz J, Faller E. Surgical strategy in endometriosis. Best Pract Res Clin Obstet Gynaecol. 2013;27:381–92.

[114] Kavallaris A, Banz C, Chalvatzas N, et al. Laparoscopic nerve–sparing surgery of deep infiltrating endometriosis: description of the technique and patients' outcome. Arch Gynecol Obstet. 2011;284:131–5.

[115] Keckstein J, Wiesinger H. Deep endometriosis, including intestinal involvement – the interdisciplinary approach. Minim Invasive Ther Allied Technol. 2005;14:160–6.

[116] Leroy J, Costantino F, Cahill RA, et al. Laparoscopic resection with transanal specimen extraction for sigmoid diverticulitis. Br J Surg. 2011;98:1327–34.

[117] Moustafa MM, Elnasharty MAA. Systematic review of the outcome associated with different surgical technique of bowel and rectovaginal endometriosis. Gynaecol Surg. 2014;11:37–52.

[118] Koninckx P, Craessaerts M, Timmerman D, Cornillie F, Kennedy S. Anti–TNF–a treatment for deep endometriosis–associated pain: a randomized placebocon– trolled trial. Hum Reprod. 2008;23:2017–23.

第 3 章

基于国际深部子宫内膜异位症分析（IDEA）共识声明的子宫内膜异位症标准化超声诊断方案

Standardized Ultrasonographic Diagnostic Protocol to Diagnose Endometriosis Based on the International Deep Endometriosis Analysis (IDEA) Consensus Statement

Mathew Leonardi，George Condous　著

马政君　译

一、概述

1978 年 4 月，Sandler 等发表了连续 10 篇题为"子宫内膜异位症超声众像"的文章[1]。作者建议超声医师在超声检查发现盆腔肿物进行鉴别诊断时应当考虑子宫内膜异位症的可能。在文章发表后的 40 年里，国际科学界一直致力于将超声应用于子宫内膜异位症的诊断及治疗以文献形式总结出来。最近一篇关于对疑似子宫内膜异位症患者的盆腔进行超声系统评估的共识声明表明，已经进入广泛的国际合作阶段[2]。这篇于 2016 年发表于 *Ultrasound in Obstetrics and Gynecology* 上具有里程碑意义的文章，由一个包括临床医师、妇科超声医师、资深腹腔镜外科医师和放射科医师组成的小组，即国际深部子宫内膜异位症分析小组（International Deep Endometriosis Analysis，IDEA）共同完成的。小组中来自于 15 个不同国家的 29 人基于他们子宫内膜异位症诊断和治疗方面的标准化术语，包括解剖定位、超声检查所见的专业经验进行了分享。该共识的首要目标是测量和命名子宫内膜异位症病变，以形成国际使

用规范。其次是促进术语的统一性，以更好地进行未来的对比性研究，促进多中心研究，改善患者的预后。

对可疑子宫内膜异位症患者进行超声检查的目的有三：①试图解释患者的症状；②定位病变位置；③评估疾病的严重程度。这一项超声检查的系统性方法包括 4 个基本步骤（表 3-1），在"我们该怎么做"中会列出。同时，每一项步骤都将在后面的章节做更详细的阐述。

表 3-1　超声检查基本四步法*

第一步	常规评估子宫和附件（+ 有无子宫腺肌病 / 子宫腺肌瘤的超声征象）
第二步	经阴道超声检查评估"软标志"（即特异压痛点和卵巢的移动性）
第三步	采取实时超声下的"滑动征"对 Douglas 窝（POD）的状态进行评估
第四步	评估前盆腔与后盆腔的深部子宫内膜异位（DE）结节

*. 可以采用以下这种或任意顺序，只要 4 步都完成，就可以确认 / 排除不同形式的子宫内膜异位症

二、我们该怎么做

在开始超声检查前，首先应向患者解释检查程序的性质，取得知情同意。经阴道超声（transvaginal ultrasound，TVS）是诊断子宫内膜异位症的推荐影像学检查方法[3]。应通知患者在进行经阴道超声检查前排空膀胱。采取合适的体位，并进行相应遮挡。使用头高脚低的楔形垫或者医用软垫，以确保经阴道探头可以灵活移动。按照卫生规程清洁探头后，在探头顶端涂抹超声耦合剂，套上探头套，润滑成分以方便探头插入患者阴道，然后开始进行扫查。建议制定一个当地适用的方案以确保所有的步骤都已经执行，顺序可以与这里介绍的有所不同。最重要的是，在评估可能存在深部子宫内膜异位症（deep endometriosis，DE）的患者时，需要一个有经验的操作者。

（一）第一步

首先识别的结构是子宫，应注意子宫的方位（前倾、后屈或轴位），注明所观察到的子宫异常。检查者应在检查时考虑到子宫内膜异位症的诊断，明确是否存在子宫腺肌病，因为这二者发病过程密切相关[4]。采用发布于《子宫形态学超声评估（Morphological Uterus Sonographic Assessment，MUSA）共识意见》中的术语和定义来描述超声检查发现[5]。尽管 MUSA 共识意见中未提及[5,6]，但是当检查发现子宫腺肌病和（或）子宫内膜异位症时，应当注明这些"问题征象"。子宫内膜异位症通常表现为一个固定的（即不可移动的）前倾 / 后屈子宫，宫底部向后粘连于直肠和（或）乙状结肠。

接下来评估附件。记录卵巢大小和特征，还注明有无子宫内膜异位囊肿。在评估子宫内膜异位囊肿时，以下三个因素至关重要。首先，我们要从 3 个正交面测量尺寸。为了能得到准确的正交面测量结果，应在正中矢状面测得长度，在前后位测量厚度，在横切面测得横径；其次，应注意子宫内膜异位囊肿的数目；最后，超声特征应根据国际卵巢肿瘤分析（International Ovarian Tumor Analysis，IOTA）小组发布的术语进行描述[7]。当检出子宫内膜异位囊肿时，表明将有很大的可能性存在多发的

DE[8]。虽然 IDEA 共识声明建议对所有疑似子宫内膜异位症患者均采用四步骤法检查，但当发现子宫内膜异位囊肿时，超声检查者更应警惕是否存在 DE。

虽然在正常情况下，超声检查不显示输卵管，但在子宫内膜异位症患者中，输卵管可能会发生扭曲或因粘连而阻塞。如果在超声检查中发现输卵管积水或积血，病因应该是子宫内膜异位症。

（二）第二步

下一个扫查的要点是动态评估"软标志"——特定部位压痛（site-specific tenderness，SST）和卵巢移动性[2]。"软标志"是指间接提示子宫内膜异位症存在的超声特征，特别是浅表的子宫内膜异位症和腹腔内的粘连，是不能通过超声直接探查到的[9, 10]。"软标志"都是通过经阴道超声探头检查得出的结论[10]。

首先，在评价 SST 之前，一定要先告知患者她可能会感到不适或疼痛，需要他们给予操作者的反馈是这一步骤的关键。这一步骤中需要评价的关键解剖部位包括子宫、附件、子宫骶韧带（uterosacral ligaments，USL）和 Douglas 窝（pouch of Douglas，POD）。目前为止，还没有一个针对 SST 的评分系统得到验证。IDEA 小组推荐 0 或 1 作为评分系统：0 表示没有疼痛，1 表示有疼痛。谨慎的做法是在最后进行这项超声检查，以防因疼痛而中断或终止扫查。

其次，通过阴道探头对卵巢施加压力来判断卵巢的移动性。卵巢可以固定在盆腔侧壁，也可以固定在子宫一侧，或者在子宫骶韧带的下方。在某些情况下，卵巢可能会彼此粘连，被称为"接吻"卵巢（图 3-1）。这种特殊的超声征象不仅间接地提示腹腔内粘连，而且还表明可能存在输卵管和（或）肠道潜在的 DE[11]。

（三）第三步

第三步是另一项动态、实时超声技术，用于评估 Douglas 窝的状态，称为"滑动征"。当子宫和宫

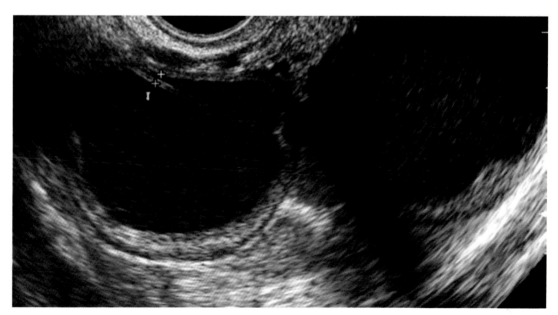

▲ 图 3-1　卵巢"接吻"征

间接提示腹腔内粘连和可能存在潜在的后盆腔 DE。这个超声图像显示了右侧卵巢子宫内膜异位囊肿和左侧卵巢出血性囊肿[2]

颈沿着直肠和乙状结肠前壁自由运动（即滑动）时，实验为阳性，POD 未闭塞。当子宫和宫颈与直肠前壁和乙状结肠同步运动时，实验结果为阴性，POD 闭塞[12, 13]。根据子宫的方位不同，评价 POD 是否闭塞的方法略有不同（表 3-2）。

表 3-2　运用"滑动征"评估 POD 闭塞与否

	前倾子宫	后屈子宫
第一步	用经阴道探头轻轻按压宫颈后部，观察直肠前壁是否自由滑过宫颈后部及阴道后壁	用经阴道探头轻轻按压子宫底部后上方，观察直肠前壁是否自由滑过子宫底后上方
第二步	将一只手置于下腹壁处，在触诊手和阴道探头之间对子宫进行冲击触诊，评估肠道前壁能否自由滑过宫底的后部	将一只手置于下腹壁处，在触诊手和阴道探头之间对子宫进行冲击触诊，评估乙状结肠前壁能否自由滑过子宫下部前壁

（四）第四步

第四步，也是最后一步，在前、后盆腔进行 DE 的探查（图 3-2）。前盆腔由膀胱、子宫膀胱区和输尿管组成，后盆腔结构包括 USLs、阴道后穹窿、直肠阴道隔（rectovaginal septum，RVS）、直肠前壁 / 直肠乙状结肠前壁交界处和乙状结肠[2, 14]。

IDEA 小组建议，DE 位于膀胱、RVS、阴道、USLs、直肠前壁和直肠乙状结肠时，应该像测量卵巢子宫内膜囊肿一样在三个正交面系统地进行测量（图 3-3）[2]。

（五）前盆腔

理想情况下，进行膀胱扫查时受检者已经积累了一些尿液。少量的尿液可以减少诊断假阴性[2]。膀胱的解剖标志将在第 8 章详细讨论。膀胱 DE 的诊断标准必须为膀胱壁肌层受累。一般来说，膀胱壁肌层是子宫内膜异位症最常累及的部位。病变可表现为低回声线性或圆形病变，有或无规则轮廓[15-21]。子宫膀胱区域，最重要的是了解膀胱后壁是否与子宫粘连（即该间隙的闭塞）。"滑动征"的概念在这里也可以应用，但必须结合患者过去的手术史（包括剖宫产）来解释检查结果[22]。

通过影像学检查输尿管，可以评估其继发于子宫内膜异位症的损害。首先，在矢状面识别出尿道然后将探头向盆腔外侧壁移动。沿着这个路线，依次是输尿管的膀胱内段、输尿管出膀胱的位置、最后穿过髂总血管的分叉处。检查者应评估是否存在输尿管扩张，如有扩张，则应测量输尿管扩张处至末端开口的距离[23-25]。经阴道超声时发现 DE 时，进行经腹的肾脏扫查十分必要[2]。此项超声检查的目的是排除无症状性输尿管狭窄可能导致的肾积水[26, 27]。

（六）后盆腔

后盆腔的 DE 结节应根据 IDEA 共识声明中指定的解剖标志进行超声定位。此外，记录这些结节的大小和特征非常重要。通常表现为肠壁或阴道呈低回声增厚，或表现为大小不等、轮廓各异的低回声实性结节[2]。第 9～12 章将集中介绍后盆腔各种病变。

为了满足经 TVS 对 DE 的诊断，检查者必须了解解剖学。IDEA 小组已经绘制了一个示意图来描绘 RVS 和阴道后穹窿（图 3-4）。当经 TVS 发现沿着子宫颈后唇下缘（腹膜下）线下直肠阴道间隙有

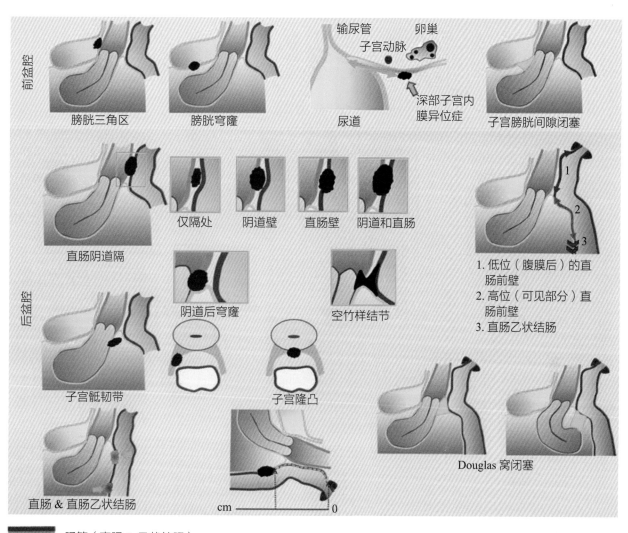

前盆腔

膀胱三角区　膀胱穹窿　尿道　子宫膀胱间隙闭塞

输尿管　卵巢　子宫动脉　深部子宫内膜异位症

后盆腔

直肠阴道隔　仅隔处　阴道壁　直肠壁　阴道和直肠

1. 低位（腹膜后）的直肠前壁
2. 高位（可见部分）直肠前壁
3. 直肠乙状结肠

阴道后穹窿　空竹样结节

子宫骶韧带　子宫隆凸

Douglas 窝闭塞

直肠 & 直肠乙状结肠

cm　0

肠管（直肠 & 乙状结肠）

阴道

膀胱

腹膜腔

子宫

子宫内膜异位结节

子宫骶骨韧带

肛门括约肌

粘连

▲ 图 3-2　不同部位子宫内膜异位结节及前、后盆腔粘连的概述示意图
（经 Wiley 出版社许可使用[2]）

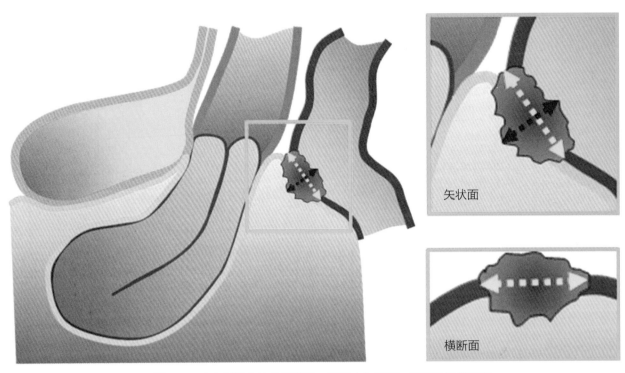

矢状面

横断面

▲ 图 3-3　正交测量方法的示意图，即正中矢状面、前后位和横切面

（经 Wiley 出版社许可使用 [2]）

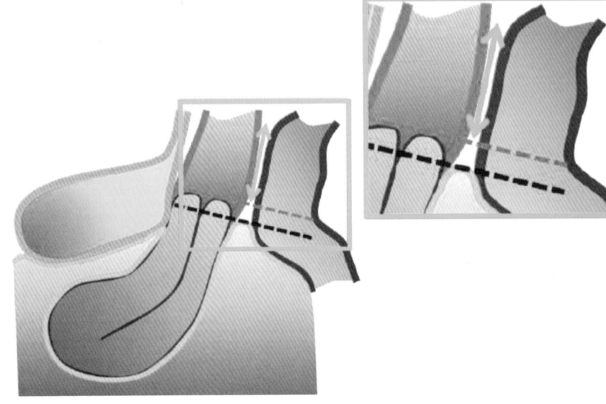

▲ 图 3-4　直肠阴道间隔（RVS）（双头绿箭）和阴道后穹窿（蓝线与红线之间的间隙）的超声定义示意图

（经 Wiley 出版社许可使用 [2]）

DE 结节时，应怀疑 RVS 受累[20]。当经阴道超声检查发现位于 POD 下缘腹膜尾端线以下与宫颈后唇下缘（腹膜下）线以上的直肠阴道间隙中存在 DE 结节时，应怀疑阴道穹窿后壁与侧壁受累（图 3-4）。在同一区域，从阴道后穹窿延伸到直肠前方，可以发现直肠阴道结节，这些结节呈沙漏样或空竹状（图 3-5）[28]。由于这些病变位于 POD 的腹膜下方，腹腔镜检查不能发现这些病变。但是，这些病灶通常

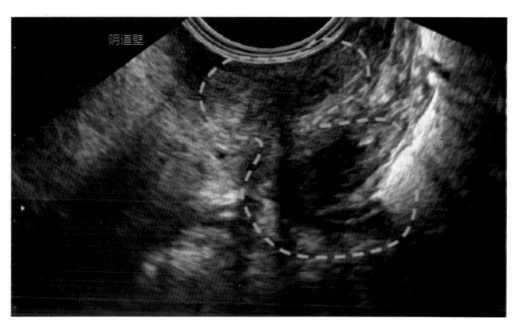

▲ 图 3-5　超声图像显示从阴道后穹窿向直肠前延伸的"空竹样"DE 节

（经 Wiley 出版社许可使用[2]）

很大，平均 3cm 左右[29]。

为评价 USLs 子宫内膜异位病变，应将经阴道探头置于阴道后穹窿显示正中矢状切面，然后向下扫至宫颈[2]。正常的 USLs 通常不能通过经阴道超声显示。如果在 USLs 周围的腹膜脂肪内可见低回声增厚，则认为 USLs 内存在 DE。应该尝试确定病变范围，是否是一个更大病变一部分，包绕其他附近的解剖位置。

肠道子宫内膜异位症通常包括直肠前壁、直肠乙状结肠交界处和（或）乙状结肠[14]。图 3-6 中的示意图描述了这些区域，并且将直肠前区分为下（腹膜后）和上（腹腔镜下可显示）的两部分。肠道 DE 通常在 TVS 上表现为固有肌层低回声的增厚或低回声结节，伴或不伴有高回声（图 3-7）。任何在肠壁发现的结节都应该记录三个正交面，并且用 TVS 测量最低部病变的下缘到肛门边缘的距离。最后，形态学外观应根据 IDEA

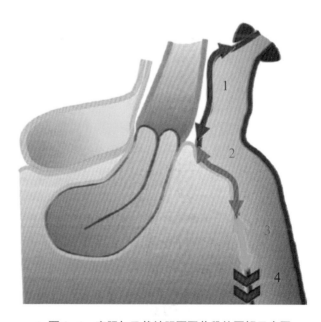

▲ 图 3-6　直肠与乙状结肠不同节段的图解示意图

1 为腹膜后直肠前壁下段；2 为直肠前壁上段（腹腔镜可显示）；3 为直肠乙状结肠连接处；4 为乙状结肠前壁（经 Wiley 出版社许可使用[2]）

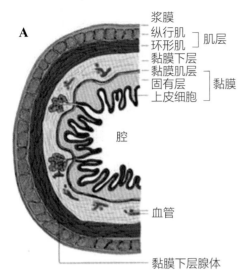
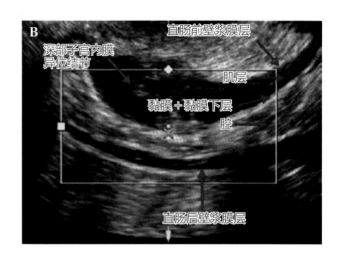

▲ 图 3-7　直肠组织层次图解示意图（A）及超声下表现（B）；标记处为 DE 结节
（经 Wiley 出版社许可使用 [34]）

共识意见中描述的病变类型进行记录 [2]。

三、重要的技术技巧

● 在 IDEA 共识声明发表之前，各种诊断子宫内膜异位症的超声技术已经在文献 [30, 31] 中发表，没有一种方法经过外部验证。目前协商一致的方法是正在进行一项多中心研究，以从外部证实其建议。

● 患者应了解超声的性质，包括适应证、优势和风险，还应获得他们的知情同意。并了解到这是一种动态超声检查，包括检查 SST，这可能会引起不适或疼痛。

● 操作者应了解超声的适应证，并确保选择合适的患者。

● 无论是否能检出病变，清楚盆腔解剖和超声解剖的表现是成功扫查的关键。

● 操作者应该遵循一个扫查四个步骤的方案，该方案不必遵循与 IDEA 共识中概述步骤中相同的顺序。每次检查的彻底程度都是关键，当发现类似于子宫腺肌病等常见病变时，检查者应高度警惕其他病变的存在。

　– 建议在检查快结束时再进行会引发患者疼痛的步骤。

● 当检查中发现 DE 时，应该按照 IDEA 共识声明中概述的标准术语进行详细描述。

　– 超声特征。

　– 位置。

　– 大小（3 个正交面）。

　– 邻近重要的解剖结构（如肛缘、输尿管入口）。

● 当超声诊断为 DE 时，应使用经腹超声检查肾脏，以确保没有肾积水。

● 重要的是，超声检查没有发现 DE 并不意味着患者没有子宫内膜异位症 [32]。

四、未来展望

整体来看，接下来会进行两步操作。目前，一项观察性非介入的多中心学术研究正在进行中。本研究将评估 IDEA 术语在不同症状的患者中，如痛经、性交困难和（或）月经不调，进行盆腔常规超声检查时的使用情况。IDEA 小组将前瞻性评估慢性盆腔疼痛患者的盆腔超声表现是否能预测腹腔镜手术子宫内膜异位症的不同表型。

其次，通过教学研究了解、掌握以上技术的学习周期。Tammaa 等建议在有经验的妇科超声医师（已做了约 2500 次经阴道超声检查）中，约需要 40 次针对子宫内膜异位症的扫查才能掌握预测 POD 闭塞和直肠 DE 的能力[33]。经验较少的操作者的学习周期仍有待确定。作为一种先进的超声方法，不同背景的操作者可能需要不同的时间、扫查次数或督导水平，才能独立地完成该检查。这种检查方法的标准化实施必须建立在对其的深刻理解之上。

我们已描述了 IDEA 小组的系统性方法，即使用动态超声检查疑似子宫内膜异位症患者的盆腔。已发表的用于描述所有子宫内膜异位症表现的解剖学术语和测量方法应代表今后子宫内膜异位症的超声诊断标准。这不仅将提高这一领域的超声诊断水平，而且还将确保无论来自哪个国家的有经验的操作者，都能以一种统一且易于解释的方式描述疾病的位置和范围。

参 考 文 献

[1] Sandler M, Karo J. The spectrum of ultrasonic findings in endometriosis. Radiology. 1978;127(1):229–31.

[2] Guerriero S, Condous G, van den Bosch T, Valentin L, Leone FPG, Van Schoubroeck D, et al. Systematic approach to sonographic evaluation of the pelvis in women with suspected endometriosis, including terms, definitions and measurements: a consensus opinion from the International Deep Endometriosis Analysis (IDEA) group. Ultrasound Obstet Gynecol. 2016;48(3):318–32.

[3] Piketty M, Chopin N, Dousset B, Millischer-Bellaische AE, Roseau G, Leconte M, et al. Preoperative work-up for patients with deeply infiltrating endometriosis: transvaginal ultrasonography must definitely be the first-line imaging examination. Hum Reprod. 2009;24(3):602–7.

[4] Kunz G, Beil D, Huppert P, Noe M, Kissler S, Leyendecker G. Adenomyosis in endometriosis-prevalence and impact on fertility. Evidence from magnetic resonance imaging. Hum Reprod. 2005;20(8):2309–16.

[5] Van Den Bosch T, Dueholm M, Leone FPG, Valentin L, Rasmussen CK, Votino A, et al. Terms, definitions and measurements to describe sonographic features of myometrium and uterine masses: a consensus opinion from the Morphological Uterus Sonographic Assessment (MUSA) group. Ultrasound Obstet Gynecol. 2015;46(3):284–98.

[6] Di Donato N, Bertoldo V, Montanari G, Zannoni L, Caprara G, Seracchioli R. Question mark form of uterus: a simple sonographic sign associated with the presence of adenomyosis. Ultrasound Obstet Gynecol. 2015;46(1):126–7.

[7] Timmerman D, Valentin L, Bourne TH, Collins WP, Verrelst H, Vergote I. Terms, definitions and measurements to describe the sonographic features of adnexal tumors: a consensus opinion from the International Ovarian Tumor Analysis (IOTA) group. Ultrasound Obstet Gynecol. 2000;16(5):500–5.

[8] Chapron C, Pietin-Vialle C, Borghese B, Davy C, Foulot H, Chopin N. Associated ovarian endometrioma is a marker for greater severity of deeply infiltrating endometriosis. Fertil Steril. 2009;92(2):453–7.

[9] Guerriero S, Ajossa S, Lai MP, Mais V, Paoletti AM, Melis GB. Transvaginal ultrasonography in the diagnosis of pelvic adhesions. Hum Reprod. 1997;12(12):2649–53.

[10] Okaro E, Condous G, Khalid A, Timmerman D, Ameye L, Huffel SV, et al. The use of ultrasound-based "soft markers" for the prediction of pelvic pathology in women with chronic pelvic pain-can we reduce the need for laparoscopy? BJOG. 2006;113(3):251–6.

[11] Ghezzi F, Raio L, Cromi A, Duwe DG, Beretta P, Buttarelli M, et al. "Kissing ovaries": a sonographic sign of moderate to severe endometriosis. Fertil Steril. 2005;83(1):143–7.

[12] Reid S, Lu C, Casikar I, Reid G, Abbott J, Cario G, et al. Prediction of pouch of Douglas obliteration in women with suspected endometriosis using a new real-time dynamic transvaginal ultrasound technique: the sliding sign. Ultrasound Obstet Gynecol. 2013;41(6):685–91.

[13] Hudelist G, Fritzer N, Staettner S, Tammaa A, Tinelli A,

Sparic R, et al. Uterine sliding sign: a simple sonographic predictor for presence of deep infiltrating endometriosis of the rectum. Ultrasound Obstet Gynecol. 2013;41(6):692–5.

[14] Chapron C, Chopin N, Borghese B, Foulot H, Dousset B, Vacher–Lavenu MC, et al. Deeply infiltrating endometriosis: pathogenetic implications of the anatomical distribution. Hum Reprod. 2006;21(7):1839–45.

[15] Hudelist G, Ballard K, English J, Wright J, Banerjee S, Mastoroudes H, et al. Transvaginal sonography vs. clinical examination in the preoperative diagnosis of deep infiltrating endometriosis. Ultrasound Obstet Gynecol. 2011;37(4): 480–7.

[16] Fedele L, Bianchi S, Raffaelli R, Portuese A. Preoperative assessment of bladder endometriosis. Hum Reprod. 1997;12(11):2519–22.

[17] Guerriero S, Ajossa S, Gerada M, Virgilio B, Angioni S, Melis GB. Diagnostic value of transvaginal "tenderness–guided" ultrasonography for the prediction of location of deep endometriosis. Hum Reprod. 2008;23(11):2452–7.

[18] Guerriero S, Ajossa S, Gerada M, D'Aquila M, Piras B, Melis GB. "Tenderness–guided" transvaginal ultrasonography: a new method for the detection of deep endometriosis in patients with chronic pelvic pain. Fertil Steril. 2007; 88(5):1293–7.

[19] Abrao MS, Gonçalves MODC, Dias JA, Podgaec S, Chamie LP, Blasbalg R. Comparison between clinical examination, transvaginal sonography and magnetic resonance imaging for the diagnosis of deep endometriosis. Hum Reprod. 2007;22(12):3092–7.

[20] Bazot M, Thomassin I, Hourani R, Cortez A, Darai E. Diagnostic accuracy of transvaginal sonography for deep pelvic endometriosis. Ultrasound Obstet Gynecol. 2004;24(2):180–5.

[21] Savelli L, Manuzzi L, Pollastri P, Mabrouk M, Seracchioli R, Venturoli S. Diagnostic accuracy and potential limitations of transvaginal sonography for bladder endometriosis. Ultrasound Obstet Gynecol. 2009;34(5):595–600.

[22] Moro F, Mavrelos D, Pateman K, Holland T, Hoo WL, Jurkovic D. Prevalence of pelvic adhesions on ultrasound examination in women with a history of Cesarean section. Ultrasound Obstet Gynecol. 2015;45(2):223–8.

[23] Pateman K, Holland TK, Knez J, Derdelis G, Cutner A, Saridogan E, et al. Should a detailed ultrasound examination of the complete urinary tract be routinely performed in women with suspected pelvic endometriosis? Hum Reprod. 2015;30(12):2802–7.

[24] Pateman K, Mavrelos D, Hoo WL, Holland T, Naftalin J, Jurkovic D. Visualization of ureters on standard gynecological transvaginal scan: a feasibility study. Ultrasound Obstet Gynecol. 2013;41(6):696–701.

[25] León M, Vaccaro H, Alcázar JL, Martinez J, Gutierrez J, Amor F, et al. Extended transvaginal sonography in deep infiltrating endometriosis: use of bowel preparation and an acoustic window with intravaginal gel: preliminary results. J Ultrasound Med. 2014;33(2):315–21.

[26] Carmignani L, Vercellini P, Spinelli M, Fontana E, Frontino G, Fedele L. Pelvic endometriosis and hydroureteronephrosis. Fertil Steril. 2010;93(6):1741–4.

[27] Knabben L, Imboden S, Fellmann B, Nirgianakis K, Kuhn A, Mueller MD. Urinary tract endometriosis in patients with deep infiltrating endometriosis: prevalence, symptoms, management, and proposal for a new clinical classification. Fertil Steril. 2015;103(1):147–52.

[28] Squifflet J, Feger C, Donnez J. Diagnosis and imaging of adenomyotic disease of the retroperitoneal space. Gynecol Obstet Investig. 2002;54(Suppl 1):43–51.

[29] Deura I, Harada T. Surgical management of endometriosis. In: Endometriosis: pathogenesis and treatment. New York: Springer; 2014. p. 385–98.

[30] Holland TK, Cutner A, Saridogan E, Mavrelos D, Pateman K, Jurkovic D. Ultrasound mapping of pelvic endometriosis: does the location and number of lesions affect the diagnostic accuracy? A multicentre diagnostic accuracy study. BMC Womens Health. 2013;13(1):43.

[31] Menakaya U, Reid S, Infante F, Condous G. Systematic evaluation of women with suspected endometriosis using a 5–domain sonographically based approach. J Ultrasound Med. 2015;34(6):937–47.

[32] Nisenblat V, Bossuyt PMM, Farquhar C, Johnson N, Hull ML. Imaging modalities for the non–invasive diagnosis of endometriosis. Cochrane Database Syst Rev. 2016;(2):Art. No.: CD009591. https://doi.org/10.1002/14651858.CD009591.

[33] Tammaa A, Fritzer N, Strunk G, Krell A, Salzer H, Hudelist G. Learning curve for the detection of pouch of Douglas obliteration and deep infiltrating endometriosis of the rectum. Hum Reprod. 2014;29(6):1199–204.

[34] Reid S, Winder S, Condous G. Sonovaginography: redefining the concept of a "normal pelvis" on transvaginal ultrasound prelaparoscopic intervention for suspected endometriosis. AJUM. 2011;14(2):21–4.

第 4 章

基于 MUSA 诊断方案的子宫评估

Uterine Evaluation Using a Diagnostic Protocol Based on MUSA

Thierry Van den Bosch 著

原 婷 译

一、概述

2015 年，MUSA 小组发表了关于如何在超声检查中报告子宫肌层和子宫肌层病变的共识。子宫肌层病变多为良性，包括子宫肌瘤和子宫腺肌病，而肌层恶性病变或肉瘤很少见。

子宫肌瘤典型表现是边界清楚、圆形伴有环状血流的病变（图 4-1）。肌瘤的回声从低回声到高回声不等，后者会出现明显的病变特有的声影。

子宫腺肌病表现为边界欠清的混合回声、子宫肌层囊肿、"栅栏样"衰减、高回声、与内膜下层分界不清晰。彩色多普勒成像中，可见贯穿病变内的血流[1, 2]（图 4-2 和图 4-3）。

子宫肉瘤病变较大、呈椭圆形的，内部回声呈不均质性，常伴有高速血流且不伴有钙化[3-5]。

本章概述了如何根据 MUSA 共识描述子宫肌层[2]。

二、我们该怎么做

子宫的总长度包括宫底的厚度、宫腔的长度和宫颈的长度。

子宫肌层应被描述为对称性或不对称性。需要认识到，暂时性的局部肌层收缩可能会造成肌层不对称的假象。因此，对肌壁不对称的解释应谨慎。所以，如果出现肌壁不对称，应至少在此次检查结束时再次确认，或者最好能在稍后进行二次扫查。鉴于肌壁本身可能出现短暂不对称的情况，在没有其他子宫腺肌病特征的情况下，子宫腺肌病绝不应仅凭子宫肌层不对称而做出诊断。

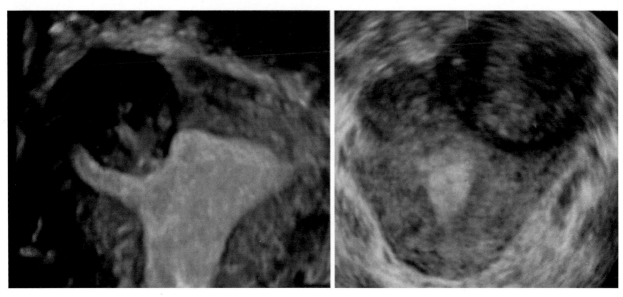

▲ 图 4-1　子宫肌瘤声像图

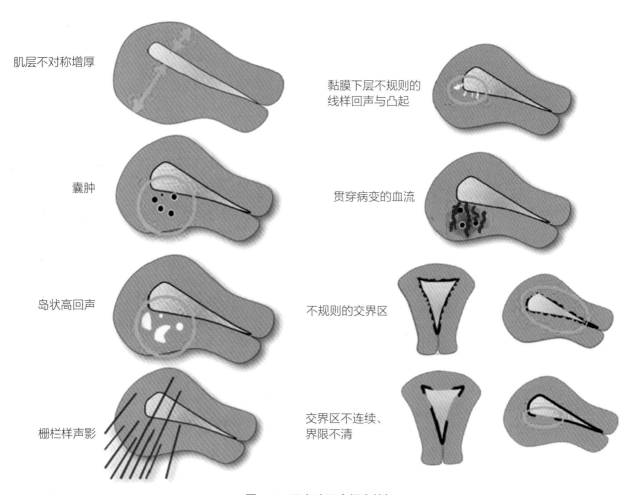

肌层不对称增厚

黏膜下层不规则的
线样回声与凸起

囊肿

贯穿病变的血流

岛状高回声

不规则的交界区

栅栏样声影

交界区不连续、
界限不清

▲ 图 4-2　子宫腺肌病超声特征

（引自 Van den Bosch 等[2]）

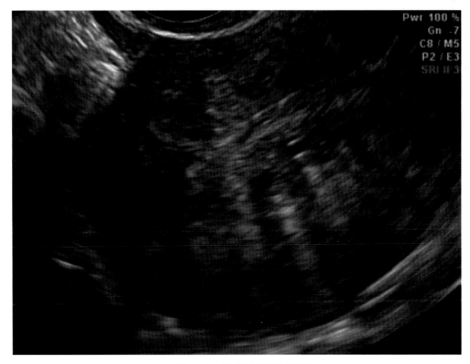

▲ 图 4-3　子宫腺肌病声像图
可见后壁肌层不对称性增厚、肌层多发囊肿、"栅栏样"衰减、岛状高回声、内膜线消失、中断的交界区

　　子宫肌层的整体回声应被描述为均匀或不均匀。必须意识到子宫肌层的回声取决于焦点深度、子宫曲度、宫内节育器的存在、短暂的子宫收缩或子宫外组织结构的影响，如膀胱充盈或肠襻过度盘曲。如果子宫肌层表现为非均一性，那么应该考虑到这些原因并进行相应的描述。

　　子宫肌层病变可能有明确边界或不明确边界，子宫肌瘤通常为边界清楚的病变，而子宫腺肌病通常是无明确边界的病变。

　　在临床实践中，如果计划进行手术切除，那么一个准确的病变范围尤为重要。外科医师将根据病变的数量、位置、部位和大小来安排手术。然而，对于多发性子宫肌瘤，病变的数量、部位和大小都会影响进行子宫肌瘤剔除术，评价子宫容积可能更为重要。

　　病变位置应报告为前、后、基底、右侧、左侧或整体。虽然通过二维扫查可以确定病变位置，但使用三维超声可以帮助外科医师更好地理解病变。断层超声成像（tomographic ultrasound imaging，TUI）特别适用于为更相信类似断层扫描图像（比如 CT 或 MRI）的外科医师进行报告。根据国际妇产联合会（International Federation of Gynecology and Obstetrics，FIGO）分类 1-7 [6] 进一步记录子宫肌瘤（图 4-4）。

　　明确的病变应测量三个垂直的径线，这可以在二维图像上测量，也可以在三维容积成像后进行测量。三维测量时选择好平面，并且将中心点放置在平面 A 目标病变的中心。在平面 A 中，测量病变的两个垂直径线，第三个径线在平面 B 中测量。

　　肌壁间子宫肌瘤，需要测量无病变的"外边界"和"内边界"。"外边界"（outer lesion-free margin，OFM）测量的是病变外缘到子宫浆膜层的最小距离（图 4-5）。"内边界"（inner lesion-free margin，IFM）测量的是病变内缘到子宫内膜之间的最小距离（图 4-6）。

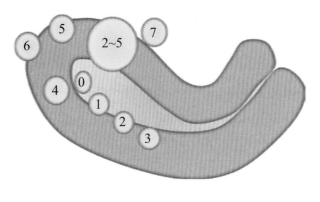

▲ 图 4-4　子宫肌瘤 FIGO 分类
（引自 Munro[6]）

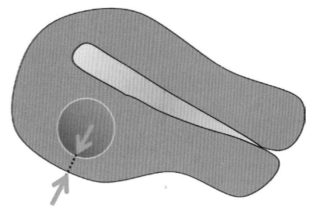

▲ 图 4-5　病变以外未受累边界（OFM）
（引自 Van den Bosch 等[2]）

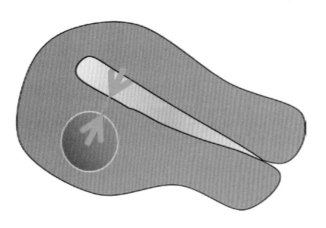

▲ 图 4-6　病变以内未受累边界（IFM）
（引自 Van den Bosch 等[2]）

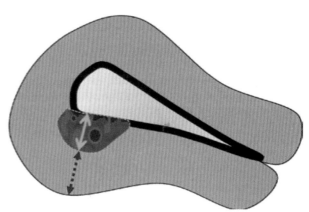

▲ 图 4-7　界限不清的病变向周围浸润
（引自 Van den Bosch 等[2]）

　　在边界不明确的病变中，需要描述浸润情况（图 4-7）。"浸润"定义为病变厚度（垂直于子宫内膜的病变的最大径线）与子宫肌壁总厚度（垂直于子宫内膜测量）之间的比值。两者应该在同一图像上测量。

　　边界不明确的病变范围如果累及不足子宫体积的 50%，则应报告为局限性；如果至少浸润子宫体积的 50%，则应报告为弥漫性。程度也可记录为所累及肌层的比例。对于边界不明确的病变评估存在主观判断的粗略性，因此可重复性较差。

　　子宫肌层病变的回声应描述为均质性或不均质性。均质性病变是与周围正常子宫肌层相比为低回声、等回声或高回声。如果出于研究目的，则可以用等级来描述回声，包括极低回声（--）、低回声（-）、等回声、高回声（+）和强回声（++）。如前所述，整个子宫肌层回声可能为不均质性，使用"回声参照系"并不太可靠，因此在解释报告时必须要考虑到等级评价系统的主观性。

　　来自子宫肌层的声影可能表现为侧方声影、内部声影或栅栏样声影（图 4-8）。声影程度应记录为轻度、中等或明显（图 4-9）。

　　子宫肌层囊肿是可能存在的。囊肿可以由子宫腺肌病、萎缩和坏死引起，或者可以是药物引起的

（如他莫昔芬）。囊液可以是无回声、低回声、磨玻璃样或混合回声。囊肿大小可能有很大差异。至少在存在较大囊肿的情况下，应记录囊肿的数量以及最大囊肿的最大直径。在子宫腺肌病中，可能存在许多小囊肿。在这种情况下，不需要记录囊肿的确切数量和大小。典型的子宫腺肌病囊肿囊腔周围为子宫内膜组织构成的高回声边界（图 4-10）。

子宫腺肌病中子宫肌层内的内膜组织表现为岛状高回声。这些高回声区的边界通常是不明确的或不规则的，但也可能是较规则的。进行研究时可以记录最大直径和数量。

子宫内膜组织向子宫肌层的早期浸润在超声检查中可能表现为黏膜下层的线状高回声或者芽状突起。进行研究时可以记录它们的数量和位置。

交界区（junctional zone，JZ）或子宫肌层内面是围绕子宫内膜的低回声边缘。交界区可表现为规则、不规则、回声中断或消失（图 4-11）。对 JZ 厚度最小和最大径线的测量与临床的相关性还有待证实，仅限于研究中。在出现 JZ 不规则改变或中断的情况下，应描述不规则改变 / 中断所在的位置，前

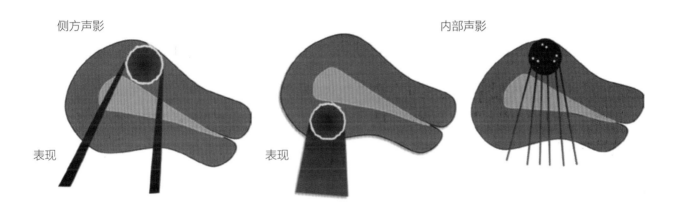

侧方声影　　　　　　　　　　　　　　　内部声影

表现　　　　　　　　　　　表现

▲ 图 4-8　子宫肌瘤的声影
（引自 Van den Bosch 等 [2]）

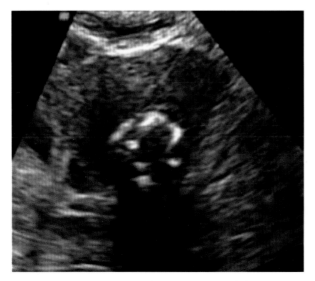

▲ 图 4-9　钙化的子宫肌瘤导致内部强烈声衰减的超声表现

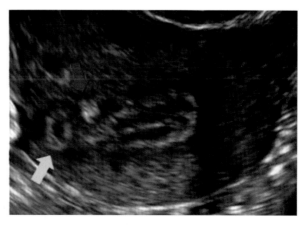

▲ 图 4-10　子宫腺肌病超声声像图
可见肌层囊肿具有边缘（黄箭）和内膜芽（红箭）

壁、后壁、宫底、右侧、左侧还是整体。估计 JZ 不规则改变的范围，并记录为不规则改变所占的百分比。在 JZ 中断的情况下，可以记录未显示 JZ 的百分比。如果可能，应指出 JZ 不规则改变/中断的原因（例如囊性区域、高回声点、线样高回声或芽状突起、子宫肌瘤）（图 4-12）。通过彩色或能量多普勒成像的血流模式评估整个子宫肌层的血流情况，并报告为血流为均匀性或不均匀性。

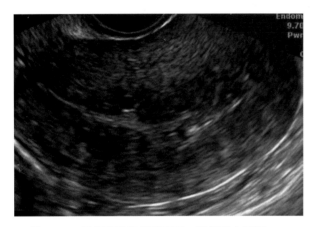

▲ 图 4-11　子宫腺肌病超声表现：不规则交界区

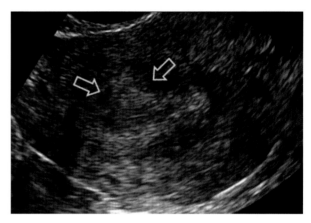

▲ 图 4-12　子宫腺肌病超声表现：由于内膜芽状突起造成交界区回声的中断

　　子宫肌层病变的血流情况可能与临床诊断、处理以及预后相关。病变的血供情况以彩色评分表示。需要同时评估血管在病变所占的百分比和色调。彩色评分为 1～4 分，其中 1 分表示没有彩色血流信号；2 分表示很少的彩色血流信号；3 分表示中等量彩色血流信号；4 分表示血流丰富。在血流分布不均匀的情况下，血流信号最明显的部分同样可以使用 1～4 的彩色评分来报告，以及存在血流实性组织的百分比（0%～100%）。病变内的血流情况要与相邻的子宫肌层进行比较，并报告为等血流、低血流或高血流。

　　血流的位置描述为周边环状、病灶内部或贯穿病变区域（图 4-13）。子宫肌瘤可表现为典型的环状血流，而贯穿病变区域的血流是子宫腺肌病的特征（图 4-14）。在病变内分布的血流可以是均匀的或不均匀的。在后一种情况下，病变内存在血流分布增加或减少的区域。

　　血流的形态学可进一步通过血流的数量、尺寸、分支和血流方向进行描述。血流数量记录为单支或多支，尺寸可以描述为粗大均一、纤细均一或不均一。血流分支可为规则或不规则或没有分支。血流方向记录为垂直或不垂直于宫腔。

三、技术要点

　　应用二维超声，在矢状面和横切面上扫查子宫以评估其位置、形状和体积。在横切面中，平两侧输卵管口的较高平面，对于排除先天性子宫异常（如单角子宫、双角子宫）是很重要的。

　　由于子宫的弯曲，测量子宫总长度并不容易。除非子宫能伸展开，否则使用直线测量会低估子宫的真实长度。因此，使用弯曲的测量线将更加准确。通常使用三条直线进行近似测量：[总长度] = [宫底] + [空腔] + [宫颈]（图 4-15）。

　　临床医师应该了解测量的局限性。在临床随访中，使用相同的测量方法很重要。对于子宫肌层病

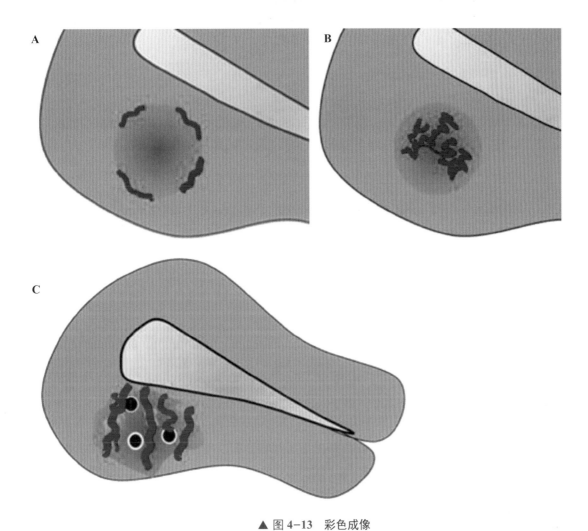

▲ 图 4-13 彩色成像

可见周边环状（A）、病灶内部（B）或贯穿病变区域（C）的血流（引自 Van den Bosch 等[2]）

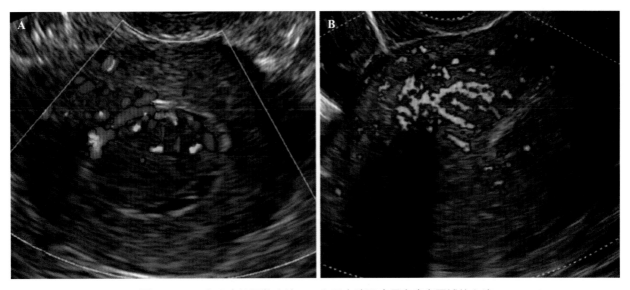

▲ 图 4-14 子宫肌瘤的环状血流 (A) 和子宫腺肌病贯穿病变区域的血流 (B)

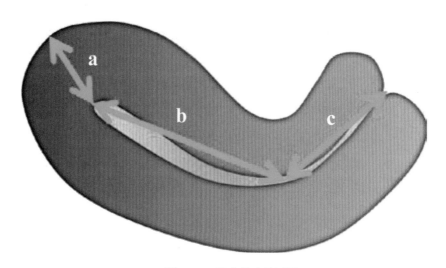

▲ 图 4-15 子宫长度的测量

（引自 Van den Bosch 等 [2]）

变，子宫体的测量最有意义。宫体和宫颈之间的区域是子宫峡部，通常难以明确辨认。使用彩色多普勒超声扫查宫颈外侧缘和宫体下部，通过子宫动脉的显示可能有助于确定峡部所在水平。

一些子宫围绕前后轴旋转，这可能使得正中矢状切面的获得更加困难。此外，如果矢状切面不垂直于子宫的冠状面，则子宫内膜厚度和子宫前后径的测量值可能会被高估。

3D 采集可以显示所有 3 个剖面：矢状面、横切面和冠状面。冠状切面对先天性子宫异常的诊断以及交界区的评估至关重要 [7, 8]。

子宫肌层的外缘是子宫浆膜，内缘是子宫内膜。浆膜通常是一条规整的高回声线。评估子宫相对于周围器官（肠管、膀胱）的移动性，即滑动征 [9]，具有重要的临床意义，用于评估由子宫内膜异位症、感染或癌症引起的盆腔粘连。为了评估滑动征，检查者用经阴道探头对子宫施加一些轻微的压力，并用操作者的另一只手按压患者的下腹部（图 4-16）。在此过程中，询问患者是否感到不适或疼痛十分重要。当对子宫施加压力时，特定部位压痛 [10] 可能是由子宫腺肌病或感染引起的。

在超声检查中识别 JZ 并不总是容易的。有报道指出在 3D 容积成像后，使用层厚设置为 2 mm 的容积对比成像（volume contrast imaging，VCI）可以生成显示 JZ 的最佳超声图像 [11]（图 4-17）。如果子宫内膜显示不清晰，交界区就无法评估。在这些情况下，通过液体灌注可能会有所帮助。

为了检测较低速度的血管，脉冲频率（pulse rate frequency，PRF）应设置得足够低（例如 0.3）。在大多数情况下，通过合适的设置，弓状血管和放射状血管是可以显示的（图 4-18）。不过近场的肌层血管相对于对侧壁的血管更容易检测。前壁和后壁肌层之间明显分布不对称的血管主要是由于聚焦深度的不同以及声学衰减造成的。短暂的子宫肌层收缩可能会导致血流暂时消失 [12]。

四、未来展望

未来的研究将探讨超声和彩色多普勒成像在子宫肌瘤生长预测中的价值。超声检查会是子宫肌瘤治疗，如选择期待治疗、药物治疗、消融或选择性栓塞治疗的关键检查。

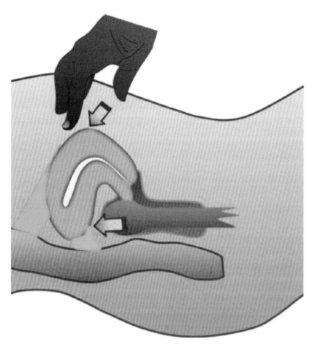

▲ 图 4-16　滑动征的检查

（引自 Guerriero 等[9]）

弓状动脉

放射状动脉

▲ 图 4-18　子宫血流分布

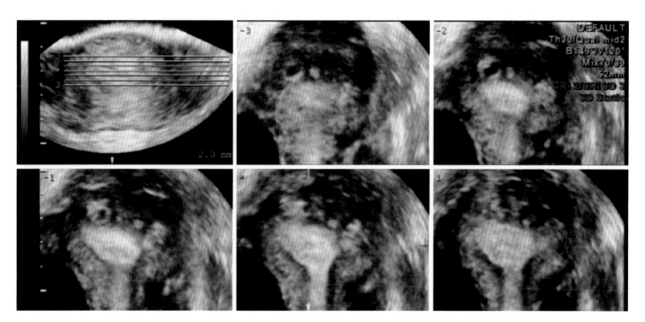

▲ 图 4-17　应用 VCI 和 TUI 对子宫腺肌病的超声成像：不规则交界区

　　在未来的研究中，应该更好地理解子宫腺肌病与疼痛或出血症状之间的关系，以及子宫腺肌病对不孕和不良妊娠结局的影响。关注超声特征与组织学表现[13]之间的关系，并在决定子宫腺肌病的治疗（如果要进行手术治疗）之前明确以上问题[14]。

　　最后，更好地理解超声在检查，尤其是如何排除肉瘤，是一项关键挑战。考虑到肉瘤的发病率低和缺乏特异性诊断，到目前为止，没有任何表现可以用于筛查肉瘤（Van den[15]）。

参 考 文 献

[1] Exacoustos C, Manganaro L, Zupi E. Imaging for the evaluation of endometriosis and adenomyosis. Best Pract Res Clin Obstet Gynaecol. 2014;28:655–81.

[2] Van den Bosch T, Dueholm M, Leone FP, Valentin L, Rasmussen CK, Votino A, Van Schoubroeck D, Landolfo C, Installé AJ, Guerriero S, Exacoustos C, Gordts S, Benacerraf B, D'Hooghe T, De Moor B, Brölmann H, Goldstein S, Epstein E, Bourne T, Timmerman D. Terms, definitions and measurements to describe sonographic features of myometrium and uterine masses: a consensus opinion from the Morphological Uterus Sonographic Assessment (MUSA) group. Ultrasound Obstet Gynecol. 2015;46:284–98.

[3] Amant F, Van den Bosch T, Vergote I, Timmerman D. Morcellation of uterine leiomyomas: a plea for patient triage. Lancet Oncol. 2015;16:1454–6.

[4] Brölmann H, Tanos V, Grimbizis G, Ind T, Philips K, van den Bosch T, Sawalhe S, van den Haak L, Jansen FW, Pijnenborg J, Taran FA, Brucker S, Wattiez A, Campo R, O'Donovan P, de Wilde RL, European Society of Gynaecological Endoscopy (ESGE) steering committee on fibroid morcellation. Options on fibroid morcellation: a literature review. Gynecol Surg. 2015;12:3–15.

[5] Exacoustos C, Romanini ME, Amadio A, Amoroso C, Szabolcs B, Zupi E, Arduini D. Can gray–scale and color Doppler sonography differentiate between uterine leiomyosarcoma and leiomyoma? J Clin Ultrasound. 2007;35:449–57.

[6] Munro MG, Critchley HO, Broder MS, Fraser IS. FIGO classification system (PALM–COEIN) for causes of abnormal uterine bleeding in nongravid women of reproductive age. Int J Gynaecol Obstet. 2011;113:3–13.

[7] Naftalin J, Hoo W, Nunes N, Mavrelos D, Nicks H, Jurkovic D. Inter– and intraobserver variability in three–dimensional ultrasound assessment of the endometrial-myometrial junction and factors affecting its visualization. Ultrasound Obstet Gynecol. 2012;39:587–91.

[8] Naftalin J, Jurkovic D. The endometrial–myometrial junction: a fresh look at a busy crossing. Ultrasound Obstet Gynecol. 2009;34:1–11.

[9] Guerriero S, Condous G, van den Bosch T, Valentin L, Leone FP, Van Schoubroeck D, Exacoustos C, Installé AJ, Martins WP, Abrao MS, Hudelist G, Bazot M, Alcázar JL, Gonçalves MO, Pascual MA, Ajossa S, Savelli L, Dunham R, Reid S, Menakaya U, Bourne T, Ferrero S, Leon M, Bignardi T, Holland T, Jurkovic D, Benacerraf B, Osuga Y, Somigliana E, Timmerman D. Systematic approach to sonographic evaluation of the pelvis in women with suspected endometriosis, including terms, definitions and measurements: a consensus opinion from the International Deep Endometriosis Analysis (IDEA) group. Ultrasound Obstet Gynecol. 2016;48:318–32.

[10] Okaro E, Condous G, Khalid A, Timmerman D, Ameye L, Van Huffel SV, Bourne T. The use of ultrasoundbased 'soft markers' for the prediction of pelvic pathology in women with chronic pelvic pain–can we reduce the need for laparoscopy? BJOG. 2006;251–6(11):113.

[11] Votino A, Van den Bosch T, Installé AJ, Van Schoubroeck D, Kaijser J, Kacem Y, De Moor B, Van Pachterbeke C, Timmerman D. Optimizing the ultrasound visualization of the endometrial–myometrial junction (EMJ). Facts Views Vis Obgyn. 2015;7:60–3.

[12] Van den Bosch T, Van Schoubroeck D, Chuan L, De Brabanter J, Van Huffel S, Timmerman D. Color Doppler and gray–scale ultrasound evaluation of the postpartum utcrus. Ultrasound Obstet Gynecol. 2002;20:586–91.

[13] Vandermeulen L, Cornelis A, Kjaergaard Rasmussen C, Timmerman D, Van den Bosch T. Guiding histological assessment of uterine lesions using 3D in vitro ultrasonography and stereotaxis. Facts Views Vis Obgyn. 2017;9:77–84.

[14] Grimbizis GF, Mikos T, Tarlatzis B. Uterus–sparing operative treatment for adenomyosis. Fertil Steril. 2014;101:472–87.

[15] Van den Bosch T. Exabundanti cautela: from the tragedy of inadvertent sarcoma morcellation to inappropriate myoma screening. Gynecol Surg. 2016;13:73–4.

第 5 章

卵巢子宫内膜异位症
Ovarian Endometriosis

Juan Luis Alcázar　著

马　婧　译

一、概述

卵巢子宫内膜异位症是一种常见的子宫内膜异位症。超声典型表现为"磨玻璃样"囊性病变伴无乳头状突起或实性区域。这种囊性病变也称为卵巢子宫内膜囊肿或由于囊内容物被称为"巧克力囊肿"。

有 17%～44% 的子宫内膜异位症女性病灶发生在卵巢上[1]。大量的卵巢病变手术切除病例中，子宫内膜异位囊肿占 21%～33%[2, 3]。左侧卵巢比右侧卵巢更容易受累，但在所有病例中有 30%～50% 为双侧发病[4]。

卵巢子宫内膜异位症的发病机制备受争议。目前卵巢子宫内膜囊肿的形成有三种不同理论：①具有活性的内膜种植在卵巢表面并导致卵巢皮质内化形成；②卵巢功能性囊肿的内膜性转化；③盆腔中胚层潜在的生化形成[5]。

卵巢子宫内膜异位囊肿通常出现在女性 30—40 岁之间。她们当中大部分人都没有症状。当症状发生时，最常见的是盆腔痛、痛经和性交困难。应该指出的是，如果发现卵巢子宫内膜囊肿，表明有 23% 的可能会发生深部子宫内膜异位症（deep endometriosis，DE）[6]。因此，所有患有子宫内膜异位囊肿的患者都应对其他部位的病变进行彻底扫查。

在所有病例中，卵巢子宫内膜异位囊肿的恶性变风险为 0.6%～0.8%[7]。

无症状的卵巢子宫内膜异位囊肿可通过连续超声扫查发现和观察[8]。但是有症状的子宫内膜异位囊肿应该进行治疗。腹腔镜病灶切除术被认为是一线的治疗手段[9]，细针吸引术和硬化疗法可作为备选方案[9]。更彻底的治疗，例如卵巢切除术或附件切除术，可以是无生育要求女性的选择[9]，药物治疗效果不明显，但是可以用来缓解症状[9]。

在本章中，我们将回顾卵巢子宫内膜异位囊肿的超声表现，并讨论超声诊断这种卵巢病变的准确性，以及辅助超声技术，如多普勒和三维超声的作用。

本章视频来源：**Electronic Supplementary Material** The online version of this chapter (https://doi.org/10.1007/978-3-319-71138-6_5) contains supplementary material, which is available to authorized users.

二、我们该怎么做

（一）技术

经阴道超声（transvaginal ultrasound，TVS）是评估卵巢和子宫内膜的最佳方法。在无法进行 TVS 检查的情况下，经直肠超声是一种很好的选择，因为它能获得和 TVS 类似的声像图。经腹超声也是一种选择，然而它的图像分辨率较差。

TVS 检查前不要求患者做特殊准备。在新患者检查之前，必须清洁经阴道探头，并用避孕套或超声护套套住超声探头。

经直肠超声，在超声检查前要求清洁探头，与经阴道超声检查前准备是一样的。

经腹超声，要求充盈膀胱。

在阴道探头进入阴道之后，要仔细检查盆腔，包括子宫和卵巢（见第 3 章），以排除任何子宫或附件疾病，如先天性子宫异常、肌瘤、腺肌症（见第 4 章）或附件肿块。为了评估卵巢子宫内膜异位囊肿，必须特别注意识别附件区囊性病变。

如果发现囊肿，必须尝试区分囊肿来源，源于卵巢还是其他部位（如子宫、卵巢或输卵管区域，甚至其他盆腔器官，如膀胱、直肠或乙状结肠）。

（二）超声表现

卵巢子宫内膜异位囊肿的典型超声表现为囊性回声，内含有均匀的低回声，代表囊内的血液，通常被称为"磨玻璃样"回声[10, 11]。囊肿与周围卵巢实质分界明显，通常没有乳头状突起或实性区域（图 5-1），病灶平均大小约 5cm，但范围为 0.5～15cm（图 5-2 和图 5-3）。

虽然这种典型的表现占病例的 73%～82%，但是其表现具有多样性[12, 13]。卵巢子宫内膜异位囊肿可能表现为单房性的无回声囊性包块（占病例的 5%）（图 5-4），或者囊肿内部含有出血成分（占病例的 2%）（图 5-5），或者为单房性囊肿内含均匀低回声，但并非"磨玻璃样"改变（占病例的 6%）（图 5-6）。因此，主要的鉴别诊断为单纯性或浆液性囊肿、出血性或单房黏液性囊肿。

据报道，18%～24% 的子宫内膜异位囊肿为多房性[13, 14]（图 5-7）。但是，很有可能子宫内膜异位囊肿并非其内有分隔，而是为多个单发病灶彼此相邻而成。这是我所说的在多房性病变中的"λ 征"，与双绒毛膜双胎妊娠类似（此为 Alcázar 的个人观点）（图 5-8）。实际上在一些女性患者中，可以在同一个卵巢中发现多个子宫内膜异位囊肿（图 5-9）。

在某些情况下，子宫内膜异位囊肿表现不典型，即所谓的非典型子宫内膜异位囊肿。通常是指有实性回声或乳头状突起的子宫内膜异位囊肿[10, 11]（图 5-10）。在卵巢子宫内膜异位囊肿一系列超声表现中，这一特征在 15% 的卵巢子宫内膜异位囊肿的病例中都有过报道[13]。表现为纯实性的卵巢子宫内膜异位囊肿是罕见的（＜1%）（图 5-11）。

囊壁出现点状高回声是卵巢子宫内膜异位囊肿的特异表现（图 5-12）。约 1/3 的病例会出现这种表现[15]。但也有观点认为，点状强回声并不是诊断子宫内膜异位囊肿的可靠指标[16]。

另一个子宫内膜异位囊肿非常特异的表现为所谓的声流。声流是指超声能量传递到流体中，流体在声场的作用下产生运动。换句话说，超声束的能量"推动"液体的粒子远离探头（视频 5-1）。Clarke 等坚持认为子宫内膜异位囊肿从未出现声流现象[17]。然而，随后的一项研究表明，在 9% 的子宫内膜异位

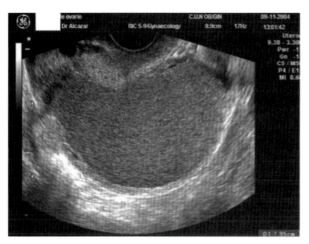

▲ 图 5-1 卵巢子宫内膜异位囊肿的典型超声表现
可见"磨玻璃样"单房囊肿，无乳头状突起

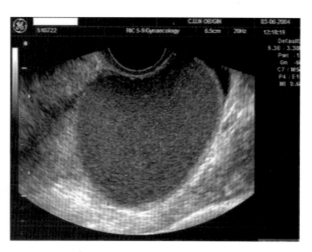

▲ 图 5-2 与卵巢实质界限清楚的典型子宫内膜异位囊肿（囊肿包膜完整）

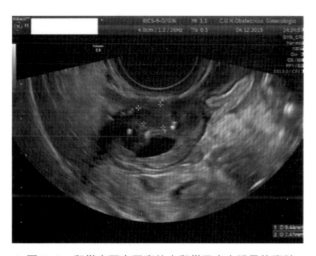

▲ 图 5-3 卵巢表面高回声的小卵巢子宫内膜异位囊肿

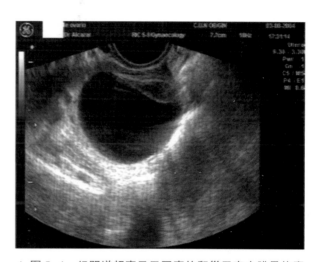

▲ 图 5-4 经阴道超声示无回声的卵巢子宫内膜异位囊肿，囊肿底部可见部分碎片

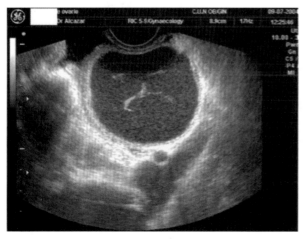

▲ 图 5-5 卵巢子宫内膜异位囊肿囊腔内一些带状强回声，类似出血性回声

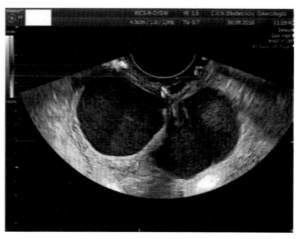

▲ 图 5-6 两个低回声子宫内膜异位囊肿，但没有磨玻璃样表现

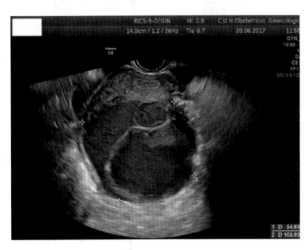

▲ 图 5-7 经阴道超声显示为"多房性"子宫内膜异位囊肿,实际上既往为多个子宫内膜异位囊肿彼此相邻

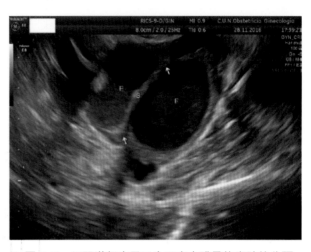

▲ 图 5-8 经阴道超声显示为子宫内膜异位囊肿的分隔
实际上,这是由卵巢实质(S)分隔开的两个不同的子宫内膜异位囊肿(E)。箭示所谓的"λ 征"

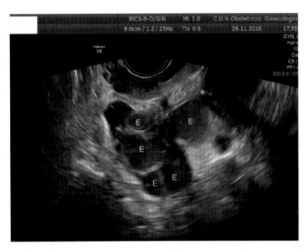

▲ 图 5-9 经阴道超声显示一个卵巢内有多个小的子宫内膜异位囊肿(E)

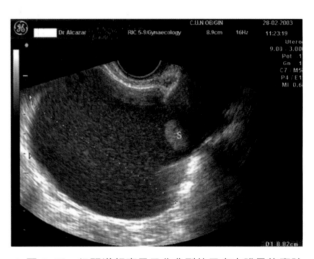

▲ 图 5-10 经阴道超声显示非典型的子宫内膜异位囊肿内壁突起一小块实性回声(S)

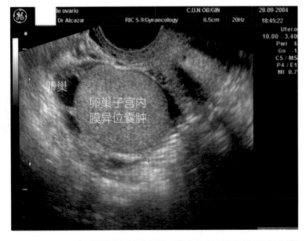

▲ 图 5-11 经阴道超声显示为明显实性回声的子宫内膜异位囊肿

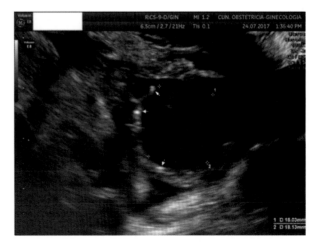

▲ 图 5-12 卵巢子宫内膜异位囊肿有点状高回声(箭)

囊肿病例中有声流现象，因此，这一特征不能 100% 被认为是子宫内膜异位囊肿的特异表现[18]。

　　超声评价的实时性允许我们对另外两个附加信息进行评估[1]。评估卵巢囊肿的移动性非常重要。缺乏移动是由于与子宫、盆腔壁或对侧卵巢的粘连造成的，即所谓的接吻卵巢（图 5-13）。卵巢与子宫、盆腔壁或对侧卵巢粘连时表明卵巢子宫内膜异位囊肿的可能性大[19]（视频 5-2），但是这一现象并不是总是出现（视频 5-3）[2]。在对特定结构进行超声探查时，移动超声探头存在轻压痛（见第 3 章）也能提示子宫内膜异位囊肿[20]。

　　目前的一项研究显示，卵巢子宫内膜异位囊肿的超声表现随着患者的年龄会发生变化[21]。例如，磨玻璃征出现在 75% 的绝经前妇女中，但是在围绝经期或绝经后妇女中只有 62%。无回声囊肿在绝经前妇女中并不常见（3%），但在绝经期或绝经后妇女中可达到 11%。

　　有两个临床病变特别值得注意：子宫内膜异位囊肿蜕膜化和来源于卵巢子宫内膜异位囊肿的卵巢癌。卵巢子宫内膜异位囊肿蜕膜化是一种由于妊娠期黄体酮的作用使异位的子宫内膜增厚，以此为特点的现象。当蜕膜化发生时，子宫内膜异位囊肿的超声表现类似卵巢癌。典型的表现是在囊肿的内部表面出现一些血管化的实性乳头状突起[22, 23]（视频 5-4）。在怀孕前被诊断为子宫内膜异位症可以为子宫内膜异位囊肿蜕膜化的诊断提供线索。另一个重要提示是此时突起乳头的表面通常是光滑的[22]，而在恶性肿瘤中其表面通常是不规则的。怀疑有子宫内膜异位囊肿蜕膜化的病例可以建议其在孕期进行连续性评估[24]。

　　虽然子宫内膜异位症与卵巢癌有明确的相关性[25]，但是卵巢子宫内膜异位囊肿发展为恶性的风险很低[7]。Testa 等报道的一项回顾性研究中包含 15 例由子宫内膜异位囊肿发展为卵巢恶性肿瘤的病例[26]。研究发现，所有恶性肿瘤以存在实性成分为特征，而仅 16% 的良性子宫内膜异位囊肿有实性成分。92% 的恶性肿瘤中的实性成分可探及血流信号，而仅有 8% 的良性子宫内膜异位囊肿中的实性成分中有血流信号。在恶性肿瘤中，病变及其内的实性成分的平均大小均明显增加。图 5-14 显示一个由卵巢子宫内膜异位囊肿转化为恶性肿瘤的病例。

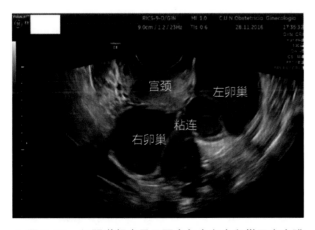

▲ 图 5-13　经阴道超声显示两个包含多个卵巢子宫内膜异位囊肿的卵巢相互粘连，即所谓的接吻卵巢

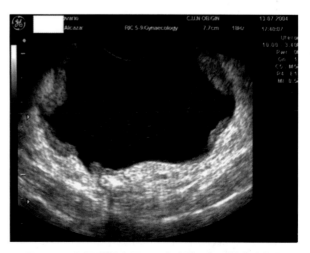

▲ 图 5-14　经阴道超声显示一个囊壁不规则的单房性囊肿
组织病理学显示为由子宫内膜异位囊肿发展为子宫内膜样癌

（三）卵巢子宫内膜异位症的超声诊断效能

几项研究评估了 TVS 对卵巢子宫内膜异位囊肿诊断的准确性。在 Moore 等进行的一项系统性回顾中发现，其诊断敏感性为 64% ～ 89%，而特异性为 89% ～ 100%[27]。然而，在这一综述纳入的大部分研究都是小范围研究。

据报道，Sokalska 等对 1066 名女性（199 个子宫内膜异位囊肿）不同类型卵巢病变的具体诊断进行了前瞻性研究[2]，TVS 诊断子宫内膜异位囊肿的敏感性和特异性分别为 77% 和 98%。

Alcázar 等进行了一项类似的研究，包括 2148 名女性（558 个子宫内膜异位囊肿），报道了 TVS 诊断敏感性和特异性分别为 88% 和 97%[3]。然而，这些作者分析了绝经前和绝经后女性的诊断表现，他们发现对二者的诊断特异性相似（96% 和 99%），而绝经后妇女的诊断敏感性较绝经前女性低（分别为 68% 和 89%）。这可以通过上面提到的 Guerriero 的研究结果来解释[21]。

一项研究评估了操作者对诊断卵巢子宫内膜异位囊肿的一致性[28]。研究显示，该方法在同一操作者以及不同操作者之间的可重复性好。

（四）多普勒超声的作用

20 世纪 90 年代，多普勒超声在鉴别卵巢子宫内膜异位囊肿和其他良性卵巢病变中得到了广泛的应用。然而，这些研究的结果是有争议的[14, 29]。Guerriero 及其同事发现将能量多普勒叠加到灰阶超声中可以提高超声诊断效能[30]。然而，这些发现并没有在其他研究中得到证实。

Alcázar 等在一项回顾性研究中发现子宫内膜异位囊肿的血流分布与疼痛相关[31]，这一发现支持血管生成与女性子宫内膜异位囊肿疼痛症状相关的观点。这一观点也在同一团队的随后一项前瞻性研究中得到了证实[32]。在这项研究中，作者发现子宫内膜异位囊肿囊壁的微血管密度与子宫内膜异位囊肿周围的能量多普勒信号有明显相关性。此外，能量多普勒和微血管密度均与患者的疼痛症状有关。但是 Seckin 等并没有发现彩色多普勒与疼痛症状相关[33]。这些有争议的结果可以用不同的患者和不同的多普勒设置来解释。由于这些结果具有争议性，因此，多普勒超声的应用不推荐作为临床评估卵巢子宫内膜异位囊肿的常规检查方法。

（五）三维超声的应用

很少有研究评估三维超声在卵巢子宫内膜异位囊肿诊断中的作用。Alcázar 等评估了使用囊肿内容物平均灰度值（mean gray value，MGV）来鉴别卵巢子宫内膜异位囊肿和其他良性单房性囊性病变[34]。MGV 表示在给定的 3D 区域中灰度体素的平均密度，可以使用虚拟计算机辅助分析技术（virtual organ computer-aided analysis，VOCAL™）软件计算（图 5-15），样本中无回声越多，MGV 值越低，回声越多，MGV 值越高。研究发现与其他囊肿相比（单纯性囊肿、出血性囊肿以及黏液性囊肿），卵巢子宫内膜异位囊肿的 MGV 值明显增高。

然而，Huang 等却发现了相反的结果，卵巢子宫内膜异位囊肿的 MGV 值明显降低[35]。这些有争议的结论可以用两个事实来解释：首先，Huang 的研究包含了皮样囊肿，它倾向于高回声。其次，MGV 受某些机器设置（尤其是增益）的影响很大，所以不同的机器设置会呈现不同的 MGV 值。由于研究的缺乏和结果的争议，可以说 3D 超声的作用还有待确定。

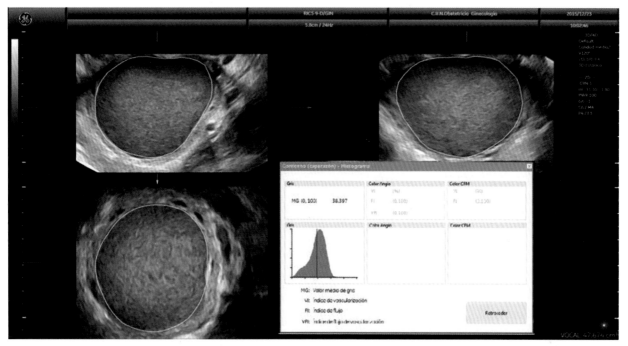

▲ 图 5-15　三维超声显示卵巢子宫内膜异位囊肿内容物的平均灰度值计算

三、重要的技术技巧

在评估卵巢及卵巢子宫内膜异位囊肿时有几个重要的技术技巧需要注意。这些技巧基本依赖于超声机器的设定及深度。从技术角度来看，检查的目标是试图得到最佳的分辨率。这就是为什么尽可能进行 TVS 检查的主要原因，而在不能进行 TVS 检查时，经直肠超声是最好的选择。

（一）深度

超声探头与任何检查结构的距离是关键问题，特别是在使用多普勒时，因为多普勒信号受衰减的影响严重。如果卵巢和（或）子宫远离探头（＞5cm），在进行超声检查时，需用手在腹部施加温和的压力。

（二）机器设置

为了获得分辨率较高的图像，超声仪器的设置也很重要。超声探头的频率是最重要的设置。它不应该小于 5MHz，甚至可以取更高的频率（8～9MHz）。如果使用多普勒，5MHz 是最优频率。

另一个重要的仪器设置是增益，尤其对于灰阶超声来说。增益的高低非常影响结构的回声质量。因此，使用适当的增益对于避免混淆不同囊肿内容物是不可缺少的。对于灰度评估，最初可取中灰度阶，然后增加或降低灰度，直到获取良好的图像质量。较低的增益可能会使子宫内膜异位囊肿表现为无回声囊肿，而高增益可能会使其成为有回声的囊肿，两者都可能导致磨玻璃样回声的误诊。

对于彩色／能量多普勒评估，建议先增加增益直至色彩饱和，然后降低增益达到无噪声的增益水平。

谐波有助于提高图像分辨率，但穿透率降低。这也会影响囊肿内容物的显示。如果卵巢非常靠近探头，建议使用谐波。

如果为了提高图像质量或者分辨率，其他超声仪器的设置，如余辉、对比度和功率增强，在大多数情况下不需要调节。

进行多普勒超声评价时，其他重要的参数包括以下几个。

● 脉冲重复频率（pulse repetition frequency，PRF）。由于卵巢和子宫内膜内的血流流速较低，血管较细，建议采用低 PRF（0.6 ～ 0.3kHz）。

● 壁滤波调至较低（50Hz）。

● 取样容积应该覆盖整个卵巢。

● 由于卵巢血管很小，无法确定血流的方向，所以倾斜角对于卵巢血管的影响不大。

● 脉冲多普勒取样容积大小应尽可能调整为血管内径大小。如果无法实现，取样容积大小最好为 0.7 ～ 1.0mm。

四、未来展望

在今后的研究中，需要对子宫内膜异位囊肿超声诊断和随访的几个方面进行评估。

1. 评估超声在非专业人员操作下的诊断准确性。

2. 评价超声诊断子宫内膜异位囊肿的重复性。

3. 明确三维超声的作用。

4. 基于评估卵巢子宫内膜异位囊肿发展为卵巢癌风险预期管理的前瞻性研究。

5. 以确定在怀孕期间对蜕膜化子宫内膜异位囊肿的保守治疗是否安全，以及应该采用什么标准指导保守治疗的前瞻性研究。

参 考 文 献

[1] Redwine DB. Ovarian endometriosis: a marker for more extensive pelvic and intestinal disease. Fertil Steril. 1999;72:310–5.

[2] Sokalska A, Timmerman D, Testa AC, Van Holsbeke C, Lissoni AA, Leone FP, Jurkovic D, Valentin L. Diagnostic accuracy of transvaginal ultrasound examination for assigning a specific diagnosis to adnexal masses. Ultrasound Obstet Gynecol. 2009;34:462–70.

[3] Alcázar JL, Guerriero S, Laparte C, Ajossa S, Ruiz–Zambrana A, Melis GB. Diagnostic performance of transvaginal gray–scale ultrasound for specific diagnosis of benign ovarian cysts in relation to menopausal status. Maturitas. 2011;68:182–8.

[4] Al–Fozan H, Tulandi T. Left lateral predisposition of endometriosis and endometrioma. Obstet Gynecol. 2003;101:164–6.

[5] Nisolle M, Donnez J. Peritoneal endometriosis, ovarian endometriosis, and adenomyotic nodules of the rectovaginal septum are three different entities. Fertil Steril. 1997;68:585–96.

[6] Chapron C, Pietin–Vialle C, Borghese B, Davy C, Foulot H, Chopin N. Associated ovarian endometrioma is a marker for greater severity of deeply infiltrating endometriosis. Fertil Steril. 2009;92:453–7.

[7] Nishida M, Watanabe K, Sato N, Ichikawa Y. Malignant transformation of ovarian endometriosis. Gynecol Obstet Investig. 2000;50(Suppl 1):18–25.

[8] Alcázar JL, Olartecoechea B, Guerriero S, Jurado M. Expectant management of adnexal masses in selected premenopausal women: a prospective observational study. Ultrasound Obstet Gynecol. 2013;41:582–8.

[9] Garcia–Tejedor A, Fernandez–Montoli ME, Pla Farnos MJ, Ponce Sebastia J. Management of ovarian endometrioma. In: Fernandez–Montoli ME, Gine Martinez L, Ponce Sebastia J, editors. Endometriosis. A multidisciplinary approach. New York: Nova Biomedical;2013. p. 135–54.

[10] Guerriero S, Ajossa S, Gerada M, Virgilio B, Pilloni M, Galvan R, Laparte C, Alcázar JL, Melis GB. Transvaginal ultrasonography in the diagnosis of extrauterine pelvic disease. Expert Rev Obstet Gynecol. 2008;3:731–52.

[11] Sayasneh A, Ekechi C, Ferrara L, Kaijser J, Stalder C, Sur S, Timmerman D, Bourne T. The characteristic ultrasound features of specific types of ovarian pathology. Int J Oncol. 2015;46:445–58.

[12] Kupfer MC, Schwimer SR, Lebovic J. Transvaginal sonographic appearance of endometriomata: spectrum of findings. J Ultrasound Med. 1992;11:129–33.

[13] Van Holsbeke C, Van Calster B, Guerriero S, Savelli L, Paladini D, Lissoni AA, Czekierdowski A, Fischerova D, Zhang J, Mestdagh G, Testa AC, Bourne T, Valentin L, Timmerman D. Endometriomas: their ultrasound characteristics. Ultrasound Obstet Gynecol. 2010;35: 730–40.

[14] Pascual MA, Tresserra F, López–Marín L, Ubeda A, Grases PJ, Dexeus S. Role of color Doppler ultrasonography in the diagnosis of endometriotic cyst. J Ultrasound Med. 2000;19: 695–9.

[15] Patel MD, Feldstein VA, Chen DC, Lipson SD, Filly RA. Endometriomas: diagnostic performance of US. Radiology. 1999;210:739–45.

[16] Brown DL, Frates MC, Muto MG, Welch WR. Small echogenic foci in the ovaries: correlation with histologic findings. J Ultrasound Med. 2004;23:307–13.

[17] Clarke L, Edwards A, Pollard K. Acoustic streaming in ovarian cysts. J Ultrasound Med. 2005;24:617–21.

[18] Van Holsbeke C, Zhang J, Van Belle V, Paladini D, Guerriero S, Czekierdowski A, Muggah H, Ombelet W, Jurkovic D, Testa AC, Valentin L, Van Huffel S, Bourne T, Timmerman D. Acoustic streaming cannot discriminate reliably between endometriomas and other types of adnexal lesion: a multicenter study of 633 adnexal masses. Ultrasound Obstet Gynecol. 2010;35:349–53.

[19] Guerriero S, Ajossa S, Garau N, Alcázar JL, Mais V, Melis GB. Diagnosis of pelvic adhesions in patients with endometrioma: the role of transvaginal ultrasonography. Fertil Steril. 2010;94:742–6.

[20] Guerriero S, Ajossa S, Gerada M, Virgilio B, Angioni S, Melis GB. Diagnostic value of transvaginal 'tenderness–guided' ultrasonography for the prediction of location of deep endometriosis. Hum Reprod. 2008;23:2452–7.

[21] Guerriero S, Van Calster B, Somigliana E, Ajossa S, Froyman W, De Cock B, Coosemans A, Fischerová D, Van Holsbeke C, Alcázar JL, Testa AC, Valentin L, Bourne T, Timmerman D. Age–related differences in the sonographic characteristics of endometriomas. Hum Reprod. 2016;31:1723–31.

[22] Mascilini F, Moruzzi C, Giansiracusa C, Guastafierro F, Savelli L, De Meis L, Epstein E, Timor–Tritsch IE, Mailath–Pokorny M, Ercoli A, Exacoustos C, Benacerraf BR, Valentin L, Testa AC. Imaging in gynecological disease. 10: Clinical and ultrasound characteristics of decidualized endometriomas surgically removed during pregnancy. Ultrasound Obstet Gynecol. 2014;44:354–60.

[23] Groszmann Y, Howitt BE, Bromley B, Feltmate CM, Benacerraf BR. Decidualized endometrioma masquerading as ovarian cancer in pregnancy. J Ultrasound Med. 2014;33:1909–15.

[24] Guerriero S, Ajossa S, Piras S, Parodo G, Melis GB. Serial ultrasonographic evaluation of a decidualized endometrioma in pregnancy. Ultrasound Obstet Gynecol. 2005;26:304–6.

[25] Kim HS, Kim TH, Chung HH, Song YS. Risk and prognosis of ovarian cancer in women with endometriosis: a meta–analysis. Br J Cancer. 2014;110:1878–90.

[26] Testa AC, Timmerman D, Van Holsbeke C, Zannoni GF, Fransis S, Moerman P, Vellone V, Mascilini F, Licameli A, Ludovisi M, Di Legge A, Scambia G, Ferrandina G. Ovarian cancer arising in endometrioid cysts: ultrasound findings. Ultrasound Obstet Gynecol. 2011;38:99–106.

[27] Moore J, Copley S, Morris J, Lindsell D, Golding S, Kennedy S. A systematic review of the accuracy of ultrasound in the diagnosis of endometriosis. Ultrasound Obstet Gynecol. 2002;20:630–4.

[28] Guerriero S, Alcázar JL, Pascual MA, Ajossa S, Gerada M, Bargellini R, Virgilio B, Melis GB. Diagnosis of the most frequent benign ovarian cysts: is ultrasonography accurate and reproducible? J Womens Health (Larchmt). 2009;18:519–27.

[29] Alcázar JL, Laparte C, Jurado M, López–García G. The role of transvaginal ultrasonography combined with color velocity imaging and pulsed Doppler in the diagnosis of endometrioma. Fertil Steril. 1997;67:487–91.

[30] Guerriero S, Ajossa S, Mais V, Risalvato A, Lai MP, Melis GB. The diagnosis of endometriomas using colour Doppler energy imaging. Hum Reprod. 1998;13:1691–5.

[31] Alcázar JL. Transvaginal colour Doppler in patients with ovarian endometriomas and pelvic pain. Hum Reprod. 2001;16:2672–5.

[32] Alcázar JL, García–Manero M. Ovarian endometrioma vascularization in women with pelvic pain. Fertil Steril. 2007;87(6):1271.

[33] Seckin B, Oruc AS, Turkcapar F, Ugur M. The relation of pelvic pain and dense adhesions to Doppler ultrasound findings in patients with ovarian endometriomas. Arch Gynecol Obstet. 2013;287:723–8.

[34] Alcázar JL, León M, Galván R, Guerriero S. Assessment of cyst content using mean gray value for discriminating endometrioma from other unilocular cysts in premenopausal women. Ultrasound Obstet Gynecol. 2010;35:228–32.

[35] Huang CY, Wang HI, Wang PH, Wu YC, Yang MJ, Chen LH, Chao KC, Chen CY. Mean grey value is lower in endometriomas: differentiating a hypoechogenic adnexal cyst by 3–dimensional power Doppler ultrasound–a preliminary study. J Chin Med Assoc. 2011;74:75–80.

第 6 章

评估软指标
Soft Marker Evaluation

Shannon Reid 著

马　婧 译

一、软指标的更新

经阴道超声（transvaginal sonography，TVS）诊断子宫内膜异位症的软指标包括卵巢移动度和特定部位压痛（site-specific tenderness，SST）。最近发表的"疑似子宫内膜异位症的女性盆腔超声系统检查方法（包括术语、定义和测量）：国际深部子宫内膜异位症分析的共识（International Deep Endometriosis Analysis，IDEA）"中推荐软指标评估应作为对疑似盆腔深部子宫内膜异位症（deep endometriosis，DE）[1] 的女性超声评估的组成部分。

二、卵巢移动性

TVS 检查中卵巢的不活动与腹腔镜检查卵巢周围粘连的关系已经在慢性盆腔痛（chronic pelvic pain，CPP）、不孕和（或）子宫内膜异位症的女性患者中得到证实[2, 3]。卵巢粘连最常见的部位是邻近子宫（图 6-1）或盆腔侧壁，肠管和子宫骶韧带（uterosacral ligament，USL）也可以发生。Okaro 等发现，有 CPP 病史的女性术前 TVS 检查的"软指标"（即位点特异性压痛、卵巢移动性降低）和"硬指标"（即子宫内膜异位囊肿、输卵管积水）与腹腔镜检查结果一致[4]。术前 TVS 和经直肠超声检查也被用于预先评估腹腔镜下子宫内膜异位症的病变程度（包括盆腔粘连），诊断为Ⅲ级的敏感性和特异性分别为86% 和 82%，Ⅳ级的敏感性和特异性分别为 76% 和 91%[5]。

Marasinghe 等最近的一项研究显示，同时具有卵巢移动性差和临床表现（即性交困难、痛经和阴道检查）对于腹腔镜下诊断子宫内膜异位症的敏感性和特异性分别为 92% 和 61%[6]。具体来说，即 TVS 检查发现卵巢移动性差与发生子宫内膜异位囊肿[2, 7] 及 POD 闭塞密切相关[8]。TVS 检查诊断的卵巢移动性差有助于我们术前进行子宫内膜异位症严重程度的判断，从而完善手术计划。

本章视频来源：**Electronic Supplementary Material** The online version of this chapter (https://doi.org/10.1007/978-3-319-71138-6_6) contains supplementary material, which is available to authorized users.

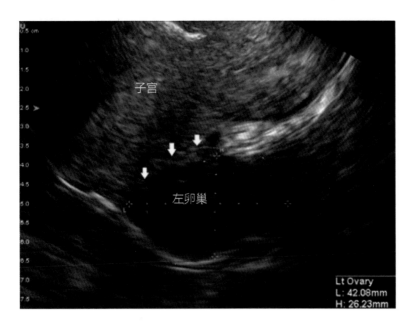

◀ 图 6-1 TVS 矢状切面，左侧卵巢固定于子宫后底；白箭示黏附点。TVS 检查卵巢滑动征为阴性，即左侧卵巢未能顺利滑过子宫后底

在既往研究中，TVS 诊断卵巢移动性差通常是子宫内膜异位囊肿的特异表现。在 Guerriero 等的一项研究中，对要进行子宫内膜异位囊肿手术的女性其卵巢相对于子宫的移动性评估。发现至少存在一侧卵巢移动性差的敏感性和特异性分别为 89% 和 90%[2]。Holland 等还评估了 TVS 对确诊或疑似卵巢粘连诊断的准确性，并将粘连按照再版美国生殖医学协会（revised American Society for Reproductive Medicine，rASRM）分类分为轻度、中度和重度。对于重度卵巢粘连，TVS 诊断的敏感性和特异性分别为 83.5% 和 93.5%。在我们的另一项研究中，卵巢移动性差被认为是诊断 DE 的超声软指标，并且在与正常卵巢相比，对子宫内膜异位囊肿的诊断准确性更高 [7]。

三、特定部位压痛（SST）

TVS 检查中 SST 与腹腔镜诊断子宫内膜异位症的关系在之前的研究中就已证实。通过经阴道超声和腹腔镜的结合，Yong 等发现结合阴道与 TVS 的压痛检查，SST 有助于预测腹腔镜下异常发现及浅表的子宫内膜异位症。然而，这项研究的特异性并不高（22%），表示其假阳性率较高 [9]。同时，这项研究并没有发现 SST 可以预测浅表型子宫内膜异位症的位置。

关于后盆腔 DE，部分研究发现 TVS 检查中通过超声压痛点引导可以帮助预测后盆腔 DE 的具体位置 [10, 11]。我们最近的一项研究显示，后盆腔左侧 USL、POD、右侧 USL 扫查时，TVS 探头压痛点与深部及浅表子宫内膜异位症显著相关（$P < 0.05$）[12]。SST 成为预测腹腔镜检查是否存在子宫内膜异位一个有用的软指标 [4, 9]，应纳入女性盆腔可疑子宫内膜异位症的超声评估项目 [1]。

四、我们该怎么做

（一）卵巢移动性评估

为了评估卵巢的移动性，检查者通过经阴道探头对感兴趣的卵巢施加柔和的压力来移动卵巢。检查者评估卵巢是否可以自由地沿着①对应的盆腔侧壁和②邻近的子宫表面滑动。这与利用子宫滑动征来评估 POD 是否闭塞是同样的概念。滑动征消失表示存在粘连使移动受限[13, 14]。卵巢移动性的评估需要在矢状面和横断面的每个位置（即盆腔侧壁和子宫表面）进行评估。如果卵巢在子宫和盆腔侧壁上自由滑动，卵巢滑动征为阳性，卵巢在这些区域记录为可移动。视频 6-1 显示了在横断面上可移动的右侧卵巢（卵巢滑动征阳性）沿着右侧盆腔侧壁移动。视频 6-2 显示了卵巢沿着子宫一侧及横断面上沿盆腔外侧壁移动（卵巢滑动征阳性）。

当评估卵巢沿盆腔侧壁的移动度时，彩色多普勒可以用来显示髂外血管以明确相应卵巢对应的盆腔侧壁的位置（图 6-2）。通过经阴道探头给卵巢施加定向的压力，移动性好的卵巢会沿着髂外血管自由移动。如果卵巢不能通过探头单独施加的压力很好地移动，检查者可以用左手（如果经阴道探头在右手）在腹壁下方的髂窝处来移动卵巢。如果卵巢不能在盆腔侧壁自由地滑动，这表明卵巢滑动征阴性，记录卵巢在该区域移动性差或不能移动。视频 6-3 显示矢状面上卵巢固定在子宫后方及盆腔侧壁（滑动征阴性）。视频 6-4 显示矢状面上左侧卵巢与子宫颈后方之间的卵巢滑动征为阴性。

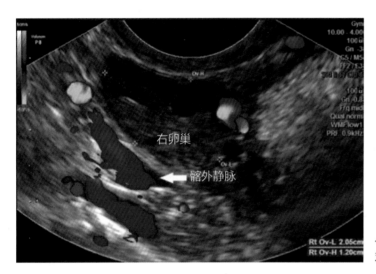

◀ 图 6-2　经阴道超声矢状切面显示右侧卵巢相对于右侧髂外静脉的位置

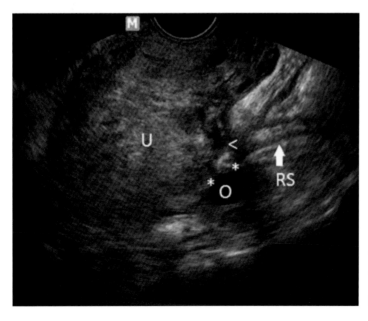

◀ 图 6-3　TVS 图像（矢状面）显示子宫前倾/后屈（U），直肠乙状结肠（RS）前部附着于子宫底部（由＜标记），导致 POD 闭塞。卵巢（O）粘连于子宫底部的后方和直肠乙状结肠（*）

当卵巢滑动征为阴性时，检查者需要随后评估限制卵巢活动性的粘连性质。除了卵巢与盆腔侧壁/子宫的粘连外，卵巢移动性还可能是由于卵巢与对侧卵巢、输卵管、USL、POD 和（或）肠管的粘连所限制。图 6-3 显示了卵巢与子宫后方以及直肠乙状结肠粘连。

（二）特定压痛点评估

TVS 检查中，SST 评估涉及检查者通过经阴道探头对以下六个盆腔部位施加了轻微的压力：前穹窿、右附件区、左附件区、右侧子宫骶韧带、左侧子宫骶韧带以及阴道后穹窿。一种口头数字评定量表（numerical rating scale，NRS）经常被用来评估 SST。患者对这六个区域的疼痛评分记录为从 0（没有疼痛）至 10（能够想象到的最严重的疼痛）进行评分。

（三）重要的技术技巧

1. 如果检查者不能单独用探头移动卵巢，左手可以在髂窝区施加向下的压力来移动所检查卵巢。

2. 髂外血管可以用来帮助检查者定位盆腔侧壁，以评估卵巢在该区域的移动性。彩色多普勒用来定位髂外血管。

3. 在复杂的子宫内膜异位病变中，因为解剖结构变形导致卵巢很难被发现。试着系统评估每侧卵巢，并仔细地识别与卵巢粘连的每个结构。由于多个结构受累，特别是在子宫内膜异位囊肿存在的情况下，因此扫查难度大，需要花费的时间更长。

4. 在阴道后穹窿添加超声凝胶（15～20ml）（即阴道超声造影术）可以提高后盆腔的显示，从而帮助检查人员识别与卵巢粘连有关的结构。

五、未来展望

将卵巢移动性和 SST 等软指标纳入患有盆腔痛女性 TVS 标准化评估中，有助于改善这些女性的手术规划和咨询。需要进一步的研究来评估软指标在预测子宫内膜异位症类型和病变位置的有效性。特别是，使用软指标预测浅表型子宫内膜异位症的位置可以改善腹腔镜的手术方式。尤其对于盆腔输尿管表面的浅表型病变诊断尤为重要，因为输尿管粘连松解术是一种高级的腔镜技术。如果在腹腔镜手术之前通过 TVS 软指标评估可以提高对盆腔侧壁病变的预测，那么这些女性从一开始就会被推荐至高级腹腔镜外科医师。这就避免了需要进行两次腹腔镜手术的可能，一次是由一位不能切除病变的全科医师进行的，另一次是由一位能够切除病变的高级腔镜外科医师进行的。

在我们组最近的一项研究中，将卵巢移动性和 SST 纳入基于超声的子宫内膜异位症分级系统（ultrasound-based endometriosis staging system，UBESS）的评估中，以预估子宫内膜异位症腹腔镜手术的复杂级别。UBESS Ⅰ 表示需要进行腹腔镜手术的难度级别为一级，其准确性、敏感性、特异性以及阳性预测值和阴性预测值分别为 87.5%、83.3%、91.7%、90.9% 和 84.6%；UBESS Ⅱ预测二级手术的相应诊断效能分别为 87.0%、73.7%、90.3%、65.1% 和 93.3%；预测三级手术的 UBESS Ⅲ相应诊断效能分别为 95.3%、94.8%、95.5%、90.2% 和 97.7%。本研究表明，UBESS 有潜能帮助分流疑似有子宫内膜异位症女性至需要进行腹腔镜子宫内膜异位症手术最合适的外科专家处进行治疗[12]。目前正在对 UBESS 进行外部验证，以确定该系统对于规划行腹腔镜子宫内膜异位症手术的适用性。

参 考 文 献

[1] Guerriero S, Condous G, Van den Bosch T, Valentin L, Leone F, Van Schoubroeck D, Exacoustos C, Installé AJF, Martins WP, Abrao MS, Hudelist G, Bazot M, Alcázar J, Gonçalves MO, Pascual MA, Ajossa S, Savelli L, Dunham R, Reid S, Menakaya U, Bourne T, Ferrero S, Leon M, Bignardi T, Holland T, Jurkovic D, Benacerraf B, Osuga Y, Somigliana E, Timmerman D. Systematic approach to evaluate the pelvis in women with suspected endometriosis including terms, definitions and measurements to describe the sonographic features of deep infiltrating endometriosis: a consensus opinion from the International Deep Endometriosis Analysis (IDEA) group. Ultrasound Obstet Gynecol. 2016;48(3):318–32. Epub 2016/06/28.

[2] Guerriero S, Ajossa S, Garau N, Alcázar JL, Mais V, Melis GB. Diagnosis of pelvic adhesions in patients with endometrioma: the role of transvaginal ultrasonography. Fertil Steril. 2010;94(2):742–6. Epub 2009/04/17

[3] Guerriero S, Ajossa S, Lai MP, Mais V, Paoletti AM, Melis GB. Transvaginal ultrasonography in the diagnosis of pelvic adhesions. Hum Reprod. 1997;12(12):2649–53. Epub 1998/02/10

[4] Okaro E, Condous G, Khalid A, Timmerman D, Ameye L, Huffel SV, et al. The use of ultrasound-based 'soft markers' for the prediction of pelvic pathology in women with chronic pelvic pain-can we reduce the need for laparoscopy? BJOG. 2006;113(3):251–6.

[5] Exacoustos C, Zupi E, Carusotti C, Rinaldo D, Marconi D, Lanzi G, et al. Staging of pelvic endometriosis: role of sonographic appearance in determining extension of disease and modulating surgical approach. J Am Assoc Gynecol Laparosc. 2003;10(3):378–82. Epub 2003/10/22

[6] Marasinghe JP, Senanayake H, Saravanabhava N, Arambepola C, Condous G, Greenwood P. History, pelvic examination findings and mobility of ovaries as a sonographic marker to detect pelvic adhesions with fixed ovaries. J Obstet Gynaecol Res. 2014;40(3):785–90. Epub 2014/04/17

[7] Gerges BLC, Reid S, Menakaya U, Nadim B, Condous G. "Soft marker" evaluation of ovarian mobility in the normal and endometriotic ovary. Ultrasound Obstet Gynecol. 2015. https://doi.org/10.1002/uog.15990.

[8] Reid S, Lu C, Condous G. Can we improve the prediction of pouch of Douglas obliteration in women with suspected endometriosis using ultrasound-based models? A multicenter prospective observational study. Acta Obstet Gynecol Scand. 2015;94(12):1297–306. Epub 2015/09/25

[9] Yong PJ, Sutton C, Suen M, Williams C. Endovaginal ultrasound-assisted pain mapping in endometriosis and chronic pelvic pain. J Obstet Gynaecol. 2013;33(7):715–9. Epub 2013/10/17

[10] Guerriero S, Ajossa S, Gerada M, D'Aquila M, Piras B, Melis GB. "Tenderness-guided" transvaginal ultrasonography: a new method for the detection of deep endometriosis in patients with chronic pelvic pain. Fertil Steril. 2007;88(5):1293–7.

[11] Saba L, Guerriero S, Sulcis R, Pilloni M, Ajossa S, Melis G, et al. MRI and "tenderness guided" transvaginal ultrasonography in the diagnosis of rectosigmoid endometriosis. J Magn Reson Imaging. 2012;35(2):352–60. Epub 2011/10/29

[12] Menakaya U, Reid S, Lu C, Gerges B, Infante F, Condous G. Performance of an Ultrasound Based Endometriosis Staging System (UBESS) for predicting the level of complexity of laparoscopic surgery for endometriosis. Ultrasound Obstet Gynecol. 2016;48(6):786–95. Epub 2016/01/15

[13] Holland TK, Yazbek J, Cutner A, Saridogan E, Hoo WL, Jurkovic D. Value of transvaginal ultrasound in assessing severity of pelvic endometriosis. Ultrasound Obstet Gynecol. 2010;36(2):241–8.

[14] Reid S, Winder S, Reid G, Condous G. Can we predict pouch of Douglas (POD) obliteration using a new real-time ultrasound technique: the "sliding sign". 21st World Congress on Ultrasound in Obstetrics and Gynecology. Los Angeles: Wiley-Blackwell; 2011. p. 1–55.

第 7 章

Douglas 窝闭塞的超声评估
Ultrasound in the Evaluation of Pouch of Douglas Obliteration

Shannon Reid 著

马 婧 译

一、概述

Douglas 窝（pouch of Douglas，POD）为女性盆腔最深的腹膜覆盖区域，位于宫颈后下方和直肠前方之间。由于粘连或瘢痕导致宫颈后方和直肠前方这部分区域的腹膜不再显示时被称为 POD 完全闭塞。POD 闭塞通常与直肠前方和子宫颈后方和（或）直肠乙状结肠和宫底后方的粘连有关。图 7-1 描述了由于直肠 / 乙状结肠的深部子宫内膜异位病变（deep endometriosis，DE）与宫颈后方 / 宫底粘连导致 POD 闭塞的病例。这种 POD 的粘连通常由潜在的 DE 结节引起，但也可能由盆腔炎症、既往手术或广泛的卵巢 / 腹膜子宫内膜异位症继发的瘢痕引起。粘连可能只累及部分 POD，即包含 DE 结节的结构与其邻近组织（如子宫骶韧带及直肠前部）。这种情况下，POD 的一部分仍然可见（如正常腹膜），这种现象被称为部分或单侧 POD 闭塞。

腹腔镜下发现 POD 闭塞的女性发生直肠 DE（需要进行直肠手术）的风险为无 POD 闭塞女性的 3 倍[1]。与肠管 DE 一样，POD 闭塞的手术治疗需要高级腔镜外科医师的技巧，在手术中明确可能受累的结直肠节段。除了后盆腔 DE，经阴道超声（transvaginal sonography，TVS）检查发现卵巢子宫内膜异位囊肿以及卵巢移动性差与腹腔镜下发现 POD 明显相关[2]。

研究证明，POD 闭塞可以在术前通过一系列影像学手段，包括 TVS、计算机断层扫描以及磁共振成像（magnetic resonance imaging，MRI），进行诊断。目前一项系统性回顾研究及 Meta 分析评估了不同影像技术对 POD 闭塞诊断的准确性，结果显示，TVS 及 MRI 的诊断敏感性 / 特异性分别为 87% / 96% 与 84% / 93%[3]。TVS 检查时，通过子宫"滑动征"技术来评估 POD 是否闭塞，以及子宫 / 直肠是否存在粘连[4]。TVS 由于其高准确性、低费用以及极小的患者不适感被推荐为评估 POD 是否闭塞的

本章视频来源：**Electronic Supplementary Material** The online version of this chapter (https://doi.org/10.1007/978-3-319-71138-6_7) contains supplementary material, which is available to authorized users.

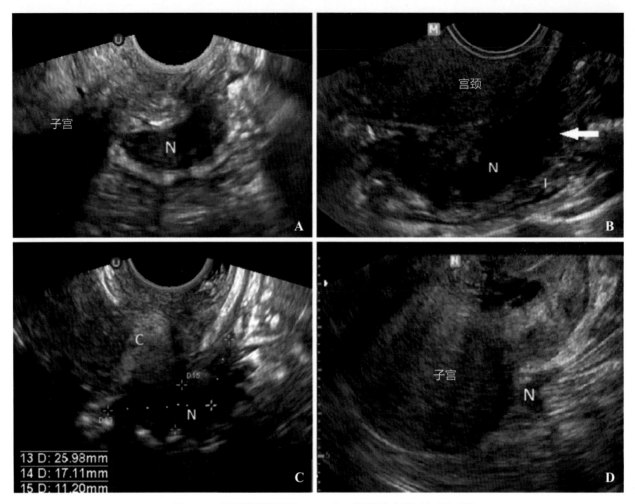

▲ 图 7-1 经阴道超声显示 POD 完全闭塞的病例（矢状切面）

A. 直肠前壁存在一 DE 结节（N），并与宫颈后方粘连；B. 直肠 / 直肠乙状结肠前壁内的一个 DE 结节（N），造成该平面宫颈至宫底后方形成粘连；C. 直肠前壁的一个 DE 结节（N）浸润至宫颈后唇（C）；D. 直肠乙状结肠内的一个 DE 结节（N）与宫底后方粘连

一线影像工具。

考虑到 POD 闭塞与卵巢子宫内膜异位囊肿及后盆腔 DE 关系密切，我们团队发展并验证了两个 TVS 数学模型，以确定结合 TVS 指标相对于单独使用子宫"滑动征"是否能提高 POD 闭塞的预测。除了子宫"滑动征"，这些模型包括 TVS 检查的发现，例如后盆腔的 DE、卵巢无移动和卵巢子宫内膜异位囊肿。研究发现，与单独使用子宫"滑动征"相比，加入其他的 TVS 参数并不能提高 POD 的预测[2]。

子宫"滑动征"在经验丰富的妇产超声医师 / 超声技师中有近乎完美的观察者间与观察者内的一致性[5]，而且对于有妇产超声经验的医师来说是一项容易掌握的技术。Tammaa 等认为，达到利用子宫"滑动征"来诊断 POD 闭塞的能力需要至少 40 次实践操作的学习周期[6]。另一项研究得出了类似的结论，利用子宫"滑动征"来获得预测 POD 闭塞的资质需要 38 次扫查[7]。

二、我们该怎么做

（一）子宫"滑动征"

为了进行子宫"滑动征"的检查，将经阴道（transvaginal，TV）探头（右手握）插入阴道后穹窿，用探头轻轻按压宫颈后方。在正常盆腔（例如无 POD 闭塞），这个操作会移动宫颈后部，使直肠前壁沿阴道后壁/宫颈后部自由滑动，这被称为"滑动征"阳性（视频 7-1a）。接下来，检查者将另一只手（左手）放在前腹壁下方，轻轻向下按压子宫底部。如果直肠乙状结肠沿着宫底后方自由滑动，则该区域的"滑动征"为阳性（视频 7-1b）。如果"滑动征"在两个位置（即宫颈后方和宫底后方）均为阳性，则认为 POD 没有闭塞。如果"滑动征"在任意一个位置（即直肠前方与宫颈后方或直肠乙状结肠之间不能自由滑动），则为阴性，POD 被视为闭塞。视频 7-2a 显示在宫颈水平的 POD 闭塞，视频 7-2b 显示宫底后方水平的 POD 闭塞。

后位子宫在解剖关系上有些不同，因此"滑动征"技术略有不同。将 TV 探头（右手握）插入阴道后穹窿，用探头轻轻按压宫底后方。如果直肠前方沿着宫底后方平稳滑动，则认为"滑动征"阳性（视频 7-3a）。检查者随后将左手放在前腹壁下方对子宫加压来观察直肠乙状结肠是否可以沿着子宫下段前方自由滑动。如果直肠乙状结肠自由滑过子宫下段前方，则认为该区域"滑动征"阳性（视频 7-3b）。如果直肠不能自由滑过任意一个或全部区域（"滑动征"阴性），则认为 POD 闭塞。

（二）重要的技术技巧

1. 在进行子宫"滑动征"检查之前，确定女性是否有性交疼痛（性交困难）的病史十分重要。"滑动征"检查对于有性交疼痛的女性来说是很痛苦的，女性应该了解这个过程中疼痛的可能性。

2. 在进行"滑动征"检查之前，确保直肠/乙状结肠前壁在显示屏内清晰可见，因为需要实时评估其相对于宫颈与宫底后部的移动性。

3. 有可能发生部分（或单侧）POD 闭塞。TVS 表现为直肠/直肠乙状结肠前壁在盆腔一侧沿宫颈/子宫后方自由滑动，但另一侧则不能自由滑动。这一表现提示粘连存在于肠管与相应的子宫骶韧带、直肠旁间隙和（或）子宫颈后外侧。

4. "滑动征"阴性表明发生后盆腔 DE 的风险很高。如果 TVS 发现 POD 闭塞，进行了全面的 DE 超声检查，尤其是累及直肠/乙状结肠的 DE 十分必要。

三、未来展望

POD 闭塞的手术治疗较为复杂，需要高级腔镜技巧技能、更长的手术时间并且可能会累及结直肠。考虑到直肠 DE 与 POD 闭塞的重要关系，子宫"滑动征"阴性是肠道发生 DE 风险增加的重要标志[8]。因此，术前预测 POD 闭塞的能力对高危女性进行适当的专科转诊、手术计划和咨询至关重要。

目前国际深部内膜异位分析小组的一项共识中推荐[9]，理想上，存在盆腔痛/疑似子宫内膜异位症女性需要进行盆腔 DE 的标准化 TVS 检查，包括利用子宫"滑动征"评估 POD 是否存在闭塞。虽然子宫"滑动征"预测 POD 闭塞的准确性高，且简单易学，但是目前很少有超声中心对 POD 闭塞进行评估。将这一门重要技术纳入未来的妇科超声培训计划，将会使超声评估疑似子宫内膜异位症的女性受益。

参 考 文 献

[1] Khong SY, Bignardi T, Luscombe G, Lam A. Is pouch of Douglas obliteration a marker of bowel endometriosis? J Minim Invasive Gynecol. 2011;18(3):333–7.

[2] Reid S, Lu C, Condous G. Can we improve the prediction of pouch of Douglas obliteration in women with suspected endometriosis using ultrasound based models? A multicenter prospective observational study. Acta Obstet Gynecol Scand. 2015;94(12):1297–306.

[3] Shakeri B, Nadim B, Reid S, Martins WP Condous G OP34.04: Accuracy of different imaging techniques to assess POD obliteration: a systematic review and meta-analysis. In: Gynecol UO, editor. 26th World Congress on Ultrasound in Obstetrics and Gynaecology; September 2016; Rome. 2016. p. 165.

[4] Reid S, Lu C, Casikar I, Reid G, Abbott J, Cario G, et al. Prediction of pouch of Douglas obliteration in women with suspected endometriosis using a new real-time dynamic transvaginal ultrasound technique: the sliding sign. Ultrasound Obstet Gynecol. 2013;41(6):685–91. Epub 2012/09/25

[5] Reid S, Lu C, Casikar I, Mein B, Magotti R, Ludlow J, et al. The prediction of pouch of Douglas obliteration using offline analysis of the transvaginal ultrasound 'sliding sign' technique: inter- and intraobserver reproducibility. Hum Reprod. 2013.; Epub 2013/03/14

[6] Tammaa A, Fritzer N, Strunk G, Krell A, Salzer H, Hudelist G. Learning curve for the detection of pouch of Douglas obliteration and deep infiltrating endometriosis of the rectum. Hum Reprod. 2014;29(6):1199–204. Epub 2014/04/30

[7] Piessens S, Healey M, Maher P, Tsaltas J, Rombauts L. Can anyone screen for deep infiltrating endometriosis with transvaginal ultrasound? Aust N Z J Obstet Gynaecol. 2014;54(5):462–8. Epub 2014/10/08

[8] Hudelist G, Fritzer N, Staettner S, Tammaa A, Tinelli A, Sparic R, et al. Uterine sliding sign: a simple sonographic predictor for presence of deep infiltrating endometriosis of the rectum. Ultrasound Obstet Gynecol. 2013;41(6):692–5. Epub 2013/02/13

[9] Guerriero SCG, Van den Bosch T, Valentin L, Leone F, Van Schoubroeck D, Exacoustos C, AJF I, Martins WP, Abrao MS, Hudelist G, Bazot M, Alcázar J, Gonçalves MO, Pascual MA, Ajossa S, Savelli L, Dunham R, Reid S, Menakaya U, Bourne T, Ferrero S, Leon M, Bignardi T, Holland T, Jurkovic D, Benacerraf B, Osuga Y, Somigliana E, Timmerman D. Systematic approach to evaluate the pelvis in women with suspected endometriosis including terms, definitions and measurements to describe the sonographic features of deep infiltrating endometriosis: a consensus opinion from the International Deep Endometriosis Analysis (IDEA) group. Ultrasound Obstet Gynecol. 2016;48(3):318–32.

第 8 章

前盆腔输尿管子宫内膜异位症
Anterior Compartment Including Ureter

Luca Savelli，Maria Cristina Scifo　著

刘瑷玲　译

一、概述

子宫内膜异位症通常分为 3 种主要形式：卵巢、浅表和深部子宫内膜异位症（deep endometriosis，DE）。后者属于最严重的类型，定义为子宫内膜腺体和间质浸润至腹膜下 > 5cm 的部位[1, 2]。异位的子宫内膜可有神经、淋巴和血管滋养，并被数量不等的胶原纤维和弹性蛋白包裹。有 1% ～ 2% 的子宫内膜异位症患者会累及泌尿系统[3]，而对于像 DE 这类严重的子宫内膜异位症患者，泌尿系统受累的发生率会增加到 19% ～ 53%[4-6]。

DE 可累及前盆腔（宫体前的解剖区域，包括膀胱、输尿管）或后盆腔（子宫骶韧带、子宫隆凸、直肠、Douglas 窝、乙状结肠），或两个部位均被累及[7]。泌尿系统子宫内膜异位症（urinary tract endometriosis，UTE）通常以侵犯前盆腔为主要表现，但也可累及输尿管子宫后段、肾脏及宫体后（背侧）的各个脏器。值得注意的是，真正的膀胱子宫内膜异位症是指异位的子宫内膜腺体和间质侵犯膀胱固有肌层，甚至可达膀胱黏膜，但不包括覆盖膀胱穹窿的腹膜层的子宫内膜异位[8]。总体而言，UTE 的病例中膀胱受累占 70% ～ 85%，输尿管受累占 25% ～ 30%[9]。

UTE 的发病机制尚不清楚，提出的假说包括子宫内膜腺体和间质的迁移、移植与医源性理论。甚至有人提出，UTE 可由残留的苗勒管形成，后者位于膀胱子宫间隙和膀胱阴道隔。

膀胱子宫内膜异位症一度被认为是一种罕见的病理状态，但实际上是由于症状的非特异性而诊断不足，通常表现与复发性膀胱炎类似，如排尿困难、尿急、尿频、耻骨上疼痛、膀胱里急后重、尿失禁和血尿[2, 7]。这些症状可能在月经期间加重，或者具有非周期性的表现。此外，也有一定数量的 UTE 患者前期没有症状，直到受累脏器解剖变形达到非常严重的程度。

特别是输尿管子宫内膜异位症通常是无症状的，由于上尿路阻塞，可导致肾功能丧失[10]。大多数情况下，该病变会累及盆腔段输尿管，即与子宫动脉交叉的水平[9]。输尿管子宫内膜异位症病理上通

本章视频来源：**Electronic Supplementary Material** The online version of this chapter (https://doi.org/10.1007/978-3-319-71138-6_8) contains supplementary material, which is available to authorized users.

常分为两种类型：外源型和内源型。外源型是迄今为止最为常见的类型（80%的患者），它是由于侵犯到盆腔的DE结节周围纤维化造成输尿管狭窄，从而限制尿液的通过，最终导致远端输尿管的扩张。20%的患者为内源型，是指子宫内膜腺体和间质直接侵入输尿管管壁：外膜、固有肌层和内膜受累，导致解剖结构异常和功能丧失。

如上所述，前盆腔子宫内膜异位症的一个共同特征是无特异性症状，通常起病隐匿，受累脏器出现渐进性解剖异常，最终导致严重的肾积水（图8-1）。

子宫内膜异位症和肾积水患者的相关百分比实际上并不清楚，但是DE患者从无症状发展到严重的病变需要对肾脏解剖进行必需的全面评估（图8-2）。因此，对于已知或疑似盆腔子宫内膜异位症的患者，医师需要高度怀疑和准确评估泌尿系统，以避免疾病的进一步发展，制定适当的治疗方案，并最终完成手术切除[11]，诊断滞后或不完全诊断会导致发病率增加以及不当治疗或无效治疗[7]。

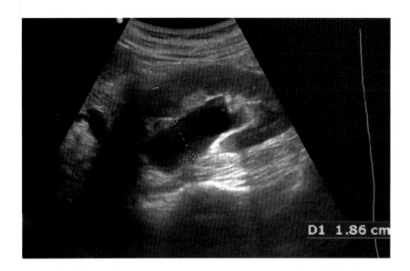

◀ 图8-1 经腹超声提示右肾Ⅱ度积水，肾盂和肾盏均表现为无回声。矢状切面显示肾盂明显扩张，肾皮质未见变薄

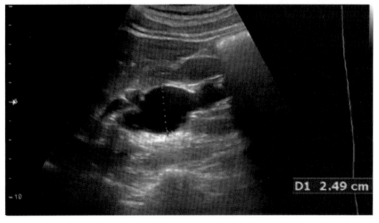

◀ 图8-2 经腹扫查右侧输尿管上段（与图8-1为同一位患者）
注意与肾盂相连的扩张的输尿管（测量尺）

二、我们该怎么做

膀胱子宫内膜异位症

子宫内膜的病变可能累及膀胱的任何部位，最常见受累的部分是膀胱基底部和穹窿部，而腹外膀

胱很少受累[12]。建议将膀胱分为四个区域：①三角区，这是一个光滑的三角形区域，位于尿道开口3cm 以内，外侧界为两个输尿管开口；②膀胱基底部，邻近阴道和阴道周围的宫颈区；③膀胱穹窿，位于基底部以上；④腹外膀胱（图 8-3）。

膀胱子宫内膜异位症的症状取决于结节的大小和位置、患者的内分泌状况以及相关药物（如避孕药、孕激素）的作用。如前所述，1/3 的患者没有症状或只有轻微症状[13]。有症状的女性表现各异，包括慢性盆腔痛、小便困难、尿急和（或）尿频、排尿疼痛和耻骨后区不适。通常在月经期间症状反复并加重。由于只有少数患者膀胱黏膜受子宫内膜腺体侵犯，因此，血尿罕见（20% 的患者）。鉴别诊断应包括膀胱过度活动症、急 / 慢性膀胱炎和膀胱癌。

由于不孕症或疼痛症状而进行盆腔或诊断性影像学检查时，偶尔可做出诊断，但除了经阴道超声（transvaginal ultrasound，TVS）外，其他影像学检查通常只能看到较大的 DE 病灶。

经验丰富的医师 TVS 诊断的准确性较高，除了操作者的经验外，该方法的灵敏度还与异位结节大小有关[14]。一些作者提倡膀胱镜检查为必需检查[13]，但也只能显示那些突出于腔内和侵犯膀胱黏膜（少数）或导致黏膜充血和变形的病变。也有建议进行磁共振成像（nagnetic resonance imaging，MRI）检查[11, 15, 16]，但其准确性不及 TVS[17]。

无论哪种影像学检查，明确结节的大小、位置以及结节与输尿管入口之间的确切距离都是非常重要的。事实上，术前输尿管放置位置、手术技巧和技术需求（如输尿管再植入要求）都取决于以上信息的汇总以及症状的严重程度。

通过 TVS 显示的膀胱子宫内膜异位结节为膀胱壁下实性孤立性低回声病变，膀胱肌层轮廓变形。最常见的病变部位是膀胱后壁，靠近膀胱子宫间隙（图 8-4）或膀胱穹窿（图 8-5）。如果膀胱有少量尿液充盈，更便于这些区域病变的显示，因此，我们建议患者在超声检查前不要完全排空膀胱。事实上，适量的尿液创造一个无回声的声学窗口，有助于沿膀胱壁探查结节。

膀胱子宫内膜异位结节形态相对固定，呈球形或逗号状[14]，边界规则，周边由于聚集的脂肪而呈现明亮的边缘。在彩色 / 能量多普勒条件下，结节内或周围几乎看不到血流信号[14]。

TVS 测得的病灶平均直径通常小于组织学检查所测结节的直径[14]，为了达到良好的膀胱重建（缝合），外科医师在切除结节时必须达到膀胱组织的正常边缘。在我们最近报道的一系列病例中，TVS 诊断膀胱子宫内膜异位症的整体准确率高达 95%，但对小结节（平均直径＜ 2cm）的诊断敏感性较低，这与 Bazot 等之前的研究一致[18]。结节越大，越容易诊断是合理的，术前进行超声检查的医师和外科医师都应该意识到，TVS 检查可能会漏诊小的子宫内膜异位结节。我们有很深的印象，即 TVS 可以清楚检测到大的异位结节（无论是逗号形状还是球形），而那些沿着膀胱壁形成的纤维斑块型的异位病灶，如果不通过宫颈与膀胱之间的滑动现象系统扫查，可能会漏诊。事实上，由于大多数结节会导致子宫膀胱间隙闭塞，并向子宫前壁延伸，建议通过经阴道探头轻轻推挤宫颈来评估宫颈沿着膀胱的滑动情况，同时寻找子宫内膜异位结节的最终位置。探头加压所引起的疼痛是由于子宫膀胱间隙的纤维化和闭塞及膀胱与子宫之间缺乏移动性造成的，以上被认为是诊断膀胱子宫内膜异位症的"软指标"。

必须与膀胱癌进行鉴别诊断，TVS 显示肿瘤是浸润膀胱壁的弥漫性病变，最终导致其解剖结构的完全改变（图 8-6，膀胱癌）。与 DE 相比，它的外部边界是不明确的，能量多普勒可显示肿瘤的血流明显增强。

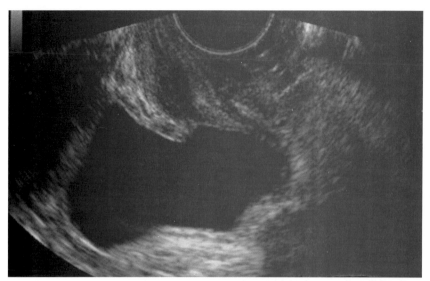

◀ 图 8-3　经阴道的纵切面图像

将腔内探头放置在前穹窿的位置，可以看到整个膀胱，尿液中度充盈膀胱。尿道很容易辨认，矢状位是一个向下的管状结构。三角区开始于尿道水平以上 3cm 处，然后由输尿管入口向外划界。膀胱基底面朝后向下位于阴道周围宫颈附近。膀胱穹窿位于底部上方，位于腹腔内。其余部分命名为"腹外膀胱"

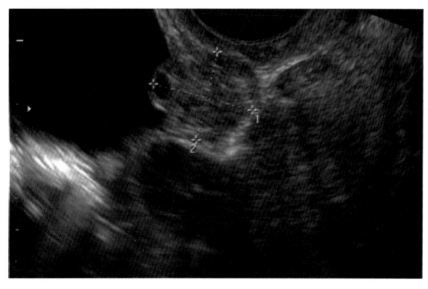

◀ 图 8-4　经阴道扫查膀胱基底部（矢状切面）

图像显示膀胱基底部靠近三角区（测量尺）的子宫内膜异位结节。结节边缘模糊，并与膀胱肌层（逼尿肌）相连。注意结节内有一个小的无回声区域

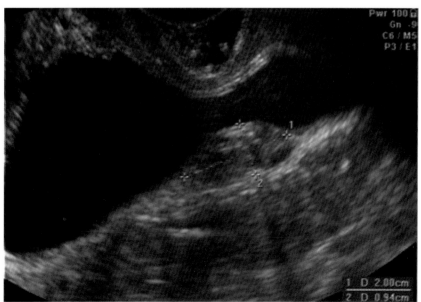

◀ 图 8-5　经阴道扫查膀胱穹窿水平（矢状面）

可见子宫内膜异位结节（测量尺卡尺）。结节呈逗号状，表面覆盖正常的膀胱黏膜

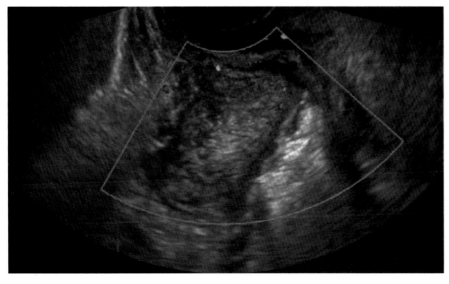

◀ 图 8-6　膀胱癌患者经阴道扫查图像

肿瘤为一不均质肿块，充填整个膀胱腔，无明确边界

三、输尿管子宫内膜异位症

子宫内膜异位症可能影响一侧（80% 的病例）或双侧输尿管（20% 的病例），可能是内源型或外源型。内源型少见（20% 的病例），是由子宫内膜腺体和间质直接侵犯输尿管壁引起。外源型输尿管子宫内膜异位更为常见，可能是来源于远端后盆腔异位结节向宫旁两侧延伸，进而侵犯输尿管（最常见于子宫动脉水平）引起，导致输尿管纤维化回缩，从而管腔狭窄、变形。两种类型可能同时存在，此外，术前通常不能明确是哪种形式的输尿管损伤。

TVS 联合经腹超声（transabdominal ultrasound，TAS）是诊断泌尿系统受累准确的方法，在美国，全尿路超声检查是评估女性子宫内膜异位症一个组成部分。遗憾的是，超声和其他影像学方法（尿路 CT、MRI、尿路造影）在提供输尿管壁浸润程度的准确信息方面价值有限[13]，只能依赖手术或组织病理学检查结果。输尿管为管状低回声结构（图 8-7），长度 22～30cm，分为盆腔段和腹腔段。它由移行上皮（黏膜）、纵向和环状肌层以及外层的纤维组织包绕形成的实质管腔。起自肾脏，走行于肾动脉背侧，沿腰大肌的前缘走行至髂血管前方。它们被盆腔侧壁的腹膜覆盖，在阔韧带外侧附着处的后方[19]。在这一水平，输尿管向前和向内弯曲，在阴道外穹窿上方，子宫动脉尾侧近 2cm 处穿过子宫动脉。然后通过阴道的上部以斜行路线在膀胱底部三角区的上角水平到达膀胱基底部。超声下可通过观察"输尿管喷尿"现象来评估其通畅性（图 8-8），彩色 / 能量多普勒可以显示间隔 1～4s 有少量尿液排入膀胱（输尿管射流）。

TVS 可以显示正常输尿管盆腔段，并测量其管腔内径。从尿道纵切面开始，探头应向盆腔侧壁移动，不要倾斜，以便观察邻近三角区的输尿管远端（图 8-7）。输尿管呈低回声管状结构，由高回声围绕，从膀胱壁走向髂总血管[19]。输尿管的显示率为 96%，一般在几秒钟后就可以看到输尿管，肥胖和无子宫女性由于解剖位置改变很难显示。静息时输尿管平均直径 1.7mm，蠕动时平均直径 2.9mm。扩张的输尿管呈管状无回声结构，壁厚，直径测量 > 6mm（图 8-9）。TVS 甚至可以显示输尿管腔内的置管回声，通常是腹腔镜广泛输尿管松解术前进行的工作（图 8-10）。输尿管因 DE 发生狭窄的最常见部位之一是与子宫动脉交叉水平，宫颈的外侧。事实上体积较大的子宫内膜结节，通常起源于 Douglas

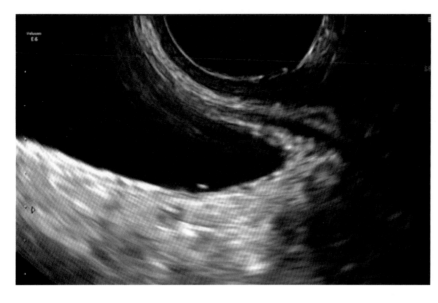

◀ 图 8-7 经阴道扫查

显示左侧输尿管（正常大小）位于膀胱壁外的管状结构。等待一定时间后，可以看到正常的输尿管蠕动

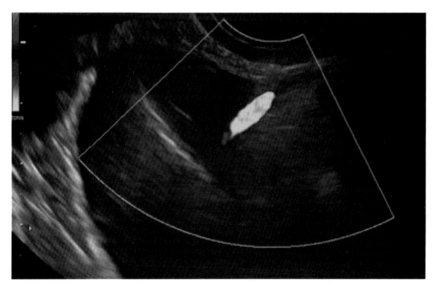

◀ 图 8-8 经阴道超声扫查

显示充盈膀胱内一侧输尿管的喷尿现象。表现为输尿管开口处见彩色血流并持续 1 ~ 3s

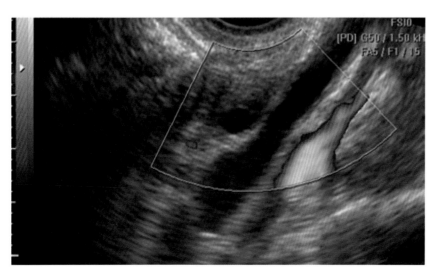

◀ 图 8-9 经阴道扫查盆腔左侧壁

可见扩张输尿管为一无回声的管状结构。输尿管管壁厚，这有助于与髂血管区别。通常可以通过等待几秒钟来观察输尿管的蠕动。此外，超声多普勒有助于鉴别诊断，扩张的输尿管内没有血流信号

窝,并累及子宫骶韧带和直肠前壁,同时向外侧延伸至宫旁组织(图 8-11 和图 8-12)。输尿管可能由于结节包裹而显示不清,扩张的输尿管位于腹膜下方,呈直管状结构,无血流,探头施加的压力无法使其移动,被厚壁包围(图 8-9),即使输尿管扩张,在等待足够长的时间后,也常出现蠕动。在从子

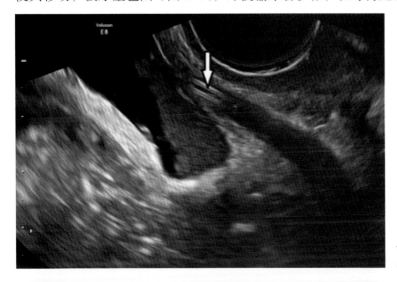

◀ 图 8-10 经阴道扫查膀胱(旁矢状切面)
显示输尿管的一段管腔内见导管回声(箭)

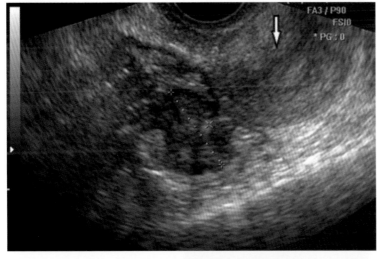

◀ 图 8-11 经阴道(横切面)扫查子宫颈(箭)
除子宫颈外,在右侧宫旁水平可见一个巨大的异位结节

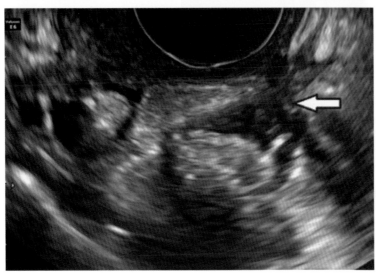

◀ 图 8-12 经阴道扫查左侧宫旁(横切面)
显示弥漫性 DE 累及腹膜后间隙并使结肠缩窄(箭)。左侧输尿管被结节引起的大片纤维性挛缩包绕其中

宫骶韧带侧向延伸到宫旁发现大结节的情况下，由于输尿管与该解剖结构位置接近，也应怀疑输尿管的受累（图 8-13）。

四、重要的技术技巧

所有的扫查都应该联合 TAS 和 TVS。检查者必须了解患者的临床和手术史、症状（痛经、腹痛、慢性盆腔痛、排尿困难、尿急、尿频、耻骨上疼痛、膀胱里急后重、不孕症）以及双合诊检查结果。理想的情况是进行 TAS 和 TVS 检查的医师同时又擅长女性盆腔双合诊（妇科检查）探查，从而获取最佳信息。超声检查必须以标准化的方式进行，使用配备宽频腹部探头和阴道探头的超声仪器。

首先，应该对盆腔进行准确的检查，以评估子宫和卵巢的解剖结构。然后，将阴道探头放置在阴道穹窿前部，向上倾斜以显示子宫膀胱间隙和膀胱的纵切面与横切面。在这些平面上，如果膀胱尿液适当充盈，很容易显示膀胱壁。经阴道探头轻轻施压后可观察到正常膀胱壁沿子宫前壁滑动（视频 8-1）。医师必须熟悉膀胱的正常解剖结构，以便识别腹内膀胱（穹窿）、肌肉层和黏膜层。

膀胱子宫内膜异位结节的诊断标准如下 [14, 18]。

1. 膀胱壁出现低回声或等回声结节。

2. 结节回声不均匀，包含许多无回声区（"泡状"）（图 8-14）。

只要在 TVS 检查中发现膀胱子宫内膜异位结节，就应该记录其位置、形状、平均直径（或三个正交平面直径）以及相对于宫体前壁的移动性和探头加压的疼痛程度。此外，需要通过最后输尿管喷尿现象的出现评估 DE 与膀胱三角区和输尿管内口的位置关系（视频 8-3）。用彩色 / 能量多普勒评估结节的血流不是非常必要，但有助于与膀胱肿瘤的鉴别诊断（肿瘤通常比 DE 的血流更加丰富）。

TVS 检查应该对盆腔段输尿管的静息与蠕动状态进行常规检查 [19]，以明确是否存在输尿管扩张、异常走行或双侧输尿管蠕动频率的差异 [19]。女性患者出现明显的输尿管梗阻时，应测量结节与输尿管开口之间的距离。正如之前提到过的，操作者必须意识到一个事实，即累及输尿管的结节通常来源于后盆腔的大结节，在宫颈水平向宫体两侧延伸（图 8-11 和图 8-12），直接侵犯输尿管或者围绕 DE

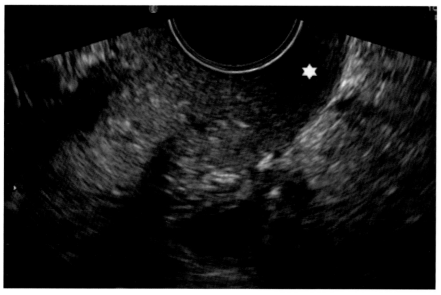

◀ 图 8-13 经阴道扫描后穹窿
（纵断面）

显示子宫内膜异位结节，累及子宫骶韧带、阴道壁和宫旁组织 (*)

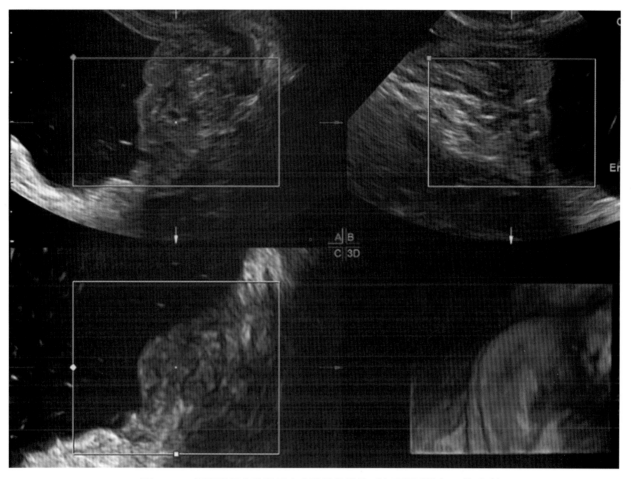

▲ 图 8-14　经阴道扫查膀胱子宫内膜异位结节（多平面成像加三维重建）

结节表现为低回声肿块，内含小的囊腔（泡状）。三维图像（右下图）显示了膀胱解剖形态的扭曲和膀胱腔的缩窄。结节没有浸润黏膜层，黏膜层光滑，外观正常

引起纤维化（胶原纤维、平滑肌细胞）。因此，必须对后盆腔进行彻底地检查。正如之前建议的那样，TVS 应该以动态的、互动的方式进行，询问患者可能的不适，并寻找疼痛的部位（疼痛定位）。正常的盆腔直肠相对于子宫后壁可以自由滑动（视频 8-2）。

检查只有在完成 TAS 后（甚至可以在 TVS 之前进行），即用 3.5～5.0 MHz 的凸阵探头完成腹部检查才算完全完成。患者侧卧位，将探头放置在腋中线水平的肋下间隙，容易显示肾脏。肾脏扫查应包括纵向（长轴）和横向（短轴）扫查。

肾积水的诊断和分级使用广泛认可的超声标准[20]。当输尿管的上部出现扩张时（图 8-1 和图 8-2），如果经阴道未能发现，应在腹腔和盆腔部分寻找阻塞水平[19]。

在 TVS 的检查中可以很容易追踪从三角区到盆腔边缘，再到跨髂总血管处的输尿管。彩色多普勒有助于区分输尿管和血管。另一个可以帮助鉴别的特征是探头保持静止长达 180s 左右，可以观察到输尿管的蠕动。需要在静息和扩张状态下对输尿管的内径进行测量，测量时要将测量键放置于输尿管周围高回声纤维层交界处的输尿管肌层外侧缘进行测量[19]。

参 考 文 献

[1] Koninckx PR, Martin D. Treatment of deeply infiltrating endometriosis. Curr Opin Obstet Gynecol. 1994;6:231–41.

[2] Chapron C, Fauconnier A, Dubuisson JB, Barakat H, Viera M, Breart C. Deep infiltrating endometriosis: relation between severity of dysmenorrhoea and extent of disease. Hum Reprod. 2003;18:760–6.

[3] Berlanda N, Vercellini P, Carmignani L, Aimi G, Amicarelli F, Fedele L. Ureteral and vesical endometriosis. Two different clinical entities sarin the same pathogenesis. Obstet Gynecol Surv. 2009;64:830–42.

[4] Gabriel B, Nassif J, Trompoukis P, Barata S, Wattiez A. Prevalence and management of urinary tract endometriosis: a clinical case series. Urology. 2011;78:1269–74.

[5] Knabben L, Imboden S, Fellmann B, Nirgianakis K, Kuhn A, Mueller MD. Urinary tract endometriosis in patients with deep infiltrating endometriosis: prevalence, symptoms, management and proposal for a new classification. Fertil Steril. 2015;103:147–52.

[6] Chapron C, Fauconnier A, Vierira M, et al. Anatomical distribution of deeply infiltrating endometriosis: surgical implications and pro position for a classification. Hum Reprod. 2003;18:157–61.

[7] Vercellini P, Frontino G, Pietropaolo G, Gattei U, Daguati R, Crosignani PG. Deep endometriosis: definition, pathogenesis, and clinical management. J Am Assoc Gynecol Laparosc. 2004;11:153–61.

[8] Chapron C, Dubuisson JB. Laparoscopic management of bladder endometriosis. Acta Obstet Gynecol Scand. 1999;78:887–90.

[9] Maccagnano C, Pellucchi F, Rocchini L, et al. Ureteral endometriosis: proposal for a diagnostic and therapeutic algorithm with a review of the literature. Urol Int. 2013;91:1–9.

[10] Carfagna P, De Cicco Nardone C, Testa AC, Scambia G, Marana F, De Cicco Nardone F. The role of transvaginal ultrasound in the evaluation of ureteral involvement in deep endometriosis. Ultrasound Obstet Gynecol. 2018;51(4):550–5.

[11] Del Frate C, Girometti R, Pittino M, Del Frate G, Bazzocchi M, Zuiani C. Deep retroperitoneal pelvic endometriosis: MR imaging appearance with laparoscopic correlation. Radiographics. 2006;26:1705–18.

[12] Guerriero S, Condous G, Van den Bossch T, Valentin L, et al. Systematic approach to sonographic evaluation of the pelvis in women with suspected endometriosis, including terms, definitions and measurements: a consensus opinion from the International Deep Endometriosis Analysis (IDEA) group. Ultrasound Obstet Gynecol. 2016;48:318–32.

[13] Kolodziej A, Krajewski W, Dolowy L, Hirnle L. Urinary tract endometriosis. Urol J. 2015;12:2213–7.

[14] Savelli L, Manuzzi L, Pollastri P, Mabrouk M, Seracchioli R, Venturoli S. Diagnostic accuracy and potential limitations of transvaginal sonography for bladder endometriosis. Ultrasound Obstet Gynecol. 2009;34:595–600.

[15] Chamié LP, Blasbalg R, Pereira RM, Warmbrand G, Serafini PC. Findings of pelvic endometriosis at transvaginal US, MR imaging, and laparoscopy. Radiographics. 2011;31(4):E77–100.

[16] Manganaro L, Fierro F, Tomei A, Irimia D, Lodise P, Sergi ME, Vinci V, Sollazzo P, Porpora MG, Delfini R, Vittori G, Marini M. Feasibility of 3.0T pelvic MR imaging in the evaluation of endometriosis. Eur J Radiol. 2012;81(6):1381–7.

[17] Thonnon C, Philip CA, Fassi–Fehri H, Bisch C, Coulon A, de Saint–Hilaire P, Dubernard G. Three–dimensional ultrasound in the management of bladder endometriosis. J Minim Invasive Gynecol. 2015;22:403–9.

[18] Bazot M, Thomassin I, Hourani R, Cortez A, Darai E. Diagnostic accuracy of transvaginal sonography for deep pelvic endometriosis. Ultrasound Obstet Gynecol. 2004;24:180–5.

[19] Pateman K, Mavrelos D, Hoo WL, Holland T, Naftalin J, Jurkovic D. Visualization of ureters on standard gynecological transvaginal scan: a feasibility study. Ultrasound Obstet Gynecol. 2013;41:696–701.

[20] Tuma J, Trinkler F, Zát'ura F, Novakova B. Genitourinary ultrasound. In: Dietrich C, editor. EFSUMB (European Federation of Societies for Ultrasound in Medicine and Biology) course book. London: European Federation of Societies for Ultrasound in Medicine and Biology; 2017. p. 275–340. ISBN 978–0–9571581–0–8.

第 9 章

子宫骶韧带子宫内膜异位症
Uterosacral Ligament Endometriosis

Francesco Paolo Giuseppe Leone　著

刘瑗玲　译

一、概述

在子宫内膜异位症患者中，以下部位子宫内膜异位症发生率为 15% ~ 30%，按累及频率依次为子宫骶韧带（uterosacral ligaments，USLs）、Douglas 窝（pouch of Douglas，POD）、直肠乙状结肠、直肠阴道隔、阴道和膀胱[1, 2]。从出现症状到确诊可长达 8 年，往往会带来沉重的经济和社会负担[3-5]。

USL 子宫内膜异位症的术前诊断与外科手术密切相关，因为该处病变的切除导致膀胱功能障碍的风险很高。建议保留下腹下神经丛以避免这种并发症，这在孤立的 USL 子宫内膜异位症患者中尤其适合，而更广泛的子宫内膜异位症病变并不适合这种保守性手术[6]。

本章将重点介绍经阴道超声（transvaginal sonography，TVS）下彩色多普勒和能量多普勒超声（color and power Doppler，CD 和 PD）诊断 USL 子宫内膜异位症的方法，同时结合经阴道超声造影术（sonovaginography，SVG）（盐水对比造影或凝胶灌注）或三维经阴道超声（three-dimensional transvaginal sonography，3D-TVS）的方法。

二、我们该怎么做

（一）临床病史

详细的临床病史始终是诊疗最重要的第一步。USL 深部子宫内膜异位症（deep endometriosis，DE）可能与痛经、性交困难（甚至无法性交）和排便困难有关[7]。

（二）临床盆腔检查

盆腔检查以阴道和（或）直肠指诊为基础，当发现子宫骶韧带增厚或有结节时（通常伴有疼痛），提示患有 USL DE 的可能[8]。

（三）经阴道二维超声检查

经阴道超声可以在整个月经周期进行，一般无须肠道准备（不需使用泻药或灌肠）。

使用 3～9MHz 宽频微凸阵阴道探头进行常规经阴道二维超声检查（2D-transvaginal sonography，2D-TVS）检查，根据 IDEA 共识，通过压痛引导和动态方法对整个盆腔进行检查（见第 3 章）。在阴道探头与阴道周围结构之间进行压痛引导检查，这个过程可以显示超声图像或不显示，同时结合患者在整个检查过程中的对疼痛反应的主动配合[9, 10]。然后，图像放大到只包含阴道上段、子宫颈和子宫下段，在宫颈矢状切面上从一侧子宫动脉扫查至另一侧子宫动脉，横切面上从宫颈外口扫查至宫颈内口。图像应该尽可能放大，集中在感兴趣的区域。此外，为了获得高质量的图像，仪器参数进行以下设置至关重要。①深度（在盆腔检查时显示完整的宫颈）；②增益（同时设置总时间增益补偿）；③动态范围（与宫颈评估关系不大）；④聚焦（单一聚焦，在宫颈下方）；⑤放大（更好的高分辨力放大功能）。

然而，由于子宫位置的变化（尤其是轴向）或子宫旋转（子宫内膜异位症或既往手术相关的粘连）可能会出现操作上的困难。在某些情况下，可以通过用另一只手按压腹部来克服这一问题。探头可以位于阴道前穹窿或阴道后穹窿。

彩色和能量多普勒取样框应包括结节及其周围的脂肪和结构。调整放大倍数和参数设置，以确保以最为敏感的方式显示血流信息。①"正常的"超声频率（至少为 5.0MHz）；②脉冲重复频率为 0.6kHz（0.3～0.9kHz）；③低壁滤波 40Hz（30～50Hz）；④彩色和能量多普勒增益（降低到所有颜色伪像消失）。

结节内的彩色信号可用标准化色彩评分（standardized color score，CS）进行评分，这是一种主观的半定量评估血流量的方法。CS 1，没有血流信号；CS 2，只有极少的血流信号；CS 3，血流信号适中；CS 4，血流信号丰富。

超声通常不能显示正常的 USLs。USL DE 病变表现为增厚的低回声结节，结节形态规则、边界光滑，或者在腹膜脂肪高回声包绕的 USLs 下结节形态不规则、边界呈星状，内部回声均匀或不均匀（图 9-1）[2]。

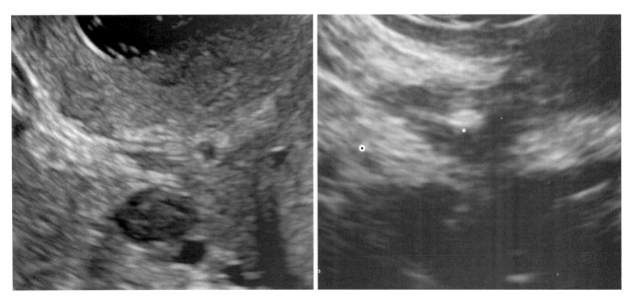

▲ 图 9-1 USL DE 超声表现

为低回声均匀增厚结节，轮廓规则、光滑（左），或表现为低回声非均匀增厚结节，边缘不规则、呈星形（右）

宫颈旁矢状面可见 USL DE 结节（图 9-2）。①将阴道探头置于阴道前穹窿或阴道后穹窿；②获得宫颈矢状切面，选择中线（通过宫颈管）；③绘制一条穿过宫颈内口的假想线；④将探头向两侧扫查至子宫动脉；⑤向内扫查至子宫动脉内侧，USL DE 结节呈低回声病变。

同样，在宫颈横断面上也可以扫查到 USL DE 结节（图 9-3）。①将经阴道探头置于阴道前穹窿或阴道后穹窿；②获得宫颈横切面；③将探头从头侧扫至宫颈内口，USL DE 结节表现为低回声病变。

USL 病变可能是孤立的，也可能是大结节的一部分，延伸到阴道或其他周围结构（直肠乙状结肠、卵巢）（图 9-4）。如果结节位于宫颈区后方，呈现中央低回声（弓状异常），则应将其视为宫颈隆凸 DE [2]。当结节为延伸部分时，常可看到"滑动征"阴性（即 Douglas 窝闭塞）[11, 12]。

通过矢状切面和横切面扫查的方法，在三个正交平面上系统地测量 USL 结节的厚度，以获得长度（正中矢状面测量）、厚度（前后测量），和横径，均以毫米为单位。

整个过程应进行数字记录（视频片段），以备回放，同时将选定的诊断图像进行存储和（或）打印。在与外科医师讨论手术策略时，前者尤为重要。

（四）使用盐水和凝胶进行阴道超声造影检查

阴道超声造影是将 TVS 与向阴道内注射盐水或凝胶相结合的检查方法。使用塑料注射器和 Foley 导管或避孕套向阴道内注入 50ml 造影剂，在探头和阴道周围结构之间形成一个透声窗，从而可以更完整地观察阴道壁和阴道前/后穹窿 [13, 14]。使用充有凝胶的避孕套的最大优点是持续时间更长，不存在造影剂回流，也不需要特定的装置（导管、注射器）。当临床症状和初步盆腔检查提示存在深部 DE 结节时，就可以进行 SVG 检查，以便识别孤立的（图 9-5）或延伸而来的病变结节（图 9-6）。与之前一样，整个过程应该进行数字化记录（视频片段），以供回放，并且进行存储和（或）打印所选择的诊断图像。

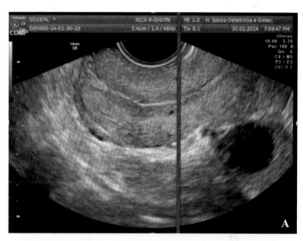
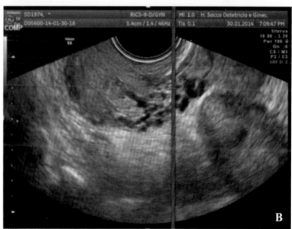
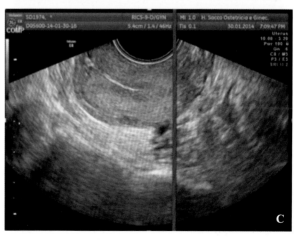

▲ 图 9-2 宫颈旁矢状面超声扫查

A. 宫颈矢状切面图像，假想线穿过宫颈内口；B. 宫颈旁矢状切面图像，假想线经过子宫动脉水平；C. 宫颈矢状切面图像，内侧为子宫动脉，假想线经过 USL DE 低回声结节

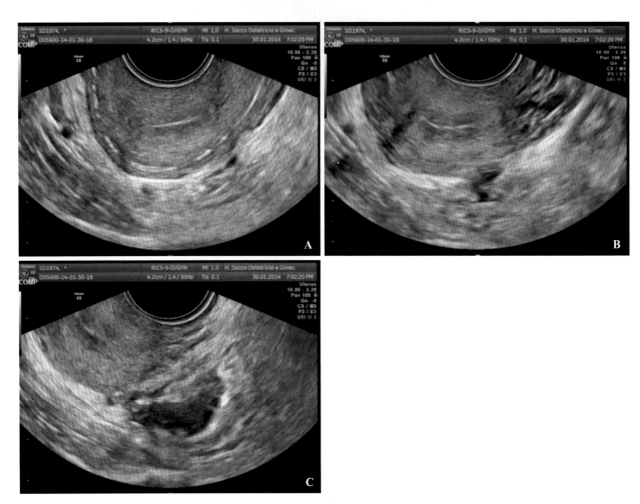

▲ 图 9-3 宫颈横断面超声扫查

A.宫颈横切面图像，阴道边缘回声明亮；B.宫颈上段横切面图像显示左侧 USL DE 结节呈低回声；C.子宫峡部横断面图像，左侧 USL 低回声 DE 结节与直肠乙状结肠 DE 结节相互粘连

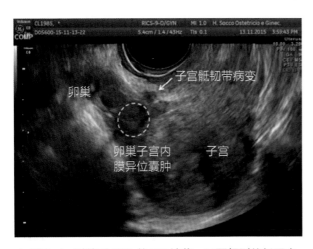

▲ 图 9-4 延伸至 USL 的 DE 结节，呈不规则的低回声，与卵巢子宫内膜异位囊肿及宫颈后方的 DE 结节粘连

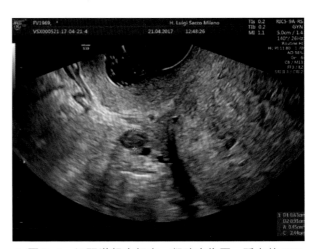

▲ 图 9-5 经阴道超声扫查，凝胶声像图，孤立的 USL DE 病变，呈低回声，轮廓光滑

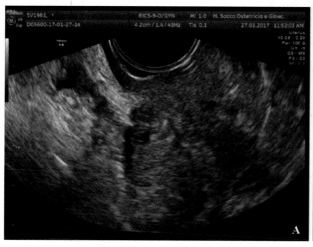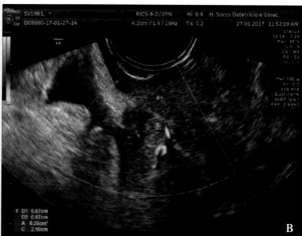

▲ 图 9-6　延伸的 USL DE 病变，低回声，轮廓光滑（A）和 CS1（B），凝胶阴道超声成像，紧附于宫颈后的 DE 低回声病灶

（五）经直肠超声

使用阴道探头经直肠检查可以辅助 TVS 检查或适用于不能或不适合（处女膜完好）行 TVS 检查的患者[15]。

（六）经阴道三维超声检查

在过去的几十年里，大量的文献提到了 3D-TVS 在妇科检查中的作用，主要集中在子宫先天性异常和子宫腺肌病，但在 DE 的诊断中报道很少[16]。

3D-TVS 应在完成详细的压痛引导和经阴道检查之后进行，有助于在三个正交平面上充分显示 USL DE 病变及其与周围结构的关系，从而轻松区分孤立的和延伸的病变（图 9-7）。

为了获得高质量的 3D 图像，通过高质量的 2D 图像获得一个合适的容积是至关重要的。①获得良好的宫颈上部和 USL DE 病变的 2D 图像；②选择 3D/4D 静态模式；③选择优化选项（采集速度越慢，扫描持续时间越长，质量越高）；④选择扫描角度（扫描容积范围 85°～120°，范围越小，图像质量越高，因此选择适合目标的最小角度）；⑤选择矢状切面和（或）横切面，确保包括整个结节和周围结构；⑥拿稳探头，避免探头受压，在采集过程中要求患者保持静止，获得容积成像，并以电子储存图像，以备后续分析；⑦参考点（感兴趣的点），放大屏幕和至少 70% 比例的虚拟导航多平面，并通过旋转 X、Y 和 Z 轴旋转三个正交平面；⑧通过增加后处理工具，包括容积对比成像（volume contrast imaging，VCI）、渲染模式、超声断层成像（tomographic ultrasound imaging，TUI）评估和测量 USL DE 结节。

VCI 是一种基于容积采集的技术，通过提高分辨率、降低噪声和伪像，在二维超声图像中实现对比度增强和斑点抑制。因此，VCI 的结果是一个薄层表面渲染的结节图像，超声检查者通常将其厚度设定为 2mm（图 9-7）。

渲染模式分析是基于感兴趣区域（region of interest，ROI）的选择和获得结节的容积观察平面，获得病变的厚层图像（图 9-8）。

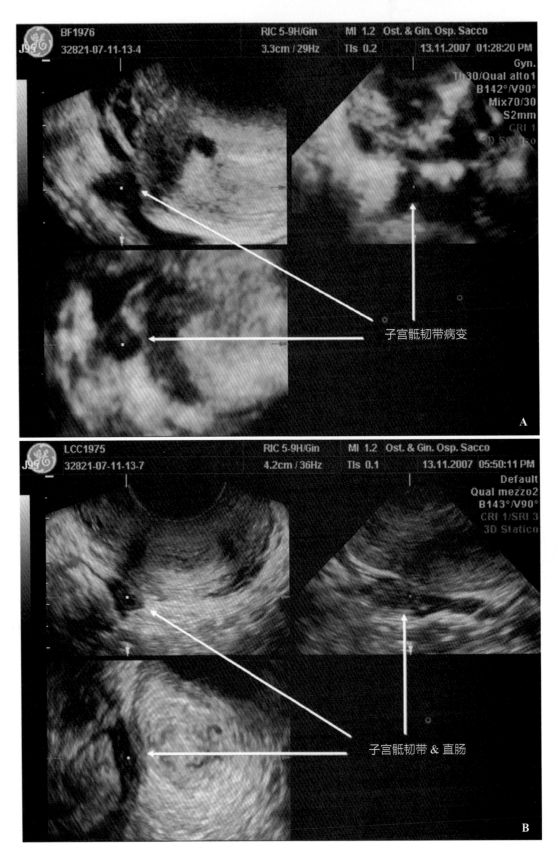

▲ 图 9-7 VCI 多平面图像（层厚 2mm）

显示孤立结节（A）和延伸的结节（B）浸润到直肠乙状结肠

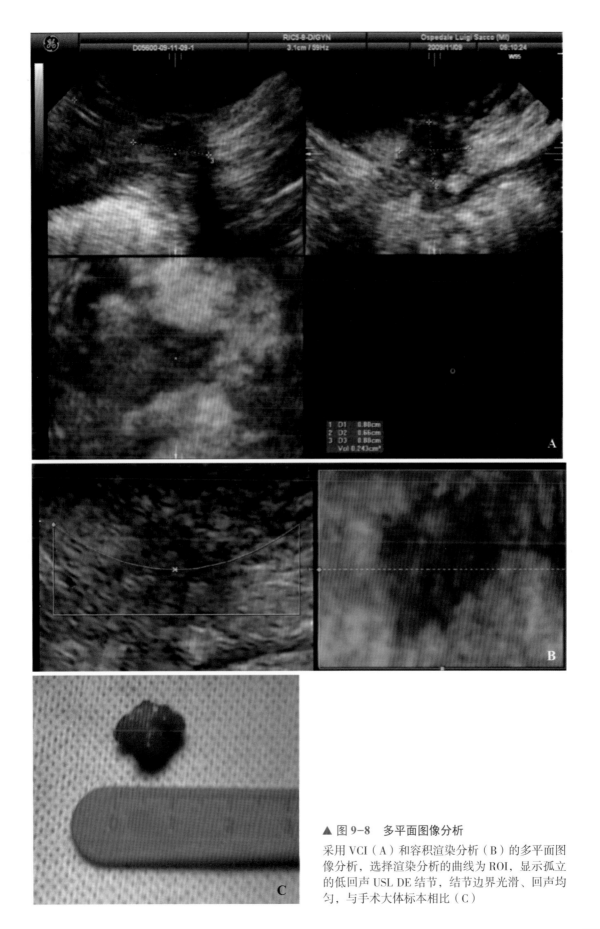

▲ 图 9-8　多平面图像分析

采用 VCI（A）和容积渲染分析（B）的多平面图像分析，选择渲染分析的曲线为 ROI，显示孤立的低回声 USL DE 结节，结节边界光滑、回声均匀，与手术大体标本相比（C）

　　TUI 是一种可以同时显示多平面的技术，可同时使用 VCI。同样的，操作者可以设定声像图的数量和厚度，取决于分析用途。建议根据 USL 病变（孤立病变或延伸病变）和周围结构，选择 3 ～ 9 张厚度 0.5 ～ 3.5mm 的图像（图 9-9）。

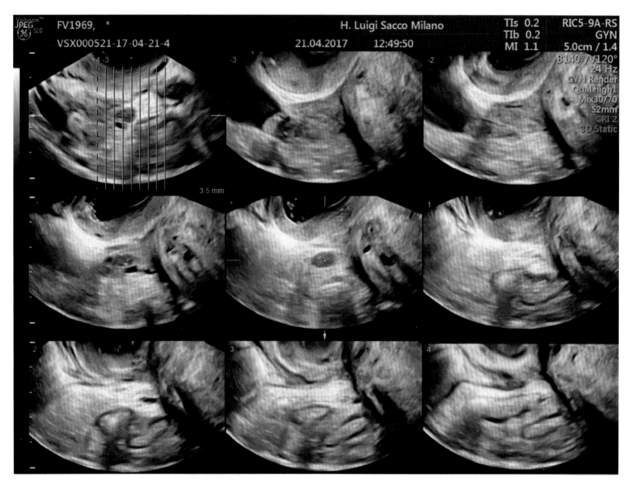

▲ 图 9-9　TUI 同时使用 VCI

TUI 图像（层厚 3.5mm 的 9 幅图像）与 VCI 分析（2mm）显示的孤立性 USL DE 结节，呈均匀低回声、边界光滑

　　特别需要在 3D-TVS 进行病灶的容积图像采集后进行以下步骤。①在多平面模式下增加 VCI，识别并放大已选定的 USL DE 病变图像；②将选定的平面前后移动，以确定包含病灶最大直径的平面，并评估周围结构的受累程度；③沿 Z 轴旋转 DE 病灶至理想的中心（参考点），直至该线穿过结节中心，并评估其向周围结构的延伸情况（图 9-10）；④如果临床多学科中讨论可能有用，报告中应添加 TUI 或渲染模式的图像。

　　存储 3D 容积成像，并根据需要多次分析，可以通过互联网发送数据资料以获得其他专家意见，从而建立切除病灶不同的手术方案。在与外科医师讨论手术策略时，后一特征尤为重要（图 9-11 和图 9-12）。

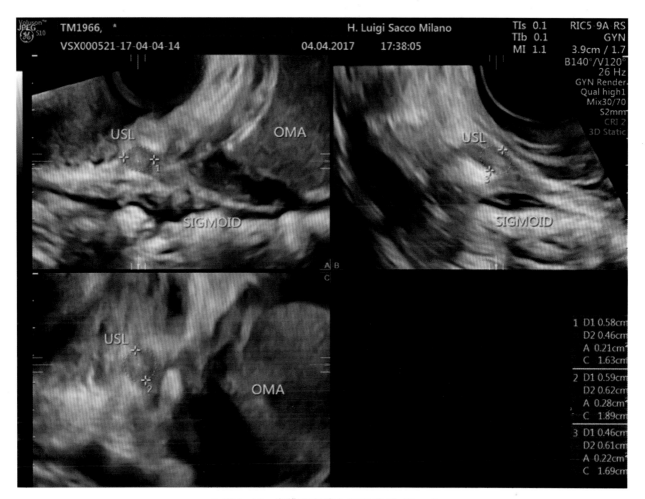

▲ 图 9-10　多维平面结合 VCI 分析（2mm）
显示一例 USL DE 的延伸结节，呈不规则均匀低回声，与卵巢子宫内膜异位囊肿和乙状结肠浆膜层粘连

三、未来展望

TVS 仍应是评估疑似 DE 患者的首选方法。未来通过采纳 IDEA 共识中关于 DE 的术语、定义及病灶测量方法，有助于提高检查和报告的标准化，进而降低对操作人员的依赖性，从而优化术前分诊，提高手术效果。此外，有助于促成大型的多中心研究和全面的超声诊断子宫内膜异位症的 Meta 分析。

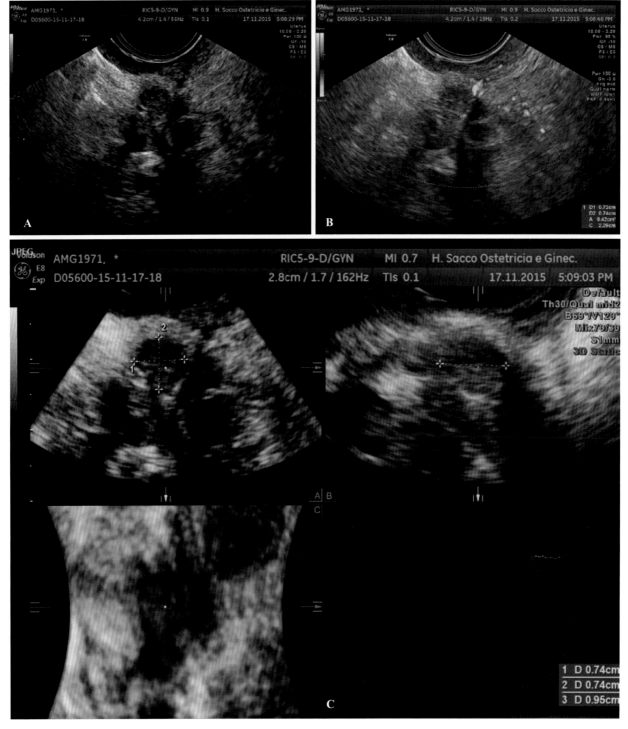

▲ 图 9-11　USL DE 病灶

病灶呈均匀低回声、轮廓不规则，紧附着于宫颈后的 DE 低回声病灶和浸润性直肠乙状结肠结节（见于 2D-TVS）（A）、CS1（B）、3D-TVS 多平面图像和 VCI 分析（见于 2D-TVS）(2mm)（C）

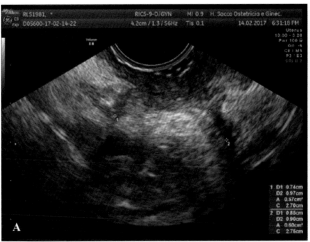
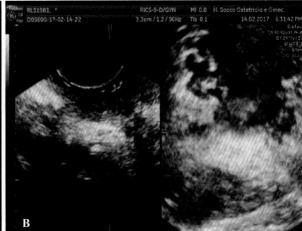
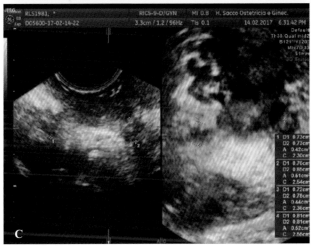

▲ 图 9-12　双侧延伸的低回声不均匀性 USL DE 病灶，轮廓不规则，紧紧粘连于宫颈后段的弓形低回声病灶
2D-TVS 横切面（A）、3D-TVS 多平面图像和 VCI 分析（2mm）（B、C）

参 考 文 献

[1] Exacoustos C, Zupi E, Piccione E. Ultrasound imaging for ovarian and deep infiltrating endometriosis. Semin Reprod Med. 2017;35(1):5–24.

[2] Bazot M, Thomassin I, Hourani R, Cortez A, Darai E. Diagnostic accuracy of transvaginal sonography for deep pelvic endometriosis. Ultrasound Obstet Gynecol. 2004;24(2):180–5.

[3] Dunselman GA, Vermeulen N, Becker C, Calhaz-Jorge C, D'Hooghe T, De Bie B, Heikinheimo O, Horne AW, Kiesel L, Nap A, Prentice A, Saridogan E, Soriano D, Nelen W, European Society of Human Reproduction and Embryology. ESHRE guideline: management of women with endometriosis. Hum Reprod. 2014;29(3):400–12.

[4] Nisenblat V, Bossuyt PM, Farquhar C, Johnson N, Hull ML. Imaging modalities for the non-invasive diagnosis of endometriosis. Cochrane Database Syst Rev. 2016;(2): CD009591.

[5] Nisenblat V, Prentice L, Bossuyt PM, Farquhar C, Hull ML, Johnson N. Combination of the non-invasive tests for the diagnosis of endometriosis. Cochrane Database Syst Rev. 2016;(7):CD012281.

[6] Volpi E, Ferrero A, Sismondi P. Laparoscopic identification of pelvic nerves in patients with deep infiltrating endometriosis. Surg Endosc. 2004;18(7):1109–12.

[7] Chapron C, Barakat H, Fritel X, Dubuisson JB, Bréart G, Fauconnier A. Presurgical diagnosis of posterior deep infiltrating endometriosis based on a standardized questionnaire. Hum Reprod. 2005;20(2):507–13.

[8] Hudelist G, Oberwinkler KH, Singer CF, Tuttlies F, Rauter G, Ritter O, Keckstein J. Combination of transvaginal sonography and clinical examination for preoperative diagnosis of pelvic endometriosis. Hum Reprod. 2009;

24(5):1018–24.

[9] Guerriero S, Ajossa S, Gerada M, D'Aquila M, Piras B, Melis GB. "Tenderness–guided" transvaginal ultrasonography: a new method for the detection of deep endometriosis in patients with chronic pelvic pain. Fertil Steril. 2007; 88(5):1293–7.

[10] Guerriero S, Ajossa S, Gerada M, Virgilio B, Angioni S, Melis GB. Diagnostic value of transvaginal 'ten derness–guided' ultrasonography for the prediction of location of deep endometriosis. Hum Reprod. 2008;23(11):2452–7.

[11] Reid S, Lu C, Casikar I, Reid G, Abbott J, Cario G, Chou D, Kowalski D, Cooper M, Condous G. Prediction of pouch of Douglas obliteration in women with suspected endometriosis using a new real–time dynamic transvaginal ultrasound technique: the sliding sign. Ultrasound Obstet Gynecol. 2013;41(6):685–91.

[12] Reid S, Lu C, Casikar I, Mein B, Magotti R, Ludlow J, Benzie R, Condous G. The prediction of pouch of Douglas obliteration using offline analysis of the transvaginal ultrasound 'sliding sign' technique: interand intra–observer reproducibility. Hum Reprod. 2013;28(5):1237–46.

[13] Saccardi C, Cosmi E, Borghero A, Tregnaghi A, Dessole S, Litta P. Comparison between transvaginal sonography, saline contrast sonovaginography and magnetic resonance imaging in the diagnosis of posterior deep infiltrating endometriosis. Ultrasound Obstet Gynecol. 2012;40:464–9.

[14] Reid S, Lu C, Hardy N, Casikar I, Reid G, Cario G, Chou D, Almashat D, Condous G. Office gel sonovaginography for the prediction of posterior deep infiltrating endometriosis: a multicenter prospective observational study. Ultrasound Obstet Gynecol. 2014;44:710–8.

[15] Koga K, Osuga Y, Yano T, Momoeda M, Yoshino O, Hirota Y, Kugu K, Nishii O, Tsutsumi O, Taketani Y. Characteristic images of deeply infiltrating rectosigmoid endometriosis on transvaginal and transrectal ultrasonography. Hum Reprod. 2003;18:1328–33.

[16] Pascual MA, Guerriero S, Hereter L, Barri–Soldevila P, Ajossa S, Graupera B, Rodriguez I. Three–dimensional sonography for diagnosis of rectovaginal septum endometriosis: interobserver agreement. J Ultrasound Med. 2013;32(6): 931–5.

第 10 章

阴道穹窿深部子宫内膜异位症
Forniceal–Vaginal Deep Endometriosis

Stefano Guerriero, Gil Cohen, Silvia Ajossa,Ornella Comparetto,

Camilla Ronchetti, Bruno Piras, Alba Piras, Valerio Mais　著

王　莉　译

一、概述

阴道穹窿位于阴道顶端的环形凹陷处。穹窿深部子宫内膜异位症（deep endometriosis，DE）主要位于阴道穹窿的后部，但也可能累及穹窿的侧部[1]。阴道 DE 的患病率为 4%～39%[3,4]，平均患病率为 17%[2]。造成发病比率不同的主要原因可能是由于在国际深部子宫内膜异位症分析（International Deep Endometriosis Analysis，IDEA）共识应用前采取了不同的分类系统[5]。

DE 浸润部位的组织学特点主要为围绕异位病灶的纤维肌性增生，病灶有时包含小腔。子宫内膜的腺体与基质浸润邻近的纤维肌肉组织，引起平滑肌增生和纤维反应，导致实性结节形成[6-8]。异位的子宫内膜腺体常常离阴道黏膜上皮很近[9]。

Donnez 等[10]提出关于阴道穹窿子宫内膜异位症的分类，以前称为"腹膜后"或"宫颈后"的病变。这种分类基于疾病发病机制理论，该理论指出子宫腺肌病起源于宫颈后方，并累及腹膜后间隙。这些作者提出了一种考虑腹膜后病变位置的分类方法（图 10-1）[11]，Del Frate 等对这种分类进行了阐述[12]。

Ⅰ型：直肠阴道隔 DE 结节（占总病例的 10%）。这些病变位于阴道黏膜后壁和直肠肌层前壁之间的直肠阴道隔膜内[10]。

Ⅱ型：后阴道穹窿 DE 结节（占总病例的 65%）。病变从后穹窿向直肠阴道隔发展。后穹窿是指宫颈后方，对应宫颈后唇的后方与阴道黏膜的相接处[10]。

Ⅲ型：沙漏形或空竹形 DE 结节（占总病例的 25%）。病变从后穹窿处向头侧的直肠前壁延伸时，位于直肠前壁的病变大小与位于后穹窿附近的病变类似。病变的两个部分之间存在着一个小但很好观察到的连续结构。病变常发生在子宫直肠陷凹或 Douglas 窝的腹膜反折处，体积较大（通过临床检查估

本章视频来源：**Electronic Supplementary Material** The online version of this chapter (https://doi.org/10.1007/978-3-319-71138-6_10) contains supplementary material, which is available to authorized users.

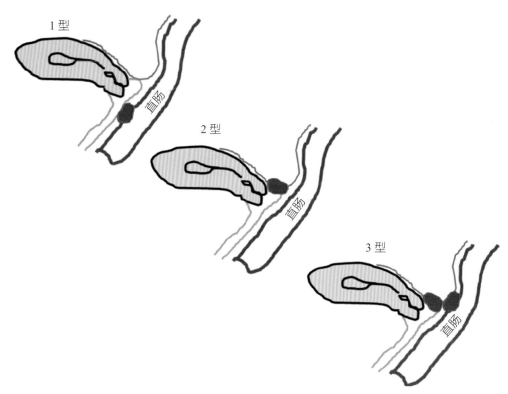

▲ 图 10-1 由 Donnez 等提出的阴道穹窿子宫内膜异位病变的 3 个不同位置示意图
以往称为"腹膜后或宫颈后病变"[10]

计其平均尺寸为 3cm 左右）[10]。

本章的重点是Ⅱ型和Ⅲ型。Ⅰ型或直肠阴道隔 DE 将在第 11 章描述。

Fauconnier 等 [13] 发现阴道 DE 与月经期间的排便痛苦和其他胃肠道症状相关。Chapron 等 [14] 发现后盆腔 DE 与发生阴道浸润和痛经的严重程度有关，而 Vercellini 等没有观察到这种相关性 [15]。

几项研究评估了经阴道超声（transvaginal ultrasound，TVS）诊断阴道 DE 病变的敏感性和特异性。Guerriero 等 [2] 通过 Meta 分析发现其诊断敏感性为 58%，特异性为 96%。Nisenblat 等 [16] 在 Cochrane 系统评价中发现，TVS 诊断的平均敏感度与特异度分别为 57% 和 99%。Noventa 等 [17] 的 Meta 分析显示诊断敏感性为 50%，特异性为 88.7%。

二、我们该怎么做

正如 IDEA 共识 [5] 所建议的那样，最佳的超声评估需要从详细的临床病史评估开始 [5, 18-20]。对发生阴道 DE 结节的女性必须进行阴道检查。实际上，一些穹窿 DE 病变可以通过窥器检查直接观察到（图 10-2）。

通过 TVS 显示的声像图中后穹窿是指宫颈后唇下边界与子宫直肠腹膜隐窝（Douglas 窝）下缘末尾端后的区域（见第 11 章）。穹窿 DE 的 TVS 表现为阴道后穹窿的增厚或阴道壁孤立的低回声结节。低回声结节的内部回声可以是均匀的或者不均匀的，结节周边伴有或不伴有囊性回声 [5]（图 10-2 至图 10-9）。

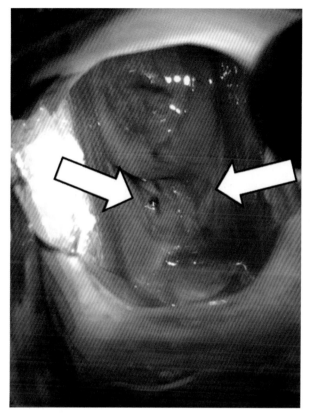

▲ 图 10-2　窥器下观察到的穹窿异位结节

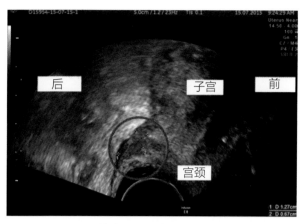

▲ 图 10-3　TVS 检查可见的穹窿处实性异位结节

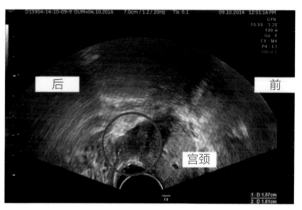

▲ 图 10-4　TVS 检查可见穹窿处实性异位结节

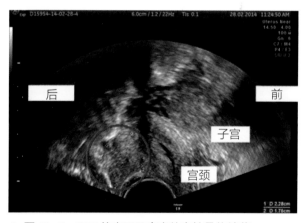

▲ 图 10-5　TVS 检查可见穹窿处实性异位结节

后穹窿的超声观察不仅要明确是否有 DE 的存在，而且要对其大小（在三个正交平面中）、与邻近结构的解剖关系、相对周围器官的移动度或粘连程度、是否存在压痛等进行评估。我们建议对每个病变使用彩色多普勒模式，以排除其他的诊断（图 10-10 至图 10-12）。在对阴道后穹窿进行仔细的超声检查后，观察者需用阴道探头从阴道口沿着直肠阴道隔来回滑动，以观察后穹窿与直肠壁的关系。

外形似沙漏或空竹的阴道 DE 病变结节，向头侧沿直肠前壁延伸，病变累及黏膜肌层（见第12 章）（图 10-13 和图 10-14）。这种病变需要测量 3 个平面的径线。

推荐使用压痛引导的超声检查方法诊断阴道 DE[4]。这种方法需要增加探头耦合剂的用量（仅在探头套内），使探头尖端与阴道穹窿之间产生空隙。为避免碰掉耦合剂，操作者需将探头轻轻插入阴道至后穹窿水平，此过程可检出先前未检测到的病变。超声检查时需告知患者若出现压痛及疼痛的部位要告诉操作者，特别需要注意后者，它可能提示邻近有子宫内膜异位病变的存在[21]（图 10-15）。通过这种方法，能更好检出病灶（视频 10-1 和视频 10-2）。更多细节参见第14 章。

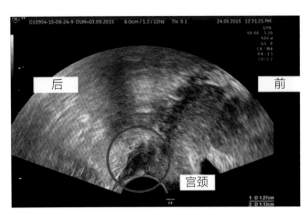

▲ 图 10-6　TVS 检查可见穹窿实性异位结节

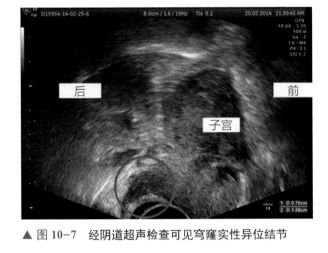

▲ 图 10-7　经阴道超声检查可见穹窿实性异位结节

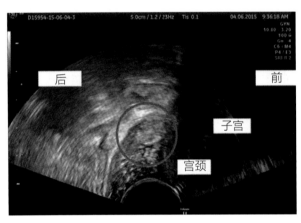

▲ 图 10-8　TVS 检查可见穹窿实性异位结节

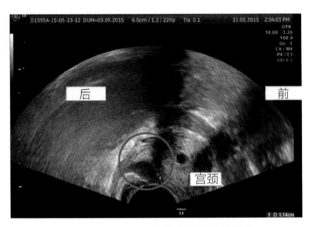

▲ 图 10-9　TVS 检查可见穹窿囊实性异位结节

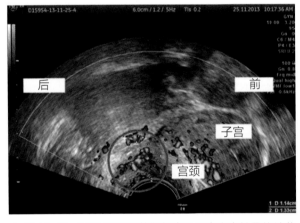

▲ 图 10-10　TVS 能量多普勒超声显示穹窿实性异位结节

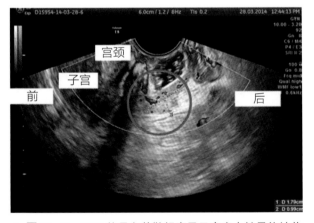

▲ 图 10-11　TVS 能量多普勒超声显示穹窿实性异位结节

　　当然，也可以采用经阴道三维（three-dimensional，3D）超声成像的方式。在获取 3D 容积数据后，在 B 平面下将 ROI 调整线设置在左侧，调整这条绿线至病变中心（矢状面），再进行虚拟导航和 3D 评估。病变通常表现为典型的不规则小结节[22]（图 10-16）。

　　对疑似有阴道 DE 的患者，评估阴道穹窿最有价值的检查是 TVS 结合使用生理盐水[23, 24]或超声凝

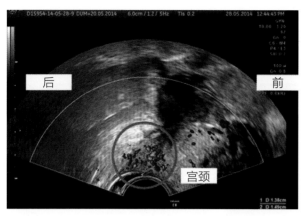

▲ 图 10-12 TVS 能量多普勒超声可见的穹窿实性异位结节

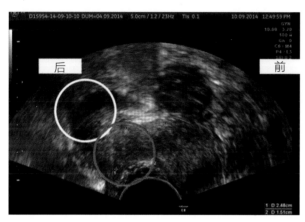

▲ 图 10-13 TVS 检查可见的空竹状异位结节。白圈为直肠乙状结肠结节，红圈为穹窿部结节

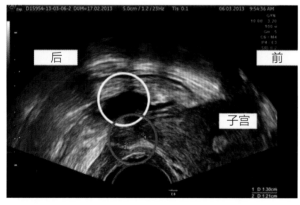

▲ 图 10-14 TVS 检查可见的空竹状异位结节。白圈为直肠乙状结肠结节，红圈为穹窿部结节

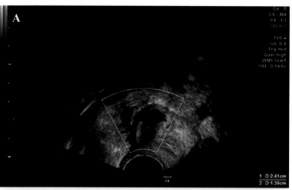

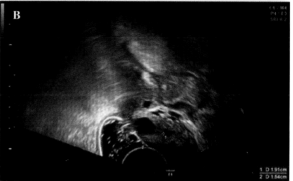

▲ 图 10-15 普通模式下的阴道超声检查（A）和诱发痛觉模式下的阴道超声检查（B）

盆腔结构显示更清晰。据报道，这种方式可以更好地提示病变所在[25-27]（视频 10-3 和视频 10-4）。

三、重要的技术技巧

我们的建议是，使用 IDEA 共识[5] 提出的四个基本超声检查步骤，注意特定部位的压痛以及直肠前壁与阴道后穹窿之间关系的动态评估。在评估后穹窿 DE 病变时，我们建议包括以下信息：① DE 病变的大小（在 3 个正交平面上测量）；②与毗邻组织结构的解剖关系；③周围器官的可移动性或粘连程度；④彩色多普勒超声提示的血流信息。

以下建议也可能有用：①动作轻柔逐渐插入阴道探头，并在探头表面涂一层利多卡因凝胶。②重视操作者与患者之间的配合，特别是在进行压痛引导超声评估时。③对疑似阴道 DE 的患者，可采用凝胶配合的阴道超声造影术。与生理盐水阴道超声造影术相比，前者的可操作性更强，需

胶[25-27] 的经阴道超声造影术（见第 14 章）。使用超声凝胶的经阴道超声造影术时，在插入阴道探头前，用 20ml 的塑料注射器将 20 ～ 50ml 的超声凝胶注入阴道后穹窿[25-27]。凝胶造成的声窗使后

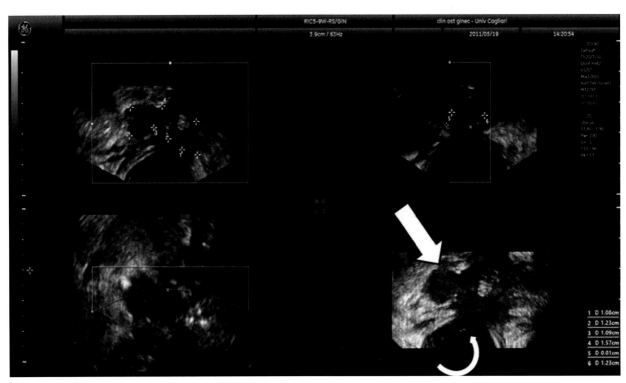

▲ 图 10-16　空竹状结节的三维图像

直箭示直肠乙状结肠结节，弯箭示穹窿结节

要准备的步骤更少，给患者带来的不适感也更少。在进行凝胶阴道超声造影术检查前，我们建议必须将凝胶小心吸入注射器内，确保凝胶中没有或只有极少量气泡，并且注射器被完全填充，注射器活塞与凝胶直接接触，降低了探头进入阴道后产生气泡的可能性。③正常超声解剖结构消失时需要进行记录。④如果存在沙漏形或空竹形结节，必须在报告中强调指出。由于这种类型的病变具有浸润性，因此可能会影响手术方案（进行与否），同时增加手术风险。⑤使用离线 3D 容积成像对可疑区域进行虚拟导航，不仅可以重新评估 DE 病变的特征，还能重新评估病变与周围器官的关系。⑥请记住，某些穹窿病变可能会累及直肠阴道隔。由于靠近肛门括约肌，这种联合式病变可能特别难以被手术清除，需要告知外科医师。⑦经会阴三维超声在评估直肠阴道隔 DE 病变上是另一种可行的方式（见第 14 章）[28]。

四、未来展望

三维 TVS 在诊断阴道 DE 中具有较高的诊断准确率，对后盆腔子宫内膜异位病变（无肠管受累）诊断敏感性为 87%，特异性为 94%[22]。然而，这种方式不能评估盆腔脏器的活动性。经会阴三维超声检查可能是另种检查方式，但它仅用于评估直肠阴道隔 DE[28, 29]。

目前为止，针对阴道穹窿 DE，还没有经直肠超声成像或 3D 经直肠超声成像的相关研究（详见第 14 章）。未来，经阴道弹性成像可能是研究阴道穹窿 DE 的有效手段。融合成像，也称为实时虚拟超声检查，是一种利用磁导航和计算机软件同步显示实时超声和多平面重建磁共振成像（magnetic resonance imaging，MRI）的新技术。该技术结合了 MRI 和超声的优点，不仅能更好地识别 DE 的主要解剖部位，还有可能提高超声和 MRI 的诊断效能[30]。

参 考 文 献

[1] Chapron C, Chopin N, Borghese B, Foulot H, Dousset B, Vacher-Lavenu MC, Vieira M, Hasan W, Bricou A. Deeply infiltrating endometriosis: pathogenetic implications of the anatomical distribution. Hum Reprod. 2006;21:1839-45.

[2] Guerriero S, Ajossa S, Minguez JA, Jurado M, Mais V, Melis GB, Alcázar JL. Accuracy of transvaginal ultrasound for diagnosis of deep endometriosis in uterosacral ligaments, rectovaginal septum, vagina and bladder: systematic review and meta-analysis. Ultrasound Obstet Gynecol. 2015;46: 534-45.

[3] Vimercati A, Achilarre MT, Scardapane A, Lorusso F, Ceci O, Mangiatordi G, Angelelli G, Van Herendael B, Selvaggi L, Bettocchi S. Accuracy of transvaginal sonography and contrast-enhanced magnetic resonance-colonography for the presurgical staging of deep infiltrating endometriosis. Ultrasound Obstet Gynecol. 2012;40:592-603.

[4] Guerriero S, Ajossa S, Gerada M, Virgilio B, Angioni S, Melis GB. Diagnostic value of transvaginal 'tenderness guided' ultrasonography for the prediction of location of deep endometriosis. Hum Reprod. 2008;23:2452-7.

[5] Guerriero S, Condous G, Van Den Bosch T, Valentin L, Leone FPG, Van Schoubroeck D, Exacoustos C, Installè AJF, Martins WP, Abrao MS, Hudelist G, Bazot M, Alcázar JL, Gonçalves MO, Pascual MA, Ajossa s, Savelli L, Dunham R, Reid S, Menakaya U, Bourne T, Ferrero S, Leon M, Bignardi T, Holland T, Jurkovic D, Benacerraf B, Osuga Y, Somigliana E, Timmerman D. Systematic approach to sonographic evaluation of the pelvis in women with suspected endometriosis, including terms, definitions and measurements: a consensus opinion from the International Deep Endometriosis Analysis (IDEA) group. Ultrasound Obstet Gynecol. 2016;48:318.

[6] Koninckx PR, Meuleman C, Demeyere S, Lesaffre E, Cornillie FJ. Suggestive evidence that pelvic endometriosis is a progressive disease, whereas deeply infiltrating endometriosis is associated with pelvic pain. Fertil Steril. 1991;55:759-65.

[7] Vercellini P, Frontino G, Pietropaolo G, Gattei U, Daguati R, Crosignani PG. Deep endometriosis: definition and clinical management. J Am Assoc Gynecol Laparosc. 2004;11:153-61.

[8] Anaf V, El Nakadi I, De Moor V, Chapron C, Pistofidis G, Noel JC. Increased nerve density in deep infiltrating endometriotic nodules. Gynecol Obstet Investig. 2011; 71(2):112-7.

[9] Matsuzaki S, Houlle C, Botchorishvili R, Pouly JL, Mage G, Canis M. Excision of the posterior vaginal fornix is necessary to ensure complete resection of rectovaginal endometriotic nodules of more than 2 cm in size. Fertil Steril. 2009;91(4 Suppl):1314-5.

[10] Donnez J, Pirard C, Smets M, Jadoul P, Squifflet J. Surgical management of endometriosis. Best Pract Res Clin Obstet Gynaecol. 2004;18(2):329-48.

[11] Squifflet J, Feger C, Donnez J. Diagnosis and imaging of adenomyotic disease of the retroperitoneal space. Gynecol Obstet Investig. 2002;54:43-51.

[12] Del Frate C, Rossano Girometti R, Pittino M, Del Frate G, Bazzocchi M, Zuiani C. Deep retroperitoneal pelvic endometriosis: MR imaging appearance with laparoscopic correlation. Radiographics. 2006;26:1705-18.

[13] Fauconnier A, Chapron C, Dubuisson JB, Vieira M, Dousset B, Bréart G. Relation between pain symptoms and the anatomic location of deep infiltrating endometriosis. Fertil Steril. 2002;78(4):719-26.

[14] Chapron C, Fauconnier A, Dubuisson JB, Barakat H, Vieira M, Bréart G. Deep infiltrating endometriosis: relation between severity of dysmenorrhoea and extent of disease. Hum Reprod. 2003;18(4):760-6.

[15] Vercellini P, Trespidi L, De Giorgi O, Cortesi I, Parazzini F, Crosignani PG. Endometriosis and pelvic pain: relation to disease stage and localization. Fertil Steril. 1996;65: 299-304.

[16] Nisenblat V, Bossuyt PMM, Farquhar C, Johnson N, Hull ML. Imaging modalities for the non-invasive diagnosis of endometriosis. Cochrane Database Syst Rev 2016;(2).

[17] Noventa M, Saccardi C, Litta P, Vitagliano A, D'Antona D, Abdulrahim B, Duncan A, Alexander-Sefre F, Aldrich CJ, Quaranta M, Gizzo S. Ultrasound techniques in the diagnosis of deep pelvic endometriosis: algorithm based on a systematic review and meta-analysis. Fertil Steril. 2015;104(2):366-83.

[18] Chapron C, Barakat H, Fritel X, Dubuisson JB, Breart G, Fauconnier A. Presurgical diagnosis of posterior deep infiltrating endometriosis based on a standardized questionnaire. Hum Reprod. 2005;20:507-13.

[19] Fedele L, Bianchi S, Carmignani L, Berlanda N, Fontana E, Frontino G. Evaluation of a new questionnaire for the presurgical diagnosis of bladder endometriosis. Hum Reprod. 2007;22:2698-701.

[20] Hudelist G, Ballard K, English J, Wright J, Banerjee S, Mastoroudes H, Thomas A, Singer CF, Keckstein J. Transvaginal sonography vs. clinical examination in the preoperative diagnosis of deep infiltrating endometriosis. Ultrasound Obstet Gynecol. 2011;37(4):480-7.

[21] Guerriero S, Ajossa S, Gerada M, D'Aquila M, Piras B, Melis GB. "Tenderness-guided" transvaginal ultrasonography: a new method for the detection of deep endometriosis in patients with chronic pelvic pain. Fertil Steril. 2007;88(5): 1293-7.

[22] Guerriero S, Saba L, Ajossa S, Peddes C, Angiolucci M, Perniciano M, Melis GB, Alcázar JL. Three-dimensional ultrasonography in the diagnosis of deep endometriosis. Hum Reprod. 2014;29:1189-98.

[23] Dessole S, Farina M, Rubattu G, Cosmi E, Ambrosini G,

Nardelli GB. Sonovaginography is a new technique for assessing rectovaginal endometriosis. Fertil Steril. 2003; 79:1023–7.

[24] Saccardi C, Cosmi E, Borghero A, Tregnaghi A, Dessole S, Litta P. Comparison between transvaginal sonography, saline contrast sonovaginography and magnetic resonance imaging in the diagnosis of posterior deep infiltrating endometriosis. Ultrasound Obstet Gynecol. 2012;40: 464–9.

[25] Reid S, Winder S, Condous G. Sonovaginography: redefining the concept of a "normal pelvis" on transvaginal ultrasound pre–laparoscopic intervention for suspected endometriosis. Aust J Ultrasound Med. 2011;14:21–4.

[26] Reid S, Lu C, Hardy N, Casikar I, Reid G, Cario G, Chou D, Almashat D, Condous G. Office gel sonovaginography for the prediction of posterior deep infiltrating endometriosis: a multicenter prospective observational study. Ultrasound Obstet Gynecol. 2014;44:710–8.

[27] Leon M, Vaccaro H, Alcázar JL, Martinez J, Gutierrez J, Amor F, Iturra A, Sovino H. Extended transvaginal sonography in deep infiltrating endometriosis: use of bowel preparation and an acoustic window with intravaginal gel: preliminary results. J Ultrasound Med. 2014;33:315–21.

[28] Pascual MA, Guerriero S, Hereter L, Barri–Soldevila P, Ajossa S, Graupera B, Rodriguez I. Diagnosis of endometriosis of the rectovaginal septum using introital three–dimensional ultrasonography. Fertil Steril. 2010;94:2761–5.

[29] Pascual MA, Guerriero S, Hereter L, Barri–Soldevila P, Ajossa S, Graupera B, Rodriguez I. Three–dimensional sonography for diagnosis of rectovaginal septum endometriosis: interobserver agreement. J Ultrasound Med. 2013;32: 931–5.

[30] Millischer AE, Salomon LJ, Santulli P, Borghese B, Dousset B, Chapron C. Fusion imaging for evaluation of deep infiltrating endometriosis: feasibility and preliminary results. Ultrasound Obstet Gynecol. 2015;46(1):109–17.

第 11 章

直肠阴道隔子宫内膜异位症
Rectovaginal Septum Endometriosis

Gernot Hudelist，Kristine Aas-Eng　著

王　莉　译

一、概述

直肠阴道隔（rectovaginal septum，RVS）位于盆腔后部，是阴道后壁与直肠前壁之间的腹膜后结构[1]。作为一种特定的解剖结构，它由直肠和阴道之间强韧的结缔组织组成。组织病理学研究表明，它是一个由胶原和弹性纤维、小血管、平滑肌细胞和来源于自主神经下腹下丛的神经纤维组成的网络样组织[2]，连接会阴体与盆腔内筋膜（图 11-1）。在解剖学上，RVS 被描述为从阴道后方 Douglas 窝基底部延伸到会阴体顶部的泌尿生殖膈（图 11-2）[3]。

直肠阴道隔子宫内膜异位症的定义是浸润 RVS，直肠壁通常受累，而宫颈后方的子宫内膜异位症，肠壁不会受深部浸润病变的影响[3]。两者的鉴别诊断在手术治疗中很重要，因为前者通常采用肠切除术治疗，后者采用局部切除术或消融治疗[4]。Bazot 等定义 RVS 受累为经阴道超声（transvaginal ultrasound，TVS）显示宫颈后唇下缘（腹膜下）水平面以下的肿块或结节[5]。其他关于 TVS 下 RVS 的

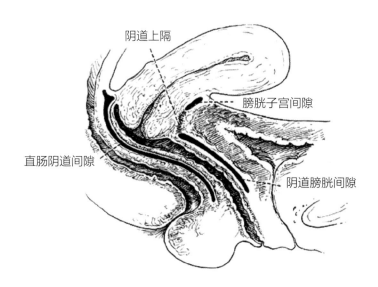

◀ 图 11-1　女性盆底正中矢状切面
可显示膀胱、阴道和直肠之间的中线结缔组织间隙。膀胱子宫间隙（vesicocervical space，VCS）通过阴道上隔（supravaginal septum，SVSe）与阴道膀胱间隙（vesicovaginal space，VVS）隔开。直肠阴道间隙（rectovaginal space，RVS）位于直肠和阴道之间，从会阴体延伸到 Douglas 窝底部（引自 The Global Library of Women's Medicine，免费资源）

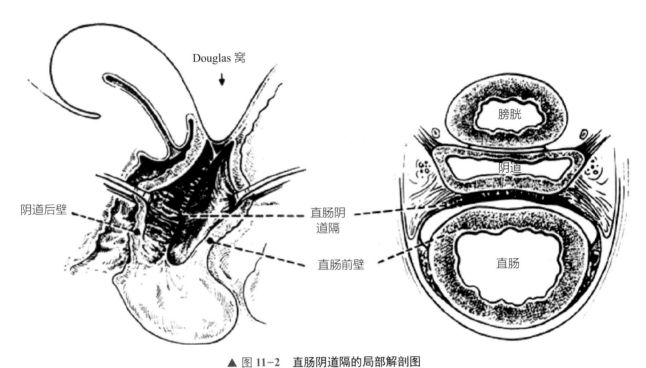

▲ 图 11-2　直肠阴道隔的局部解剖图

从 Douglas 窝延伸到会阴体（引自 The Global Library of Women's Medicine，免费资源）

定义为"直肠与阴道后壁之间从阴道口向上至宫颈后唇下缘水平的区域"[6]。在疑似深部子宫内膜异位症（deep endometriosis，DE）的患者中，RVS 受累的发病率为 6%～52%[7, 8]。发病率的不同可能由于针对 RVS DE 的超声定义不同，也可能归因于人群分布和超声医师 TVS 的诊断经验。RVS DE 不单只发生在以上的解剖学腔室内，即 RVS，通常还会侵犯阴道及直肠前壁[9, 10]，这一推测基于 RVS 与这些相邻结构的解剖来源关系[9]。

TVS 是诊断直肠及相关结构 DE 的一线工具[11, 12]。然而，TVS 诊断 RVS 结节可能比较困难，其敏感率为 9%～78%[5, 6, 10]。Bazot 等[13] 将 TVS 与直肠内镜超声（rectal endoscopic sonography，RES）检查结果进行了比较，尽管病例数量很少（9 人），但使用 RES 检查，灵敏度从 11% 提高到了 22%。这一发现与另一研究结果类似，后者对比了体格检查、TVS、RES 和 MRI 分别在检测 DE 敏感度中的差别，与 TVS（9%）和 MRI（55%）相比，体格检查和 RES 的敏感度相似，均为 18%。

有人提出了其他提高 TVS 检测直肠阴道 DE 敏感性的方法。例如，使用 3D-TVS 检测 RVS DE，似乎能达到 76% 的敏感度和 100% 的特异度[14]。Ros 等[15] 发现，事先进行肠道准备可使 TVS 检出直肠病变的敏感性提高 73%。Saccardi 等[16] 通过生理盐水阴道超声造影术，即将生理盐水引入到 TVS 检查中，与 MRI 相比，对 RVS DE 诊断灵敏度分别为 81% 和 83%，而不使用生理盐水作为造影剂的 TVS 诊断敏感度为 58%。

有报道指出，单独或联合使用阴道检查和 TVS 扫查，对于 RVS DE 的诊断均具有较高的敏感性，约 78%[6, 17]。而 RVS 病变常合并直肠乙状结肠受累，此时 TVS 的诊断敏感度为 90%，而单独阴道检查仅为 39%。此外，改良的 TVS "压痛引导"法，同时增加凝胶耦合剂的用量至 12ml 从而形成一个超声透声窗，特别关注引起疼痛的区域，对于 RVS 结节的诊断敏感度达到 74%，特异度为 88%，阳性似然比 6.21 和阴性似然比 0.30[7]。与之前的研究相比，这两项研究的敏感性更高，这可能是由于发病人群和超声检查者的经验差异所致。然而，不管是否合并直肠／阴道病变，TVS 仍是诊断 RVS 子宫内膜异位症最容易、最具成本效益且耐受性最好的方法。理想情况下，临床／肉眼检查、阴道检查和 TVS 的组合可能是准确诊断 RVS 病变的首选方法。

二、我们该怎么做

对疑似患有子宫内膜异位症的女性患者，国际深部子宫内膜异位症分析（International Deep Endometriosis Analysis，IDEA）小组提出了一种四步系统检查法来进行评估。第四步包括评估前盆腔和后盆腔[18]。后盆腔最常见的 DE 发病部位为子宫骶韧带、阴道后穹窿、直肠／直肠乙状结肠连接处及乙状结肠的前壁。根据 IDEA 小组的定义，对 TVS 检查疑似有 RVS 浸润的病例，可在宫颈后唇（腹膜下）下缘水平下方见到深部浸润的结节[18]（图 11-3）。

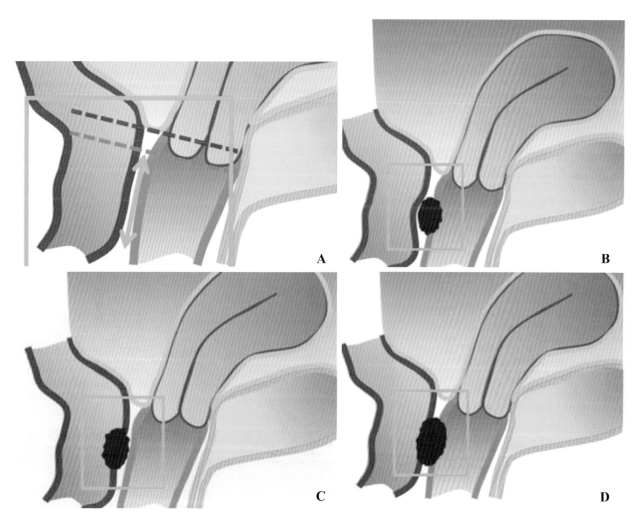

▲ 图 11-3 IDEA 四步系统检查法

A. 根据 IDEA 共识，RVS（双头绿箭）位于阴道后穹窿（蓝虚线与红虚线之间），宫颈后唇下缘水平线（蓝虚线）的下方（引自 Guerriero 等研究经许可使用[18]）；B-D. 示意图显示 RVS DE 主要累及的部位为阴道（B）、直肠（C）或两者皆有（D）（引自 Guerriero 等研究经许可使用[18]）

　　TVS 检查发现孤立的 RVS 子宫内膜异位病灶往往很少见，甚至非常罕见。通常，RVS DE 会侵犯阴道壁、直肠壁或者两者同时受累（图 11-3B 至 D）。IDEA 小组强调了确定明确 DE 结节的数量、大小和解剖学分布（直肠阴道隔、阴道壁、直肠阴道结节、直肠、直肠乙状结肠连接处、乙状结肠和子宫骶韧带）的重要性。我们相信这是规划治疗方案和（或）手术方法，以及完善对 DE 患者随访的基础。RVS DE 结节应在三个正交平面上测量，即矢状切面、冠状切面和横切面 [18]。此外，笔者还会估测病灶下缘与肛门边缘之间的距离，因为它与手术方案的制定有一定相关性。

　　在笔者的临床实践中，应用 TVS 检查 DE 患者可能存在的 RVS 结节是在没有肠道准备或其他造影技术的情况下完成的。这主要是由于多数患者不会进行自我肠道清洁，同时我们的转诊条件也有所限制。依照 IDEA 的方法，将阴道探头保持在盆腔正中矢状切面上，显示子宫和宫颈后方，将探头手柄逐渐向上移动，同时，探头顶端逐渐向下移动以显示直肠阴道隔，包括从阴道口开始的邻近结构，如宫颈后方和阴道壁。同时，对直肠的子宫内膜病变需要进行全面评估，明确是孤立性病变，还是 RVS 病变的一部分。

三、重要的技术技巧

　　在健康女性中，RVS 是位于阴道与直肠壁前壁之间一层薄的高回声层，其长度会随分娩次数增加而增加 [19]。在正中矢状切面上，阴道壁看起来比 RVS 厚，紧贴阴道探头呈现等、或部分中等低回声结构。相比之下，RVS 后方的直肠前壁表现为一低回声线，因为直肠的三层肌纤维和表面覆盖的黏膜呈现为高回声（图 11-4）。后盆腔 DE 的患者，异位组织浸润 RVS 和邻近组织结构，如阴道和（或）直肠，超声表现通常为阴道后壁和（或）直肠前壁增厚的低回声（图 11-5 A 至 C）。阴道囊性的 DE 病变比较少见，表现为大小不同、轮廓光滑或者不规则的低回声或无回声的囊性结构 [6, 20]。完全显示 RVS 只能通过在阴道口水平上抬超声探头实现。完全显示 RVS 应该包含直肠和阴道的显示，因为这些结构很可能会同时受累，因此需要对 RVS 病灶的浸润进行更好的定向和定位。RVS DE 主要存在于 RVS 的上 1/3 水平延伸到阴道的中部 1/3 水平，故应特别注意这一区域。对那些因肠内容物产生超声伪像，或者

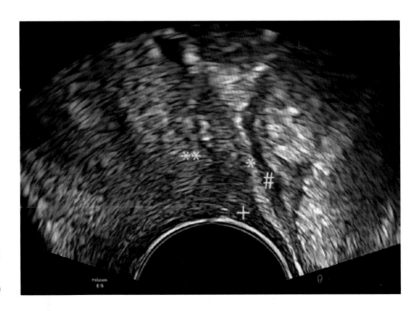

▶ 图 11-4　**TVS 正中矢状切面的图像**
阴道为中等偏低回声线（+），宫颈后唇（**）和 RVS 呈现出薄的中等偏低回声线，邻近的直肠前壁呈现出明显的低回声（#）

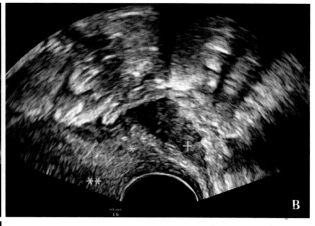

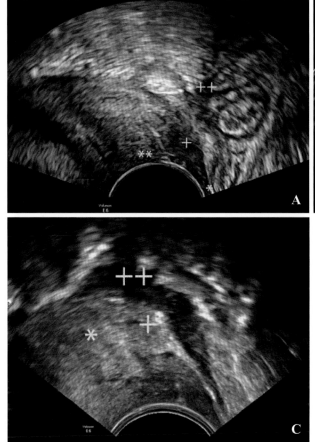

◀ 图 11-5　后盆腔 DE 患者的超声检查

A.TVS（正中矢状切面）显示 RVS DE 主要浸润阴道，RVS（+）和 RVS 上方的部分直肠前壁（++），正常 RVS（*），宫颈（**）；B.TVS（正中矢状切面）显示 RVS DE 主要浸润 RVS 和直肠前壁（+），部分浸润毗邻宫颈（**）的阴道穹窿上方（*）；C.TVS（正中矢状切面）显示 RVS DE 主要浸润阴道（+），RVS 和宫颈后唇（*）下方的直肠前壁（++）

直肠壁表现出增厚提示可能存在直肠 DE 的患者，我们建议短暂停留 10～15min 后重复检查一次，或者对合适的患者进行肠道准备，超声探头表面套上医用手套或避孕套后，再涂一层超声凝胶，以此增加阴道、RVS 和直肠壁之间的超声图像对比。

四、未来展望

过去十年里，利用 TVS 对 DE 患者进行术前评估已成为常规。TVS 检查结果能在多大程度上影响手术方案的制定和实施取决于超声医师与临床医师之间的配合协作。在笔者的临床实践中，比较理想的情况是将 TVS 检查和手术切除结合起来。TVS 可以非侵入式的在术前得到病灶的在体影像和浸润范围。从手术角度看，评估病灶从两侧浸润盆腔侧壁或从尾部侵犯 RVS 的范围非常重要。侧向扩散通常会累及自主神经纤维，尤其是双侧下腹下神经受累时，在 DE 完全切除的情况下复发率会增加。

延伸到 RVS 深处的 DE 通常会侵犯直肠和阴道。在准备手术治疗的女性患者中，TVS 可以预先评估直肠阴道手术的风险，因为距离肛门外缘小于 5～8cm 的低位前部病变切除会带来更高的吻合口瘘和直肠阴道瘘的风险[3, 21]。是否进行保护性回肠造口术，取决于吻合口与肛门边缘之间的距离、同时伴发的阴道受累程度和阴道 DE 切除可能带来的并发症。运用 TVS 精确评估肛门边缘到子宫内膜异位结节最低点之间的距离，可在术前提供上述信息并因此影响手术方案。

此外，对考虑手术的 DE 女性患者，医生应履行告知义务，告知其病情的发展程度及可能的手术并发症，如瘘管形成及 RVS 受累的情况下吻合口漏的出现等。有关 TVS 精确评估 RVS DE 的病变程度及在直肠和（或）阴道切除术中预测肠吻合水平的研究正在进行中。

参 考 文 献

[1] Chapron C, Fauconnier A, Vieira M, Barakat H, Dousset B, Pansini V, et al. Anatomical distribution of deeply infiltrating endometriosis: surgical implications and proposition for a classification. Hum Reprod. 2003;18(1):157–61.

[2] Stecco C, Macchi V, Porzionato A, Tiengo C, Parenti A, Gardi M, et al. Histotopographic study of the rectovaginal septum. Ital J Anat Embryol. 2005;110(4):247–54.

[3] Martin DC, Batt RE. Retrocervical, retrovaginal pouch, and rectovaginal septum endometriosis. J Am Assoc Gynecol Laparosc. 2001;8(1):12–7.

[4] Kavallaris A, Kohler C, Kuhne-Heid R, Schneider A. Histopathological extent of rectal invasion by rectovaginal endometriosis. Hum Reprod. 2003;18(6):1323–7.

[5] Bazot M, Thomassin I, Hourani R, Cortez A, Darai E. Diagnostic accuracy of transvaginal sonography for deep pelvic endometriosis. Ultrasound Obstet Gynecol. 2004; 24(2):180–5.

[6] Hudelist G, Ballard K, English J, Wright J, Banerjee S, Mastoroudes H, et al. Transvaginal sonography vs. clinical examination in the preoperative diagnosis of deep infiltrating endometriosis. Ultrasound Obstet Gynecol. 2011;37(4):480–7.

[7] Guerriero S, Ajossa S, Gerada M, Virgilio B, Angioni S, Melis GB. Diagnostic value of transvaginal 'tenderness-guided' ultrasonography for the prediction of location of deep endometriosis. Hum Reprod. 2008;23(11):2452–7.

[8] Exacoustos C, Malzoni M, Di Giovanni A, Lazzeri L, Tosti C, Petraglia F, et al. Ultrasound mapping system for the surgical management of deep infiltrating endometriosis. Fertil Steril. 2014;102(1):143–50. e2

[9] Hudelist G, Keckstein J, Wright JT. The migrating adenomyoma: past views on the etiology of adenomyosis and endometriosis. Fertil Steril. 2009;92(5):1536–43.

[10] Bazot M, Lafont C, Rouzier R, Roseau G, Thomassin-Naggara I, Darai E. Diagnostic accuracy of physical examination, transvaginal sonography, rectal endoscopic sonography, and magnetic resonance imaging to diagnose deep infiltrating endometriosis. Fertil Steril. 2009;92(6): 1825–33.

[11] Hudelist G, English J, Thomas AE, Tinelli A, Singer CF, Keckstein J. Diagnostic accuracy of transvaginal ultrasound for non-invasive diagnosis of bowel endometriosis: systematic review and meta-analysis. Ultrasound Obstet Gynecol. 2011;37(3):257–63.

[12] Guerriero S, Ajossa S, Orozco R, Perniciano M, Jurado M, Melis GB, et al. Accuracy of transvaginal ultrasound for diagnosis of deep endometriosis in the rectosigmoid: systematic review and meta-analysis. Ultrasound Obstet Gynecol. 2016;47(3):281–9.

[13] Bazot M, Malzy P, Cortez A, Roseau G, Amouyal P, Darai E. Accuracy of transvaginal sonography and rectal endoscopic sonography in the diagnosis of deep infiltrating endometriosis. Ultrasound Obstet Gynecol. 2007;30(7): 994–1001.

[14] Grasso RF, Di Giacomo V, Sedati P, Sizzi O, Florio G, Faiella E, et al. Diagnosis of deep infiltrating endometriosis: accuracy of magnetic resonance imaging and transvaginal 3D ultrasonography. Abdom Imaging. 2010;35(6):716–25.

[15] Ros C, Martinez-Serrano MJ, Rius M, Abrao MS, Munros J, Martinez-Zamora MA, et al. Bowel preparation improves the accuracy of the transvaginal ultrasound in the diagnosis of Rectosigmoid deep infiltrating endometriosis: a prospective study. J Minim Invasive Gynecol. 2017; 24:1145.

[16] Saccardi C, Cosmi E, Borghero A, Tregnaghi A, Dessole S, Litta P. Comparison between transvaginal sonography, saline contrast sonovaginography and magnetic resonance imaging in the diagnosis of posterior deep infiltrating endometriosis. Ultrasound Obstet Gynecol. 2012;40(4): 464–9.

[17] Hudelist G, Oberwinkler KH, Singer CF, Tuttlies F, Rauter G, Ritter O, et al. Combination of transvaginal sonography and clinical examination for preoperative diagnosis of pelvic endometriosis. Hum Reprod. 2009; 24(5):1018–24.

[18] Guerriero S, Condous G, van den Bosch T, Valentin L, Leone FP, Van Schoubroeck D, et al. Systematic approach to sonographic evaluation of the pelvis in women with suspected endometriosis, including terms, definitions and measurements: a consensus opinion from the International Deep Endometriosis Analysis (IDEA) group. Ultrasound Obstet Gynecol. 2016;48(3):318–32.

[19] Kuhn RJ, Hollyock VE. Observations on the anatomy of the rectovaginal pouch and septum. Obstet Gynecol. 1982;59(4):445–7.

[20] Dessole S, Farina M, Rubattu G, Cosmi E, Ambrosini G, Nardelli GB. Sonovaginography is a new technique for assessing rectovaginal endometriosis. Fertil Steril. 2003; 79(4):1023–7.

[21] Bouaziz J, Soriano D. Complications of colorectal resection for endometriosis. Minerva Ginecol. 2017;69(5): 477–87.

第12章

直肠、直肠乙状结肠和乙状结肠子宫内膜异位症

Rectum, Rectosigmoid, and Sigmoid Endometriosis

Manoel Orlando Goncalves, Leandro Accardo de Mattos,Mauricio S. Abrao 著

王 莉 译

一、概述

肠道深部子宫内膜异位症（deep endometriosis，DE）是指异位结节至少浸润至固有肌层[1]。与肠管紧紧粘连和（或）病变仅浸润至肠管浆膜层的病变不属于 DE。根据多组文献数据分析，在十分复杂的子宫内膜异位症手术中，多达 50% 的患者会有肠管受累[2, 3]。

大约 64% 的病变位于直肠，21% 位于乙状结肠，15% 位于右髂窝［阑尾、回肠和（或）盲肠］。

病变可以是多灶性的（同一肠管多处病灶）或者多中心的［不同肠管多处病灶，如大肠和小肠、盲肠和（或）阑尾］。深部子宫内膜异位症累及肠道时，多灶性是其主要特征之一。在直肠乙状结肠受累的患者中，多达 30% 出现了多灶性肠管病变[2, 4, 5]。不言而喻，从肠壁上切除多个病灶结节的手术难度要大于切除单个病灶结节[1, 6]。

肠道子宫内膜异位症可因病变部位、炎症活动性、病变大小和相应的粘连程度不同引起多种症状。主要症状为周期性的排便疼痛、直肠出血、大便频率变化（或多或少）。

在一些极端病例中，当肠管内径明显缩小，可能会出现亚梗阻或梗阻的情况。当右髂窝肠道受累时，可能会合并周围性上腹部疼痛[7]。

有些患者肠道病变和临床表现之间并不一致，如无特殊症状的肠道子宫内膜异位症，或无肠道子宫内膜异位症，但患者会因为邻近部位的子宫内膜异位症（宫颈后方或宫颈周围）伴或不伴直肠或乙状结肠粘连表现出相似的症状。

然而，须谨记的是，肠道疼痛或排便障碍也可以由其他疾病（如肿瘤、结肠炎和食物不耐受）引起。

临床保守治疗可以减轻或消除症状，但不能显著减小病变的大小。保守治疗无效时，手术治疗为首选[8]。

大约 20 年前，无创诊断 DE 的方法开始试用。1998 年，一些学者尝试使用经直肠超声或直肠内镜超声对直肠和乙状结肠病变进行检查和分级，收到了良好的效果。但该方法又存在一定的缺陷：需要使用特殊的探头、精密的设备和麻醉，同时对于某些部位病变的诊断效能不佳，如前盆腔和卵巢的病变[9-11]。

磁共振成像最初应用于诊断卵巢子宫内膜异位症，到 2005 年[12]，诊断深部子宫内膜异位症的具体方案已发展形成。通过不断的学习和进一步的设备改进可以提高诊断的准确性[3, 13, 14]。如今，专门的超声检查和 MRI 检查（1.5 和 3.0T MRI）与专业的步骤在诊断子宫内膜异位症领域具有主导地位。

其他技术，如钡灌肠[15]和计算机断层扫描[16]，也可用于诊断 DE，但在诊断准确性和其他部位病变的诊断效能方面存在明显缺陷。

经腹和经阴道超声（transvaginal ultrasound，TVUS）最初仅用于检查卵巢子宫内膜异位囊肿。然而，到 2003 年[11]，陆续有研究人员使用 TVUS 诊断深部子宫内膜异位症[14, 17, 18, 19]。尽管研究方案和结果存在差异，但目前的 Meta 分析几乎得到了一致共识[20-22]：TVUS 是检查深部子宫内膜异位症，特别是肠道子宫内膜异位症的一线工具，并且在一些特殊情况下，其功效甚至可能优于 MRI，比后者更有助于制订诊疗计划。

二、TVUS 检查

检查前必须知道以下概念。
- 解剖术语和位置

  结肠远端部位划分为以下几个部分。

  - 下段直肠：肛缘（anal verge，AV）上 6cm 以内。
  - 中段直肠：AV 上 6～12cm 之间。
  - 上段直肠：AV 上 12～18cm 之间。
  - 乙状结肠：AV 上 18cm 以上。
  - 直肠乙状结肠连接部：直肠与乙状结肠之间的过渡区域，解剖学特点为"结肠带"远端终点。由于影像学上很难显示"结肠带"，故采用与 AV 的距离（AV 上约 18cm）来定义该位置（图 12-1）。
  - 腹膜反折：直肠子宫陷凹的最尾端，腹膜形成反折线将直肠分为腹膜内直肠和腹膜后直肠。此处距离 AV 约 7cm。当直肠子宫陷凹出现积液，尤其在排卵期后，此线易见。若此线不可见，以下方法可大致判断腹膜反折区域：在结肠的矢状切面图像的远场，将超声探头置于阴道前穹窿处，于冠状轴沿宫颈前后唇下缘画一条线即是[23]。然而，理想的情况是直接显示腹膜反折处，因为间接的方法可能不精确（图 12-2）。

  对于受累肠段，明确病变位于腹膜内还是腹膜后很重要。因为如果病灶位于反折线下手术难度会增加，出现术后瘘管的风险会增大，特别是合并了直肠和阴道后穹窿的浸润。

- 肠壁分层（图 12-3）

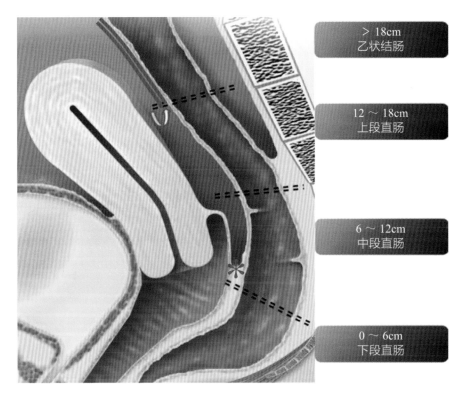

> 18cm
乙状结肠

12～18cm
上段直肠

6～12cm
中段直肠

0～6cm
下段直肠

◀ 图12-1　直肠与乙状结肠的节段
直肠乙状结肠连接部（弯箭）在"结肠带"（蓝线）末端。腹膜反折（*）

从外层向内层延伸分为以下几层。

- 浆膜层：薄的高回声线。

- 固有肌层：纵形（外部）和环形（内部）。两条低回声带由对应的结缔组织形成的细的高回声线分开。

- 黏膜下层：高回声带。

- 黏膜肌层：低回声带。

- 黏膜层：高回声带。

● 深部病变的超声表现

DE病变主要为低回声，除了腺体、基质和纤维化成分外，肠道的固有肌层显著增厚。当因子宫后方的子宫内膜异位症和（或）重度粘连同时导致邻近结缔组织增厚时，病变外周可观察到不规则的高回声。肠道病变中很少见到高回声斑和囊肿，这一点不同于宫颈后方和阴道深部的子宫内膜异位症。

病变往往呈结节状和纺锤形，边界有些不规则，这点取决于病变的大小和对肠壁的浸润程度。当病变侵犯多个邻近组织时，表现会更加多变（图12-4）。当肠道子宫内膜异位病变较表浅时，仅表现为肠襻附近轻微的不规则增厚，不伴有固有肌层的改变。而浆膜层的病变往往是由于宫颈后方或宫颈周围病灶粘连肠管的浆膜层引起（图12-5）。

超声多普勒上显示DE为乏血供组织，血管分布无序或垂直于病变长轴。据我们所知，目前还没有研究描述DE的彩色多普勒特征，虽然后者有助于诊断和评估疾病的发展程度。我们的经验是，肠息肉和肿瘤的血供相对更加丰富（图12-6）。

● 病变信息

一旦发现DE病灶，必须明确以下信息。

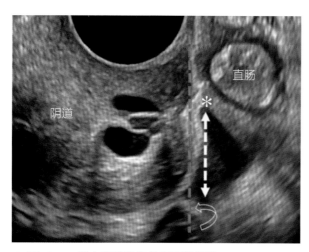

▲ 图 12-2　结合肠道准备的经阴道超声
实际的腹膜反折处（*）与沿宫颈后下缘画线（黄线）估测的腹膜反折处（弯箭）相差约 2cm（白线）

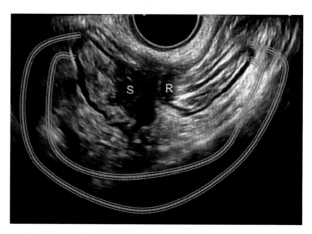

▲ 图 12-4　结合肠道准备的经阴道超声：直肠（R）与乙状结肠（S）DE 彼此黏附形成环状病变（黄线）

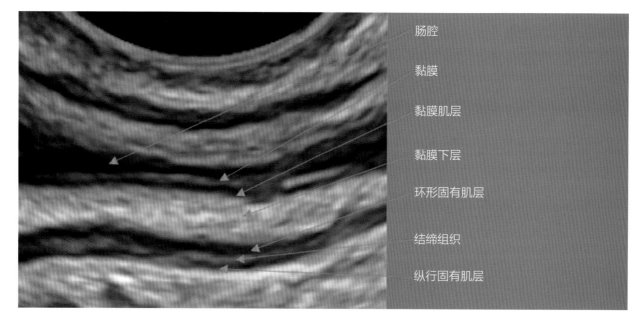

肠腔

黏膜

黏膜肌层

黏膜下层

环形固有肌层

结缔组织

纵行固有肌层

▲ 图 12-3　结合肠道准备的经阴道超声：肠道分层纵面观

－大小：必须在矢状切面、冠状切面和横切面上进行测量。当折中的线段为直线时，使用两点之间的测量工具。当病变呈现为环状（U 形），沿着肠黏膜手动绘制轨迹线（图 12-7 和图 12-8）。当邻近组织变厚，观察其外周的高回声成分，确定不属于肠道病变后，应在测量中剔除。

－数量：病变的数量以及之间的距离对于手术方案的制定非常重要（图 12-9）。针对那些十分复杂病例的研究发现，每例 DE 患者平均约有 1.5 个病灶结节 [24, 25]。

－肠道受累周径：这个指标的测量取决于周围组织的累及程度，它之所以重要，是因为在决定手术方式上非常重要（单纯结节切除或肠管节段性切除）。大多数患者（约 80%）的异位病灶会出现在直肠前壁（距肛缘长达 12cm），累及肠管周长不到 40%。为了估测受损肠壁周长所占百分比，最好的方法是：计算肠环的总周长（total circumference of the loop，TC）和病变的横径（transverse diameter of the lesion，TD），通过以下公式进行计算：TD / TC×100 = 受累百分比 %（图 12-8B）。

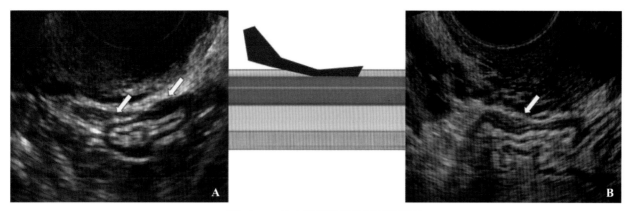

▲ 图 12-5 结合肠道准备的经阴道超声

宫颈周围子宫内膜异位症（A）与乙状结肠浆膜层（箭）粘连，使其增厚。利用深褐色伪彩（B）更能看出固有肌层是完整的

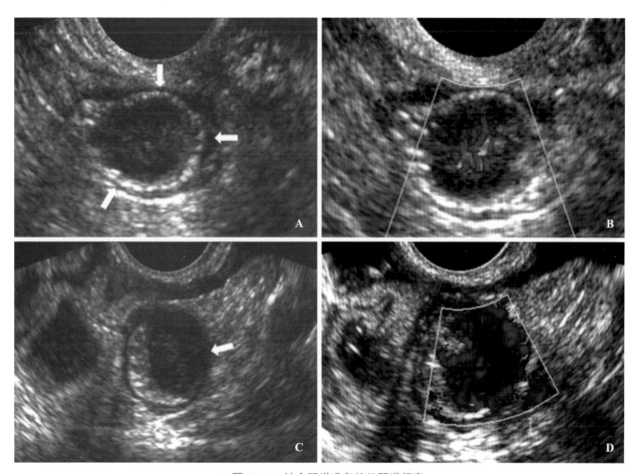

▲ 图 12-6 结合肠道准备的经阴道超声

肠腔（A 和 B）中肠息肉，分界清楚，被肠壁完全包裹（箭）。胃肠道间质瘤（C 和 D）不会改变肠管外部的形态。两者都突出到管腔中，且比子宫内膜异位症的血供更加丰富，以此可以较好地进行鉴别诊断

    Abrão 等在组织学检查中发现，当病变侵及黏膜下层时，会有超过 40% 周径的组织受累[26]。值得注意的是，这个参数不是评估肠管狭窄程度的标准。当出现以下情况时提示明显的狭窄（图 12-10）：①病变范围超过 50% 周长，前后径超过 1cm；② DE 明显增加了受累肠管的曲度，即 > 90°。

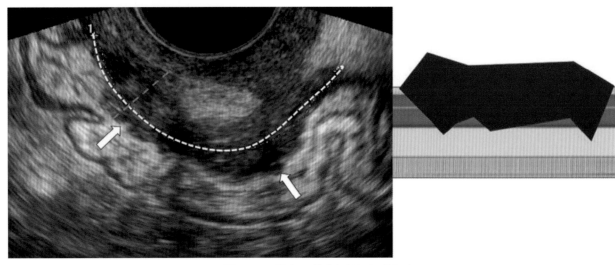

▲ 图 12-7　结合肠道准备的经阴道超声

大量的 DE 浸润至黏膜下层（箭）。矢状面（白线）和冠状面（黄线）测量

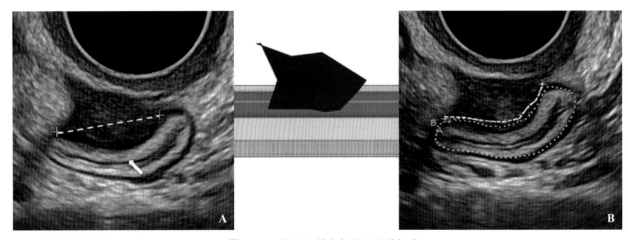

▲ 图 12-8　结合肠道准备的经阴道超声

A. DE 浸润到环形固有肌层，而黏膜下层未被累及，表现为正常的高回声带（箭）；B. 利用横径（白线）和环形径线测量（绿线）计算病变周长。在 A 图中可见直线测量低估了病变的横径

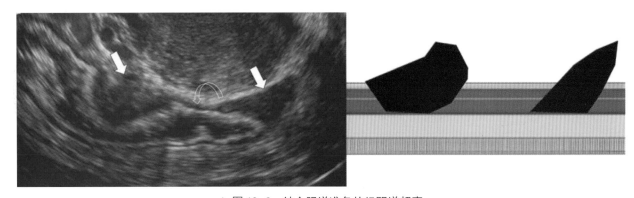

▲ 图 12-9　结合肠道准备的经阴道超声

位于同一区域的两个子宫内膜异位症病灶（箭）被正常肠壁隔开（弯箭）

　　总之，利用 TVUS 技术，通过形态学观察和测量指标可以进行狭窄肠管的评估。然而，排便通道狭窄（肠环横切面的评估）这一主观印象也很重要。如果有疑问，可以使用其他技术，比如结肠镜检查、灌肠显影或直肠 CT 造影，以获得有关肠管狭窄程度更直接和更准确的信息。

　　– 浸润的肠壁层数：DE 至少浸润达固有肌层。诊断病变至少侵犯至固有肌层的证据为发现该层内的低回声病灶，至该层不均匀增厚，不论分隔固有肌层和外肌层的高回声带是否被中断（图 12-8A），评估病灶是否浸润至黏膜下层的标准是：源自浆膜层和固有肌层的低回声病变引起黏膜下层的高回声线部分或完全切断（图 12-11）。

　　当出现几个连续的浸润病灶时，黏膜下层会呈现锯齿状（图 12-7）。在诊断方面，黏膜下层和黏膜层可以被看作为一层，因为这不会影响治疗方案和手术方式的选择[11, 21, 25]。Hudelist 和 Goncalves 分别评估了没有进行肠道准备和进行肠道准备时 TVUS 诊断子宫内膜异位病灶浸润肠管深度的效能（表 12-1）。

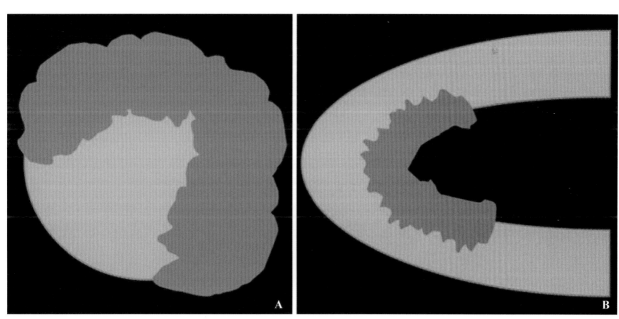

▲ 图 12-10　结合肠道准备的经阴道超声：可以引起肠腔狭窄的病变类型

A. 受累百分比超过 50% 周长的大病灶；B. 病灶加大了肠管的弯曲曲度（＞90°）

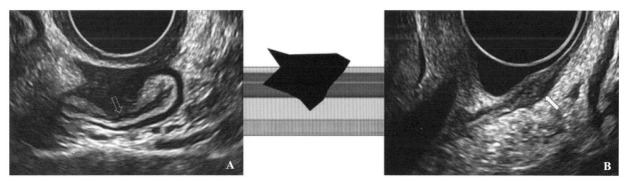

▲ 图 12-11　结合肠道准备的经阴道超声

A.DE 浸润到黏膜下层（箭），表现为呈现白色条带的肠壁被中断；B.同一病例在阴道后穹窿发现的 DE 病灶，再次印证了子宫内膜异位症几乎总是多灶性发病这一特点

– 与肛缘之间距离：这个指标很重要，应在术前进行估测。下段直肠病变（定义为距肛缘不到 8cm）的手术治疗出现术后吻合口漏[27]和短暂性神经源性膀胱功能障碍的风险较高[28]。通过 TVUS 难以客观估测病变距肛缘的距离，这主要是因为距离肛缘 3～8cm 的肠管轴线相对于直肠近端和远端的角度差不多接近 90°。可以应用以下两个参数对此指标进行评估：第一直肠弯曲距肛缘约 3cm；第二直肠弯曲距肛缘约 8cm。以此，我们可以估测病变距肛缘的距离（图 12-12）。术前获取这些信息有助于外科医师制订出更好的手术方案[29]。

表 12-1   TVUS 评估子宫内膜异位症浸润肠道的分层

	至少达到 MP (Sens/Spec) (%)	SM/M (Sens/Spec) (%)
预先进行肠道准备（Goncalves 2010）	100 / 100	83 / 94
未进行肠道准备（Hudelist 2009）	98 / 99	62 / 96

MP. 固有肌层；SM/M. 黏膜下层 / 黏膜层；Sens. 敏感性；Spec. 特异性

– 经耻骨和阴道超声可检查距肛缘至少 30～40cm 的肠段病变：病变的大小、数量（如果较多，测量它们之间的距离）以及受累的肠管周径等信息有助于外科医师决定是采用剔除、环形 / 线形吻合器，还是节段切除术。

对患有乙状结肠和（或）直肠 DE 的患者，选择最佳的治疗方案必须结合疾病的临床特征、术前影像的形态学特征、患者的手术条件、术后的复发率和对生活质量的影响等因素。对所有这些指标的综合评估可能会降低目前过度使用的腹腔镜行结直肠切除术的使用率[30]。

三、检查技术

我们建议在对子宫内膜异位症患者进行超声检查前行以下肠道准备。

– 检查前 1 天：匹可硫酸钠 10mg，口服；西甲硅油 75mg，口服，每 8 小时 1 次。

– 检查当天：检查前 1h，双磷酸钠 120ml 灌肠。

– 检查前 2h 禁食，以减少胃肠蠕动将粪便或空气从近端肠管带到直肠或乙状结肠的可能性。

以上准备有助于医师识别肠管的不同节段、肛缘和病变侵及肠壁的程度，即使病灶很小或者很多。

有时尽管做了以上准备，肠管内仍有明显残留，这时对患者加用一单位的磷酸灌肠剂，15 或 30min 后进行重新评估。我们已经采用这种方法超过 15 年，收效良好，就患者而言，只要预先了解其诊断优势，一般都能配合。

在没有进行肠道准备的前提下观察直肠或乙状结肠的单个病灶，可能会收到较好的诊断效果。然而，据我们所知，迄今为止还没有研究能在未进行肠道准备的前提下观察多个异位病灶。2010 年，我们采用 TVUS，对患者提前进行肠道准备，评估其直肠和乙状结肠病变的多样性[25]（表 12-2）。

近期另一项研究表明，经阴道超声检查前行肠道准备可缩短该技术的学习周期[31]。

2017 年，Cristina Ros 等[32]报道事先进行肠道准备明显提高了肠道病变的检出率（表 12-3）。

还有一些报道提出了不同方案，如水灌肠、三维超声、压痛引导检查等。

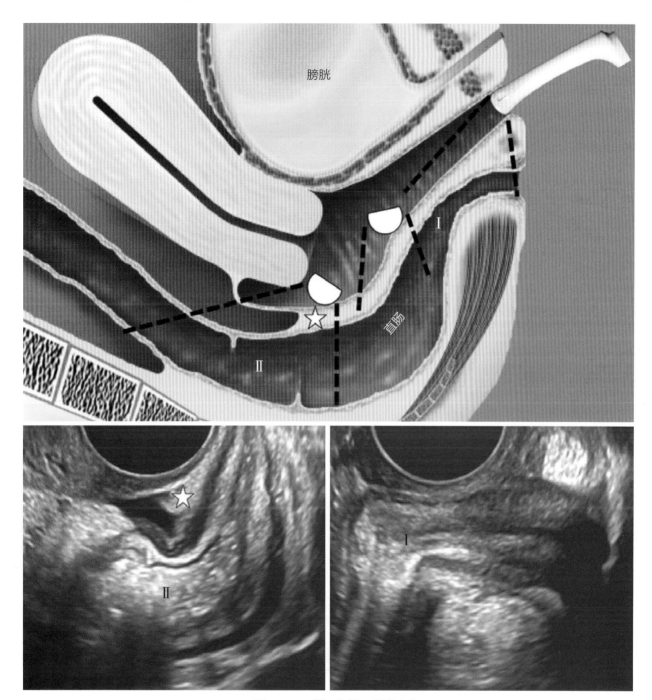

▲ 图 12-12　第一和第二直肠弯曲

示意图和 TVUS 上显示第一直肠弯曲（Ⅰ，距肛缘 3cm）和第二直肠弯曲（Ⅱ，距肛缘 8cm）。腹膜反折（☆）大致位于距肛缘 7cm 处

表 12-2　结合肠道准备的 TVUS 检测直肠乙状结肠子宫内膜异位病灶的效能及对多病灶的检出

	敏感性（%）	特异性（%）	准确性（%）
病灶检出	97	100	99
至少两个病灶检出	81	99	96

表 12-3 诊断直肠乙状结肠子宫内膜异位症时，是否进行肠道准备对 TVUS 诊断效能的对比

	敏感性 (%)	特异性 (%)	LR+
TVUS 前未进行肠道准备	73	88	6.08
TVUS 前进行肠道准备	100	99	25

LR+. 似然比

我们认为准确诊断深部子宫内膜异位症，尤其是肠道病变的主要因素包括以下几个方面。

– 行 TVUS 时，检查者识别子宫内膜异位症病灶的具体经验。

– 方便的操作步骤。

– 检查所有区域，无论是否伴有明显的临床症状或者妇科检查为正常。

我们团队一直采用肠道准备后经盆腔和经阴道超声检查，并一直坚信这是获得高诊断率最有效和最实用的方法。但就不同团队而言，从文献中对比不同的操作方法，选出最切合自身条件的，并在实践中进行验证后使用是比较合理的选择。

四、肠道检查：一步接一步

首先使用高分辨率的线阵探头（8～14 MHz，同乳腺检查）在耻骨上对左髂窝[29, 33]进行检查。我们从横切面及纵切面观察远端降结肠和乙状结肠开始，一直延续到盆腔内部。乙状结肠的定位相对容易，首先对左侧结肠旁沟的外侧区域进行横向扫查，然后换成矢状切面进行补充。

利用同一把探头，我们对右髂窝的结构亦进行扫查，如阑尾、回肠和盲肠。首先从右侧结肠旁沟的横切开始，识别盲肠，盲肠是该区域残留的最大环状结构。定位盲肠后，试图在其附近找到阑尾的出口。它通常位于盲肠末端的内侧或中央，随后向下"潜入"髂血管旁进入盆腔。当阑尾顶端或整个阑尾位于盆腔内时，我们必须对其进行经阴道检查评估。大多数病变位于阑尾顶端，导致其出现弯曲（像行走手杖的弯曲手柄）。随后横切，向上移动 2 或 3cm 定位盲肠内侧出现的回肠末端（回盲瓣）。追踪回肠，直到线阵探头无法探及，然后换阴道探头观察盆腔回肠襻进行补充。回肠和阑尾病变与直肠乙状结肠类似，可能是单发或多灶 / 多中心的。此外，必须注意与肿瘤（主要是神经内分泌肿瘤）的鉴别诊断，它们与 DE 的表现非常相似（图 12-13）。目前还没有可靠区分它们的方法，然而，当盆腔发现其他异位病灶时，肿瘤的可能性就会非常小。如果对于那些病变仅存在于右髂窝的病例存在疑问，则须进行手术切除和病理分析。

对肥胖或肠管表面遮挡物较多的患者进行耻骨上方的肠管检查时，高分辨率线阵探头的诊断效果不佳。更换探头以及事先进行肠道准备可以弥补这个缺点。随后换成经阴道探头，在矢状面上将声束向下倾斜一定角度（30°～60°）以定位直肠（图 12-12）。

我们沿着肠管的自然走行进行扫查：直肠、直肠乙状结肠连接部、乙状结肠。大多数患者直肠朝右侧弯曲，之后向上向左，经过左侧附件区同侧卵巢旁（图 12-14）。然而，乙状结肠的延伸和走行有很多变异。这也印证了肠道准备的合理性，可以使检查者更易追踪肠管走行。

检查者尽最大可能评估直肠和乙状结肠（通常距肛缘上 30～40cm）在横向和纵向的受累程度。虽然多数病变位于肠管前壁，但也有部分位于侧壁，后者只能在横切面上清楚看到。很重要的一点是，

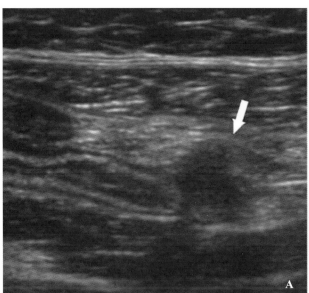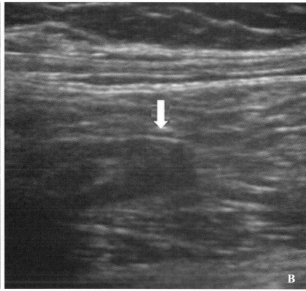

▲ 图 12-13　利用高分辨率线阵探头在耻骨上方进行超声检查

阑尾顶端结节增厚（箭），A 为子宫内膜异位症；B 为类癌

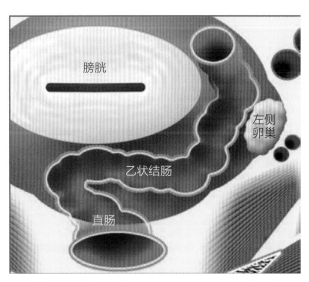

▲ 图 12-14　直肠和乙状结肠最常见的解剖走行之一

直肠后壁很少见子宫内膜异位病灶，因为病变侵及整段肠管周径的情况很少见，后壁没有孤立的病变结节。我们建议从直肠括约肌到近端乙状结肠至少进行两次完整的评估。第一次评估主要在纵轴上进行，第二次评估从横轴上进行。检查者可以通过手动调节三维探头的声束角度进行扫查，这样就避免了在横切面评估下段和中段直肠时通过调整探头角度扫查的必要性，从而减少患者的不适感。

正常的直肠乙状结肠壁厚 1～2mm。弥漫性圆周性增厚与炎症（结肠炎）或憩室等相关。DE 的特征为局灶性增厚，开始于最外层（浆膜层和固有肌层），向内浸润甚至可达黏膜层。多数情况下，如果在横切面上观察，增厚的区域多位于 9 点至 3 点方向之间。乙状结肠病灶位置变化较大，但其他特征（质地和形态）与直肠病灶相似。

当检查者怀疑肠壁局部有增厚时，必须轻压探头观察病灶，并在多个切面（横切面和纵切面）上进行验证，确定其不是超声伪影或图像叠加。假阳性结果在肠道子宫内膜异位症的诊断中更常见。

一旦发现病变，需获取以上所述的所有信息。以下是我们附到报告中的数据图。

与肛缘的距离	_____ cm
病灶的大小	纵切面 × 冠状面 × 横切面
% 肠管受累	_____ %
累及的肠管层次	浆膜层 / 固有肌层 / 黏膜下层
管腔狭窄	是 / 否 / 可疑

当怀疑患者肠管出现明显狭窄但拒绝接受手术治疗时，我们会通过特定检查（结肠镜检查、直肠 CT 造影或灌肠显影）进行进一步评估。

如果存在多个病变，则需就上述图表列出的所有信息对每个病灶进行描述。受累肠段的范围（包括病灶部位和正常区域）和各个病变之间的距离均需测量。因此，如果要进行直肠乙状结肠切除术，外科医师则要很明确需要切除的肠管长度。

外科医师的经验和选择不同，所采用切除 DE 的手术方法也会因人而异 [34, 35]。但是一般而言，当病灶侵及浅表（浆膜层和外固有肌层）时，进行剔除术。这种情况下，肠壁总厚度通常不能超过 7mm，同时累及肠管周径小于 30%。对于长度小于 3cm 且未引起肠管狭窄的病灶，不管其浸润多深 [5, 36]，均可进行盘状切除。双盘状切除术可用于同一病灶（最长 4cm）或不同病灶的手术方式 [37, 38]。对于存在多个直径超过 3cm 病变，累及肠管周径大于 40% [6]，或出现明显肠管狭窄的患者，临床倾向于施行直肠乙状结肠切除术。但是，这些病例中也描述了采取更深、范围更广的剔除术进行治疗的方法。目前，切除子宫内膜异位症病灶的手术方案有多种，但仍存在争议，这取决于外科医师及其团队的经验。

与其他发生子宫内膜异位症的部位一样，肠管也可能伴发粘连。对其他部位也可以采用相同的标准来评估肠粘连的存在，即如果肠管离另一个器官太近，或者有增厚区域将其与其他结构连接起来，探头可以通过前后移动，推动这些器官，在实时状态下确认两者之间是否存在滑动现象。

后盆腔的粘连可能会存在子宫直肠陷凹闭塞（cul-de-sac block，CSB）的情况，外科手术定义为由于粘连导致在子宫骶韧带插入点下方肉眼不能查见腹膜的现象 [39]。CSB 可以是局部（单侧）或整体（双侧）的。其最常见的原因是直肠与阴道和（或）宫颈粘连（图 12-15）。偶尔也会有其他原因，特别是当两侧卵巢都被固定在子宫后方，并与直肠或乙状结肠粘连。就 TVUS 而言，当我们发现在子宫骶韧带插入水平，直肠和（或）卵巢出现明显的粘连时，则表明存在 CSB。

有学者 [23, 40] 用滑动征阳性或阴性，即宫颈和肠管（前倾子宫）之间或穹窿与直肠乙状结肠之间（后屈子宫）是否存在一定的滑动来判断 DSB 的存在与否。为了获得更高的诊断灵敏度（像检查卵巢一样），操作者在移动经阴道探头推挤子宫的同时，用另一只手按压患者下腹部前壁，如果有相对滑动，则为滑动征阳性，没有 DSB。如果没有相对滑动，则为滑动征阴性，提示存在 DSB [41]。Hudelist 等也表明

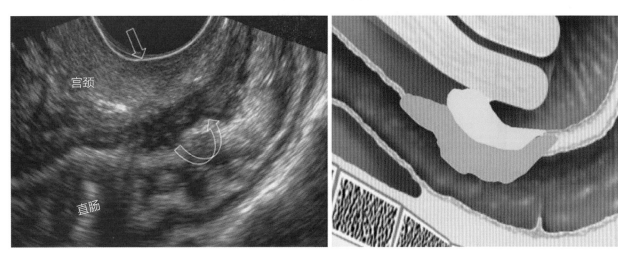

▲ 图 12-15　结合肠道准备的经阴道超声
直肠深部子宫内膜异位症（弯箭）与阴道后穹窿的病灶（箭）粘连，导致 Douglas 窝闭塞

滑动征阴性预示了深部肠道（直肠）子宫内膜异位症的存在。然而，除了与子宫内膜异位症无关的盆腔慢性炎症或粘连以外，某些因素，如子宫肥大和其后方的卵巢大囊肿，也可能导致假阴性结果的出现。由于许多直肠病变不会引起明显的粘连，这种操作也可能出现假阳性的结果。因此，我们建议将脏器的滑动征只作为评估粘连的一个指征，而深部子宫内膜异位症的诊断则基于直接查见病灶的事实。

五、监控病变发展

与其他形式的深部子宫内膜异位症一样，DE 的发展相当缓慢。因此，如果没有狭窄或症状加重的情况出现，可以在 6～12 个月内对其进行监控。对于手术切除了肠管病灶，同时术后没有并发症的患者，我们建议 3 个月后进行第一次复查。因为实际上此时术后的相关反应已消失，可以对肠管及其相关的粘连情况进行评估。比较理想的情况是，手术区域未发现残留的增厚组织或局限性积液。如果肠管依然增厚，应在纵切面、冠状切面和横切面上测量其大小，6～12 个月内进行监控。若使用吻合器缝合肠管，经阴道超声一般可以显示是盘状切除还是节段性切除（吻合术），以及横切面上吻合器只占一个象限，还是整个肠管周径上都可见到。

大多数肠道手术后，主要是直肠，肠管周围出现粘连及少量积液和（或）与肠管有分隔的无回声是非常常见的。一般来说，这些表现不会引起明显的临床症状。

六、假阳性

肠道子宫内膜异位症诊断出现假阳性的主要原因有以下几种情况。

- 肠管呈扇形折叠。解决方案：探头挤压肠管，改变其走行。
- 乙状结肠毗邻左侧子宫圆韧带（图 12-16）。解决方案：旋转探头，观察增厚的肠壁是否朝向宫角。除非受到子宫内膜异位症的影响，否则韧带的质地与子宫相似，不像 DE 通常是低回声的。
- 有管状物邻近或黏附在肠管上。解决方案：旋转探头，观察增厚的部分是否延伸到肠管之外。另外，可选用彩色多普勒检测两者的血流情况，管状物的典型表现为平行于长轴的螺旋状细血管。而 DE 的血供很少，能观察到的特点为无序或垂直于肠管长轴的血管分布。

七、鉴别诊断

● 息肉：很容易与 DE 区分开来，因为前者位于肠腔内且边界清晰。息肉可以很长，基底较窄或较宽。质地和血管分布不同，一般来说，较 DE 血供更丰富（图 12-6A 和 B）。

● 胃肠道间质瘤（gastrointestinal stromal tumor，GIST）：这是最困难的鉴别诊断，因为其结节也是低回声并且非常均匀。然而与 DE 不同，GIST 通常呈圆形，边界较清晰，且不改变肠管外部的弯曲形态。血管分布通常比 DE 明显（图 12-6C 和 D）。

● 腺癌：超声图像上可见肠道原发性肿瘤比 DE 回声更强，边界不清楚，病变根部位于黏膜层。彩色多普勒上，腺癌的血管分布丰富且杂乱无章。

如果对鉴别诊断有疑问，结肠镜检查是金标准。

八、检查时间

按照我们的方案，耻骨上右侧髂窝和近端乙状结肠（线阵探头）超声检查加上经阴道超声检查，共 15～25min。下面因素会影响检查时间的长短：准备不充分、病灶的数量以及相对应的粘连程度。子宫肥大、子宫后倾或大于 5cm 的卵巢囊肿也可能加大检查难度，主要是乙状结肠需要耗费的时间较多。

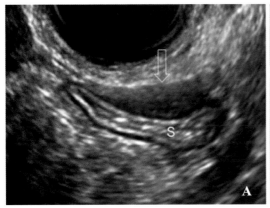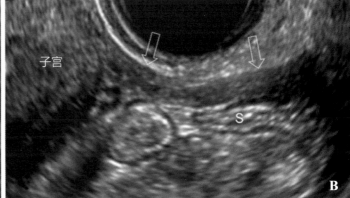

▲ 图 12-16　结合肠道准备的经阴道超声

A. 横切面显示乙状结肠（S）壁非常明显的子宫内膜异位病灶（箭）；B. 旋转探头，发现由正常左侧子宫圆韧带引起的假像（箭）

九、重要的技术技巧

- 所有疑似子宫内膜异位症的患者，即使没有肠道症状，也必须进行肠道准备。与其他类型的深部子宫内膜异位症一样，症状不总与病变的部位或严重程度相关。

- 如果患者口服了磷酸灌肠剂后仍有粪便残留，我们会要求患者服用另一种直肠磷酸灌肠剂。即便如此，如果肠道准备还是不到位，我们则要求患者在更严格的准备后第二天返回。这种情况我们是发生过的。

- 检查患者所有可能存在子宫内膜异位症的病灶，无论是医疗中心还是门诊体检的患者。

- 告知患者可能带来的不适感，其与常规的妇科经阴道检查相似。此检查不会引起明显的疼痛，但除了子宫内膜异位症本身，还有一些可能增加疼痛的因素，如阴道痉挛、患者焦虑以及后倾严重的子宫。

可能减轻疼痛的因素包括：①动作轻柔缓慢地将涂有超声凝胶的经阴道探头推送入阴道；②如果使用的是三维探头，检查直肠时，在横切面上调整探头声束，直接对准直肠的袋状结构；③嘱咐患者伸展双腿，这能使子宫呈现一个更好的角度，同时减小探头的倾斜角度，更能让患者放松；④镇静：一般来说不需用镇静。但是，如果患者愿意，她可以服用镇静药。一些极端的病例可能需要镇静，如在内镜检查时。

- 使用高频率线阵探头（10～15MHz）进行耻骨上肠道检查。传统的腹部探头（3～5MHz）或微凸探头（6～9MHz）对诊断小的肠道子宫内膜异位症病灶来说分辨率不够。对肥胖妇女而言，检查难度更大，我们可以在腹壁上适度按压探头来增加图像的清晰度。

- 经阴道检查评估肠管的受累情况，即使一眼就发现了直肠的异位病灶，也须快速扫查一遍乙状结肠。基于先前的肠道准备，直肠乙状结肠基本排空，如果操作者花费太长时间检查乙状结肠，则来自降结肠的内容物可能会下移影响检查。必须从纵切面和横切面同时检查。横向检查时必须在检查邻近结束时进行，因为会给大多数患者带来不适。

- 探头放置在阴道后穹窿时更容易扫查肠管。如果子宫肥大或存在大的卵巢囊肿时，有时无法将探头顶端贴近肠壁。这种情况下，可以把子宫和卵巢作为"透声窗"（图 12-17）。

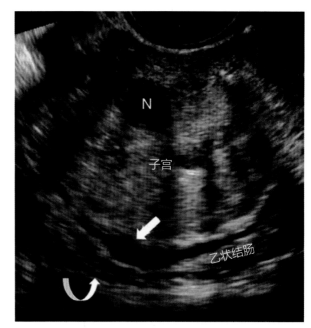

▲ 图 12-17 结合肠道准备的经阴道超声

子宫体积增大，存在肌瘤（N），阻碍了探头与肠道的接触。透过子宫看到的乙状结肠子宫内膜异位症病灶（箭）。另一侧肠壁正常（弯箭）

- 术后监控需要长达 3 个月。术后监控中一般无须肠道准备，除非外科医师无法定位之前的病灶位置或者猜测可能还有明显的残余病灶。应该知道，除了在超声检查中出现假阳性和假阴性的可能性之外，外科医师并不总会设法找到小的孤立的乙状结肠病变，特别是在没有粘连的情况下。

- 学习超声诊断 DE 的初始学习周期要比想象中短，即使是对于只做盆腔检查的超声医师。然而，有经验的超声医师在腹部超声方面有一个初步的优势，特别是那些进行过空腔脏器超声诊断的医师。无论如何，快速进步的基本前提是在诊断妇科疾病方面有丰富的经验。

表 12-4 展示了 Tammaa 等 [42] 就经阴道超声诊断直肠或乙状结肠子宫内膜异位症的学习过程所做的研究，总结如下。

- 学员大致需要 40 次左右的专业指导才能达到有经验教员效率的 60%～80%。
- 学员的学习收益差异很大（表 12-4）。

为了促进诊疗进展，外科医师和影像学医师必须进行不断的病情反馈。定期对比两组医师检查结果的完整报告，如有差异，由解剖病理学家判定。

表 12-4 学员与教员（诊断敏感性和特异性约 95%）在 TVUS 诊断肠道子宫内膜异位症上的结果比照

	敏感性 (%)	特异性 (%)	LR+	LR-
学员 1	72	96	16.6	0.29
学员 2	89	95	19.6	0.12

只有 50% 的患者最终接受了手术治疗。LR. 似然比

十、未来展望

目前很少有准确度很高的专门诊断深部子宫内膜异位症的医疗中心，因此，第一个短期和中期目标是创建更多专业的诊疗中心，完善诊断步骤和诊疗方案。

随着 3D 技术的发展和普及，将使这项技术在先进的初级医疗服务中心应用成为可能。

近期发布的应用复合成像（实时超声图像和多平面重建 MRI 图像）诊断子宫内膜异位症的研究报道 [43]。然而，这些方法还有待进一步发展，来证明其在完善诊断的有效性。

对于深部肠道子宫内膜异位症的超声诊断，经验丰富的诊疗中心诊断敏感度和特异性几乎接近 100%，因此，未来可发展的空间很小。然而，新技术的知识传播和发展仍存在很多挑战需要去克服。

十一、终评

在诊断和治疗子宫内膜异位症方面，训练有素的专业人员给患者制订合适的治疗计划尤为重要。就需要手术治疗的病例而言，这种整合可以让患者了解手术过程，并在必要时建立形成一个多学科团队。因此，以更准确的方式去诊断、治疗和监测患者的同时，尽力降低其花费，更重要的是提高患者的生活质量，增加妊娠概率，减少因为子宫内膜异位症引起的心理和生理问题。

资金：本章节的完成未接受其他外部资金的资助。

利益冲突：作者声明他们与任何有经济利益的组织或单位没有任何关系或参与其中。

伦理学：本章节是一篇综述，其中不包含任何作者对人类参与者或动物的研究。

参 考 文 献

[1] Chapron C, et al. Surgery for bladder endometriosis: long-term results and concomitant management of associated posterior deep lesions. Hum Reprod. 2010;25:884–9.

[2] Chapron C, et al. Deeply infiltrating endometriosis: pathogenetic implications of the anatomical distribution. Hum Reprod. 2006;21:1839–45.

[3] Bazot M, et al. Accuracy of magnetic resonance imaging and rectal endoscopic sonography for the prediction of location of deep pelvic endometriosis. Hum Reprod. 2007;22:1457–63.

[4] Kavallaris A, Köhler C, Kühne-Heid R, Schneider A. Histopathological extent of rectal invasion by rectovaginal endometriosis. Hum Reprod. 2003;18:1323–7.

[5] Remorgida V, et al. How complete is full thickness disc resection of bowel endometriotic lesions? A prospective surgical and histological study. Hum Reprod. 2005;20:2317–20.

[6] Abrão MS, et al. Deep endometriosis infiltrating the recto-sigmoid: critical factors to consider before management. Hum Reprod Update. 2015;21:329–39.

[7] Podgaec S, Gonçalves MO, Klajner S, Abrão MS. Epigastric pain relating to menses can be a symptom of bowel endometriosis. Sao Paulo Med J. 2008;126:242–4.

[8] Garry R, Clayton R, Hawe J. The effect of endometriosis and its radical laparoscopic excision on quality of life indicators. BJOG. 2000;107:44–54.

[9] Simões Abrão M, et al. Rectal endoscopic ultrasound with a radial probe in the assessment of rectovaginal endometriosis. J Am Assoc Gynecol Laparosc. 2004;11:50–4.

[10] Chapron C, et al. Results and role of rectal endoscopic ultrasonography for patients with deep pelvic endometriosis. Hum Reprod. 1998;13:2266–70.

[11] Bazot M, et al. Transvaginal sonography and rectal endoscopic sonography for the assessment of pelvic endometriosis: a preliminary comparison. Hum Reprod. 2003;18:1686–92.

[12] Takeuchi H, et al. A novel technique using magnetic resonance imaging jelly for evaluation of rectovaginal endometriosis. Fertil Steril. 2005;83:442–7.

[13] Hottat N, et al. Endometriosis: contribution of 3.0-T pelvic MR imaging in preoperative assessment—initial results. Radiology. 2009;253:126–34.

[14] Abrao MS, et al. Comparison between clinical examination, transvaginal sonography and magnetic resonance imaging for the diagnosis of deep endometriosis. Hum Reprod. 2007;22:3092–7.

[15] Ribeiro HS, et al. [Double–contrast barium enema in the diagnosis of intestinal deeply infiltrating endometriosis]. Rev Bras Ginecol Obstet. 2008;30:400–5.

[16] Biscaldi E, Ferrero S, Remorgida V, Rollandi GA. Bowel endometriosis: CT–enteroclysis. Abdom Imaging. 2007;32:441–50.

[17] Hudelist G, et al. Combination of transvaginal sonography and clinical examination for preoperative diagnosis of pelvic endometriosis. Hum Reprod. 2009;24:1018–24.

[18] Guerriero S, et al. Diagnostic value of transvaginal 'tenderness–guided' ultrasonography for the prediction of location of deep endometriosis. Hum Reprod. 2008;23:2452–7.

[19] Exacoustos C, et al. OC19.04: Sonographic evaluation of posterior deep pelvic endometriosis: endovaginal–, transrectal– and vaginosonography to assess the extension of the disease. Ultrasound Obstet Gynecol. 2005;26:340–1.

[20] Piketty M, et al. Preoperative work–up for patients with deeply infiltrating endometriosis: transvaginal ultrasonography must definitely be the first–line imaging examination. Hum Reprod. 2009;24:602–7.

[21] Hudelist G, Tuttlies F, Rauter G, Pucher S, Keckstein J. Can transvaginal sonography predict infiltration depth in patients with deep infiltrating endometriosis of the rectum? Hum Reprod. 2009;24:1012–7.

[22] Nisenblat V, et al. Combination of the non–invasive tests for the diagnosis of endometriosis. Cochrane Database Syst Rev. 2016;(7):CD012281.

[23] Guerriero S, et al. Systematic approach to sonographic evaluation of the pelvis in women with suspected endometriosis, including terms, definitions and measurements: a consensus opinion from the International Deep Endometriosis Analysis (IDEA) group. Ultrasound Obstet Gynecol. 2016;48:318–32.

[24] Chapron C, et al. Anatomical distribution of deeply infiltrating endometriosis: surgical implications and proposition for a classification. Hum Reprod. 2003;18:157–61.

[25] Goncalves MO, Podgaec S, Dias JA Jr, Gonzalez M, Abrao MS. Transvaginal ultrasonography with bowel preparation is able to predict the number of lesions and rectosigmoid layers affected in cases of deep endometriosis, defining surgical strategy. Hum Reprod. 2010;25:665–71.

[26] Abrão MS, et al. Endometriosis lesions that compromise the rectum deeper than the inner muscularis layer have more than 40% of the circumference of the rectum affected by the disease. J Minim Invasive Gynecol. 2008;15:280–5.

[27] Ruffo G, et al. Laparoscopic colorectal resection for deep infiltrating endometriosis: analysis of 436 cases. Surg Endosc. 2010;24:63–7.

[28] Dousset B, et al. Complete surgery for low rectal endometriosis: long–term results of a 100–case prospective study. Ann Surg. 2010;251:887–95.

[29] Goncalves MO, Dias JA Jr, Podgaec S, Averbach M, Abrão MS. Transvaginal ultrasound for diagnosis of deeply infiltrating endometriosis. Int J Gynaecol Obstet. 2009;104:156–60.

[30] Acien P, et al. Is a bowel resection necessary for deep endometriosis with rectovaginal or colorectal involvement? Int J Womens Health. 2013;5:449–55.

[31] Young SW, et al. Initial accuracy of and learning curve for transvaginal ultrasound with bowel preparation for deep endometriosis in a US Tertiary Care Center. J Minim Invasive Gynecol. 2017;24(7):1170–6. https://doi.org/10.1016/j.jmig.2017.07.002.

[32] Ros C, et al. Bowel preparation improves the accuracy of transvaginal ultrasound in the diagnosis of rectosigmoid deep infiltrating endometriosis: a prospective study. J Minim Invasive Gynecol. 2017;24(7):1145–51. https://doi.org/10.1016/j.jmig.2017.06.024.

[33] Young SW, et al. Sonographic evaluation of deep endometriosis: protocol for a US radiology practice. Abdom Radiol (NY). 2016;41:2364–79.

[34] Panebianco V, et al. [Low anterior resection of the rectum using mechanical anastomosis in intestinal endometriosis]. Minerva Chir. 1994;49:215–7.

[35] Duepree HJ, et al. Laparoscopic resection of deep pelvic endometriosis with rectosigmoid involvement. J Am Coll Surg. 2002;195:754–8.

[36] de Almeida A, Fernandes LF, Averbach M, Abrão MS. Disc resection is the first option in the management of rectal endometriosis for unifocal lesions with less than 3 centimeters of longitudinal diameter. Surg Technol Int. 2014;24:243–8.

[37] Pereira RMA, et al. Use of circular stapler for laparoscopic excision of rectosigmoid anterior wall endometriosis. Surg Technol Int. 2008;17:181–6.

[38] Kondo W, et al. Surgical techniques for the treatment of bowel endometriosis. J Minim Invasive Gynecol. 2015;22:S131.

[39] Revised American Society for Reproductive Medicine classification of endometriosis: 1996. Fertil Steril. 1997;67:817–21.

[40] Reid S, et al. Prediction of pouch of Douglas obliteration in women with suspected endometriosis using a new real–time dynamic transvaginal ultrasound technique: the sliding sign. Ultrasound Obstet Gynecol. 2013;41:685–91.

[41] Hudelist G, et al. Uterine sliding sign: a simple sonographic predictor for presence of deep infiltrating endometriosis of the rectum. Ultrasound Obstet Gynecol. 2013;41:692–5.

[42] Tammaa A, et al. Learning curve for the detection of pouch of Douglas obliteration and deep infiltrating endometriosis of the rectum. Hum Reprod. 2014;29:1199–204.

[43] Millischer A–E, et al. Fusion imaging for evaluation of deep infiltrating endometriosis: feasibility and preliminary results. Ultrasound Obstet Gynecol. 2015;46:109–17.

第 13 章

其他部位的深部子宫内膜异位症
Other Locations of Deep Endometriosis

Stefano Guerriero, Silvia Ajossa, Ornella Comparetto, Camilla Ronchetti,

Virginia Zanda, Bruno Piras, Alba Piras, Valerio Mais 著

刘瑗玲 译

一、概述

盆腔子宫内膜异位症是指输卵管，卵巢，局部腹膜病变，而盆腔外子宫内膜异位症是指其他部位出现子宫内膜异位种植[1]。几乎在每个器官、系统和组织中都有子宫内膜异位症的描述[2]。由于缺乏明确的流行病学研究，盆腔外子宫内膜异位症的真实患病率尚不清楚。事实上，只有外科和妇科有过病例报道。为此人们提出了许多诊断方法，但是尚没有一种是金标准。超声的作用获得了认可，但也只是应用于某些领域[1]。

子宫内膜异位症的多脏器受累及临床症状多样性的特点应引起每位伴有盆腔外脏器周期性症状女性的怀疑。尽管在 1989 年, Markham 等[3]就已经提出盆腔外子宫内膜异位症的分类，但并没有被接受，该分类提出将子宫外子宫内膜异位症分为4个不同的类别，包括累及肠道的I类、累及泌尿系统的U类、累及肺和胸腔的 L 类和累及所有其他部位的 O 类。然而，这种分类方法并没有充分应用于研究中。在本章中，我们只介绍超声检查在其中的应用，特别是以下几个方面。

①腹壁子宫内膜异位症：剖腹产手术瘢痕处（最常见）；脐部（占所有生殖器子宫内膜异位症病例的 0.5% ～ 1%）；腹股沟管或 Nuck 管子宫内膜异位症；腹直肌。

②腹部脏器：下腹部（阑尾的子宫内膜异位症）；上腹部（肝脏、膈肌的子宫内膜异位）。

二、腹壁子宫内膜异位症

腹壁子宫内膜异位症是指子宫内膜异位在腹壁处，医源性常见。许多腹壁子宫内膜异位症发生在

本章视频来源：**Electronic Supplementary Material** The online version of this chapter (https://doi.org/10.1007/978-3-319-71138-6_13) contains supplementary material, which is available to authorized users.

腹腔镜或剖宫产手术后。其中大多数腹壁子宫内膜异位症的发生是由于剖宫产手术瘢痕闭合所致，但也有一些病变不是由手术造成的。腹壁子宫内膜异位症患者往往具有剖宫产史，这也提示妊娠期子宫内膜可能具有容易发生异位种植的特点[1]。

腹壁子宫内膜异位症的症状包括腹壁肿块具有生长性、疼痛、压痛，在月经期间可能会明显增大并疼痛明显。有时病变部位可发生周期性出血[4]。据报道，该疾病药物治疗的成功率很低，仅能暂时缓解症状，通常在停药后复发。因此彻底的手术切除是首选的治疗方法[4]。

（一）瘢痕处子宫内膜异位症

这种情况是由于手术时子宫内膜组织扩散到伤口造成的。可累及子宫术后瘢痕、腹部肌肉组织或皮下组织。据报道，子宫内膜异位症发生于剖宫产后的瘢痕、分娩后的会阴切开术瘢痕，以及与子宫内膜组织接触的手术过程，如子宫切除术、异位妊娠、输卵管造口术，以及在妊娠期前半个月进行的手术[5]。

据报道，该疾病的发病率不同，有妇科介入治疗史的妇女发病率约3.5%[5]，有剖宫产手术史的妇女发病率约0.8%。子宫内膜异位症在会阴切口瘢痕的发生率低于腹壁瘢痕[4]。剖宫产可能是瘢痕子宫内膜异位症发生的首要危险因素。这种高风险可能是由于在手术过程中子宫内膜细胞更多地暴露于皮下组织造成的[5]。令人遗憾的是，这种疾病经常被误诊，因为子宫内膜异位症可能发生在手术后6个月到几年，疼痛往往不是周期性的，也不一定都有可触及的肿块。腹壁实性肿块的超声检查并不是子宫内膜异位症的病理诊断，但如果它靠近剖宫产瘢痕处，应考虑鉴别诊断[4]（图13-1至图13-3）（视频13-1至视频13-5）。

（二）Villar 结节

脐部子宫内膜异位症，又称Villar结节，是一种罕见的疾病，通常是医源性导致内膜种植于手术瘢痕的结果（图13-4）。没有任何腹部或子宫手术的脐部子宫内膜异位症是另一种更少见的临床疾病[6]。脐部子宫内膜异位症的报道已超过100例，但在1886年由Villar首次描述。脐部子宫异位症占盆腔外异位症的0.5%～1%[7]。

在月经期，脐部出现一个实性蓝粉色的小肿块，直径从几毫米到6cm不等。在月经前可能引起疼痛、肿胀或压痛。有时伴随月经期脐部皮肤可能发生出血，因此，也被称为"月经肿瘤"。脐部子宫内膜异位症通常是一种孤立的病变，并不伴有盆腔病变[7]（图13-5至图13-7）（视频13-6和视频13-7）。

（三）腹股沟或 Nuck 管子宫内膜异位症

Nuck管是伴随子宫圆韧带穿过腹股沟环进入腹股沟管形成的腹膜鞘管。1896年由Cullen首次报道腹股沟区子宫内膜异位症。该部位子宫内膜异位症的发生率为0.6%[8]。腹股沟管子宫内膜异位症的发病机制可能是子宫内膜组织沿圆韧带直接延伸，因为偶尔这一通道是开放的，使腹腔和腹股沟管相通[9]（图13-8）（视频13-10）。超过90%腹股沟管子宫内膜异位发生在右侧并且伴有腹股沟疝。常见的与腹股沟管子宫内膜异位症相关的症状是腹股沟疼痛和腹股沟区肿块的存在，有时在月经期增大[8]。

（四）腹直肌子宫内膜异位症

腹直肌子宫内膜异位症是非常罕见的。到目前为止，医学文献中有明确记载的只有18例是完全位于腹直肌内的病变，其中4例为原发病灶[10]（图13-9至图13-11）（视频13-8和视频13-9）。

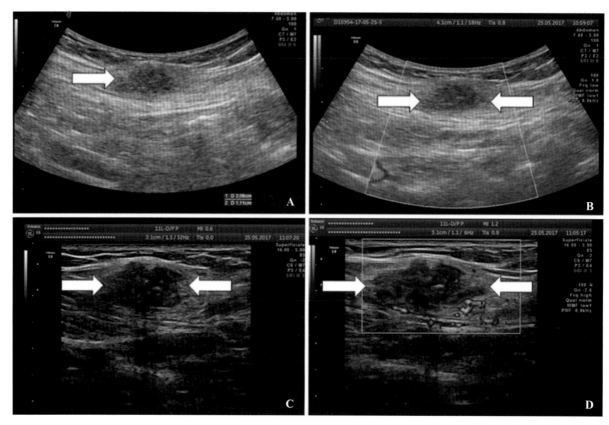

▲ 图 13-1　32 岁女性，6 年前剖宫产，瘢痕处子宫内膜异位症（直箭）超声图像

A 和 B. 使用凸阵探头扫查显示的结节；C 和 D. 使用线阵探头扫查显示的结节，采用高频探头提高图像分辨率，且彩色多普勒评估更详细、更敏感（D）

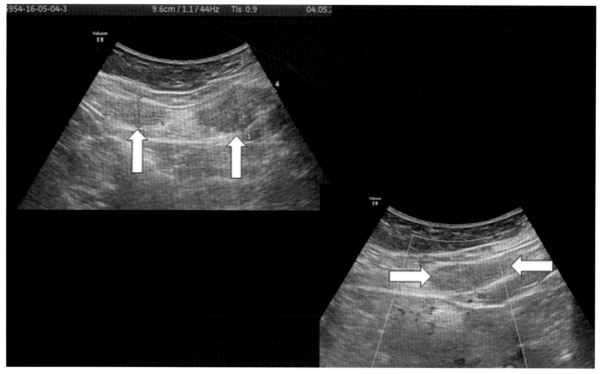

▲ 图 13-2　39 岁女性，剖宫产术后 6 年，两处瘢痕处子宫内膜异位结节（直箭）超声表现

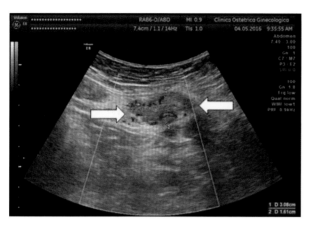

▲ 图 13-3　39 岁女性，剖宫产术后 6 年，瘢痕处子宫内膜异位结节（直箭）的彩色多普勒超声表现

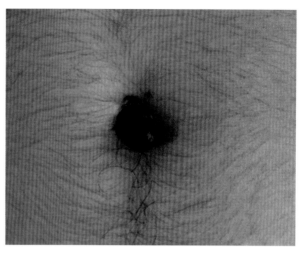

▲ 图 13-4　典型的 Villar 结节

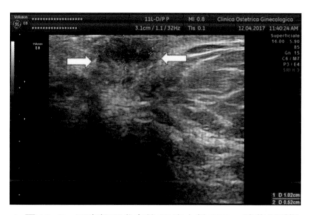

▲ 图 13-5　无腹部手术史的 33 岁女性 Villar 结节（直箭）的超声表现

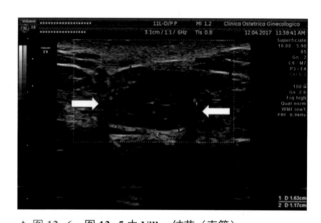

▲ 图 13-6　图 13-5 中 Villar 结节（直箭）

由于更好的聚焦，可以更清楚地显示细节，实性结节回声更加清楚

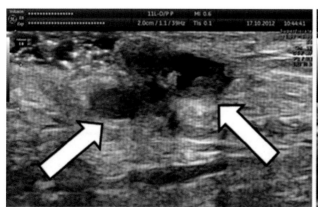
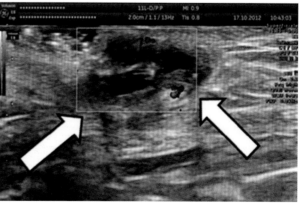

▲ 图 13-7　20 岁女性，无腹部手术史

B 型（A）和彩色多普勒（B）下 Villar 结节（直箭）的超声表现，这种病例的结节超声表现常为囊性多于实性

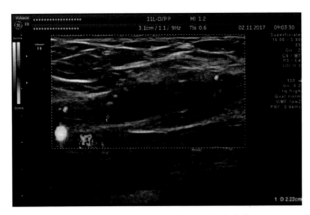

▲ 图 13-8　右侧腹股沟区子宫内膜异位症声像图
表现为低回声的囊性肿块，内见分隔，腹股沟区可见少许血流信号

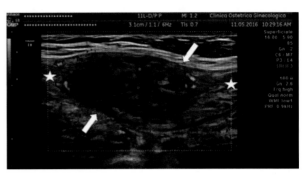

▲ 图 13-10　女性，30 岁，剖宫产术后 4 年，腹直肌肌层（☆）内子宫内膜异位症（直箭）能量多普勒超声表现

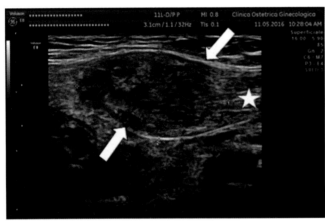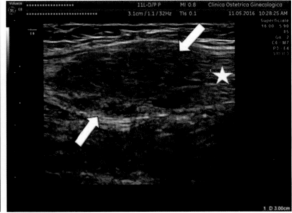

▲ 图 13-9　女性，30 岁，剖宫产术后 4 年，腹直肌肌层（☆）内子宫内膜异位症（直箭）超声表现

（五）腹腔子宫内膜异位症

子宫内膜异位症可以发生在任何腹腔脏器。在阑尾、肝实质内及膈肌的子宫内膜异位症都有病例报道。有趣的是，未见报道具有非常重要的免疫功能的脾脏发生子宫内膜异位症[1]。

（六）阑尾子宫内膜异位症

阑尾子宫内膜异位症是一种罕见的疾病。它可能是无任何症状的，也引起急性阑尾炎、下消化道出血、肠穿孔或肠套叠引起的肠梗阻。阑尾子宫内膜异位症可以通过组织病理学诊断。阑尾黏膜层不受影响，常在肌层和浆膜层可见腺组织、子宫内膜间质和出血[11]。

（七）肝脏子宫内膜异位症

肝脏子宫内膜异位症是盆腔外子宫内膜异位症最少受累的器官之一，目前仅文献报道 22 例。肝脏子宫内膜异位症的发病机制尚不清楚，可能与血管 – 淋巴播散具有潜在的关系。虽然超声、计算机断层扫描（computerized tomography，CT）、磁共振成像（magnetic resonance imaging，MRI）对诊断子宫内膜异位症有一定的帮助，但目前还没有典型的影像学表现，只能通过组织学检查对其进行诊断[12]。

鉴别诊断和转归

腹壁子宫内膜异位症的诊断比较困难，在临床和影像学诊断上，常被误诊为如缝合线肉芽肿、切口疝或原发性或转移性癌症[4]。肝脏子宫内膜异位症很难诊断，需要与良性疾病，如棘球蚴、脓肿、血肿、囊腺瘤，以及恶性囊性肿瘤，如囊腺癌或转移性肿瘤进行鉴别诊断[12]。阑尾子宫内膜异位症的鉴别诊断应包括憩室疾病、结直肠癌、炎性肠病、肉芽肿、良性壁内肿瘤、隐匿性腹腔内转移、肠系膜肿瘤和盆腔脓肿恶变等[13]。

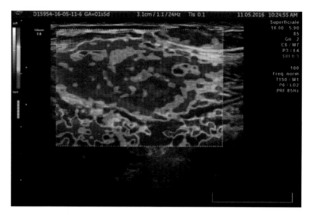

▲ 图 13-11 30 岁女性，剖宫产术后 4 年，腹直肌子宫内膜异位症弹性超声表现

大约有 1% 的子宫内膜异位症会发生恶变，这种转化最常发生在卵巢，约占子宫内膜异位症相关恶性肿瘤的 80%[14]。腹部手术瘢痕处的子宫内膜异位症发生恶变非常罕见：透明细胞组织学占性腺以外子宫内膜异位症相关恶性变的 4.5%，是该类病变恶变的主要细胞学类型[15]。文献报道了 23 例子宫内膜异位症合并剖宫产瘢痕内透明细胞癌（CCC）的病例[16]。尽管这种情况很少见，但随着时间的推移，报告的病例数量也在增加，这可能是由于人们对这种疾病的关注越来越高，也可能是剖宫产和子宫手术的记录越来越多。仔细收集和评估患者的病史对于提高子宫内膜异位症相关恶性肿瘤的诊断非常重要。通常这些肿块在确诊之前体积已经达到很大了[16]。

三、我们该怎么做

（一）病史和口服避孕药史的重要性

所有怀疑有子宫内膜异位症的妇女都应该记录详细的临床病史，尤其要注意临床症状。以下病史应特别注意：既往子宫肌瘤切除术或剖宫产（子宫内膜异位症发生的主要原因）、既往子宫内膜异位症手术、子宫内膜异位症家族史、既往对子宫内膜异位症（类型、持续时间、影响）的非手术治疗、疼痛类型（慢性和急性盆腔疼痛，与月经的相关程度），以及使用口服避孕药使症状部分缓解而延误诊断等。应注意症状的发生和持续时间，如有可能，通过要求患者使用视觉模拟量表或使用 0-10 叙述性数字评分量表记录疼痛的程度[17]。

（二）使用不同探头检查怀疑有盆腔外的深部子宫内膜异位症

探查、定位和显示腹壁子宫内膜异位症必须使用线阵探头（5.0～13.0MHz）进行腹部超声检查[18]。如果可能，根据病变深度，线阵浅表探头对引导手术切除和修复有一定的指导意义。

（三）典型的超声表现

在超声检查中，腹壁子宫内膜异位症表现类似于盆腔的深部子宫内膜异位症，但不同于卵巢子宫内膜异位囊肿，结节表现为实性且边界不清楚（图 13-1 至图 13-7，图 13-9 至图 13-11）。需要评估边界形态（光滑、不规则或有毛刺）[18]。少数病例为囊性病变（Villar 和 Nuck 结节）（图 13-7）。病变的回声应与相邻正常皮下组织回声进行对比评估。在超声上，瘢痕处子宫内膜异位症通常表现为不均匀的类圆形低回声结节，伴有明显纤维化的改变（以高回声点或线状形式出现）、周围伴有高回声环、边缘呈毛刺状和周边可见单个血管蒂进入肿块（图 13-1 至图 13-3）[19]。

腹股沟子宫内膜异位症的超声表现多种多样。可以表现为实性、囊性（图 13-8）（视频 13-10），或囊实混合性。一些囊性肿块有分隔可能是低回声或是高回声[7]。通常周边很少有彩色血流信号出现（图 13-8）（视频 13-10）。

（四）病变位置评估的方法

操作者不仅要注意病变的存在，还要注意病变的数量、位置（右、左、中、脐平面或右 / 左腹股沟管）、深度（在皮下脂肪组织中，或累及肌肉层或这两层之间，同时评估与筋膜的关系），以及与之前剖宫产手术瘢痕的关系。此外，操作者应测量并记录病灶三个正交径线的大小。频谱多普勒超声，脉冲重复频率设定为 500 ～ 750Hz，有助于评估所有病变的血流信号（图 13-1，图 13-3，图 13-7）（视频 13-3，视频 13-7，视频 13-9）。丰富的血流信号与肿瘤转移相关，是鉴别诊断必须评估的参数。

四、重要的技术技巧

1. 尽可能使用高频探头来更好地明确病变边界及血流信号（图 13-1）。
2. 建议女性在扫描过程中交替移动双腿，以便更好地识别肌肉层（视频 13-8 和视频 13-9）。
3. 病灶可能是多发的，所以须评估病变的多灶性。
4. 使用 IDEA 方案进行评估[17]，排除其他子宫内膜异位相关病变。事实上，对诊断为盆腔外子宫内膜异位症和怀疑为盆腔子宫内膜异位症的女性进行超声检查的目的是试图解释其潜在的症状体征，明确疾病的位置，并在药物治疗或手术干预之前评估疾病的严重程度。每位患有子宫外子宫内膜异位症的女性都应该进行超声检查，即使没有盆腔子宫内膜异位症的症状，根据 IDEA 共识，也建议对怀疑或已知子宫内膜异位症的女性进行 4 个基本步骤的超声检查[17]。

五、未来展望

尽管，激素治疗可能是在计划的手术切除之前减轻症状和缩小病灶有效的首选方法[20]，但生殖系统以外的子宫内膜异位症通过手术治疗可以达到缓解症状、改善生活质量、提高生育率和减少复发的效果[21]。最近提出了一种治疗腹壁子宫内膜异位症的新方法：超声引导下的高强度聚焦超声（high-intensity-focused ultrasound，HIFU）消融术。在文献报道的 21 例腹壁子宫内膜异位症的治疗中[22]，这项技术安全有效。

三维（three-dimensional，3D）超声对于盆腔外子宫内膜异位症的诊断及术前评估具有快速、简单、特异、无创的特点。3D 重建可以清晰显示子宫内膜异位结节不规则的形态和边界，对周围组织可以进行更为准确地分析（图 13-12 至图 13-15）。而且，通过平面很容易显示病变浸润深度。术前评估腹壁子宫内膜异位结节的大小、体积和浸润程度，对于确定手术切除范围及使用补片的大小非常重要[23]。

MRI 可作为术前评估子宫内膜异位症的备选技术，协助诊断子宫内膜异位症，并排除其他疾病。MRI 对子宫内膜异位症的诊断灵敏度和特异度均大于 90%，但对于小的（< 3mm）子宫内膜异位症的诊断具有局限性。T_1 加权成像，通过缩小动态范围，增加病变的显著性，鉴别含脂肪的卵巢肿块与含血液的卵巢肿块，提高了对子宫内膜异位囊肿和腹膜疾病的诊断准确性[24]。

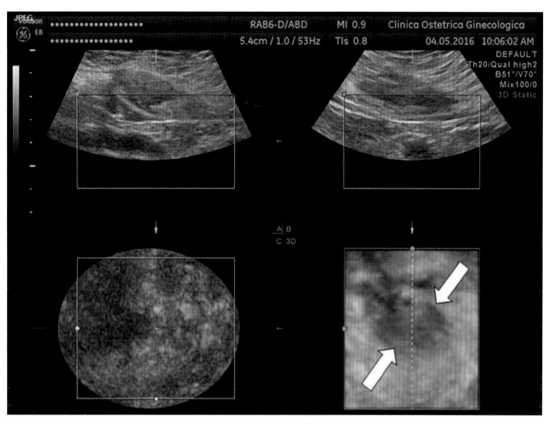

▲ 图 13-12 女性，39 岁，6 年前行 1 次剖宫产，三维超声表现瘢痕性子宫内膜异位症（直箭）

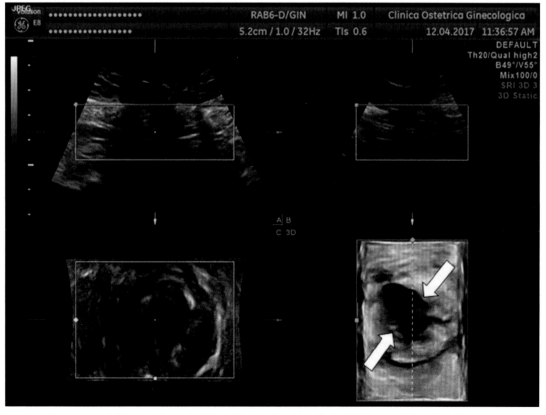

▲ 图 13-13 女性，32 岁，6 年前行剖宫产，瘢痕处子宫内膜异位症（直箭）的三维超声表现

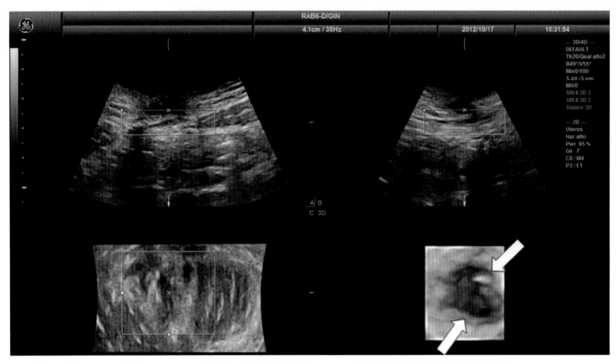

▲ 图 13-14　20 岁女性，无腹部手术史，Villar 结节（直箭）的三维超声表现

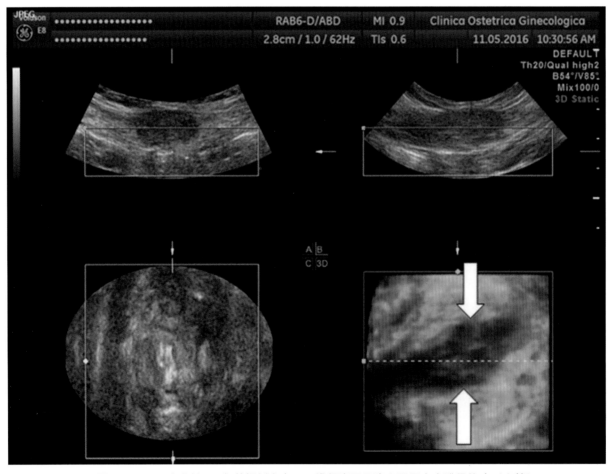

▲ 图 13-15　30 岁女性，4 年前行剖宫产，三维超声显示腹直肌子宫内膜异位症（直箭）

参 考 文 献

[1] Jubanyik KJ, Comite F. Extrapelvic endometriosis. Obstet Gynecol Clin North Am. 1997;24(2):411–40.

[2] Jenkins S, Olive DL, Haney AF. Endometriosis: pathogenetic implications of the anatomic distribution. Obstet Gynecol. 1986;67:335–8.

[3] Markham SM, Carpenter SE, Rock JA. Extrapelvic endometriosis. Obstet Gynecol Clin North Am. 1989;16: 193–219.

[4] Hensen JH, Van Breda Vriesman AC, Puylaert JB. Abdominal wall endometriosis: clinical presentation and imaging features with emphasis on sonography. AJR Am J Roentgenol. 2006;186(3):616–20.

[5] Nominato NS, Prates LF, Lauar I, Morais J, Maia L, Geber S. Caesarean section greatly increases risk of scar endometriosis. Eur J Obstet Gynecol Reprod Biol. 2010; 152(1):83–5.

[6] Krantz AM, Dave AA, Margolin DJ. A case of umbilical endometriosis: Villar's nodule. Cureus. 2016;8(12):e926.

[7] Dessy LA, Buccheri EM, Chiummariello S, Gagliardi DN, Onesti MG. Umbilical endometriosis, our experience. In Vivo. 2008;22:811–5.

[8] Yang DM, Kim HC, Ryu JK, Lim JW, Kim GY. Sonographic findings of inguinal endometriosis. J Ultrasound Med. 2010;29:105–10.

[9] Wang CJ, Chao AS, Wang TH, Wu CT, Chao A, Lai CH. Challenge in the management of endometriosis in the canal of Nuck. Fertil Steril. 2009;91(3):936.e9–11.

[10] Giannella L, La Marca A, Ternelli G, Menozzi G. Rectus abdominis muscle endometriosis: case report and review of the literature. J Obstet Gynaecol Res. 2010;36(4): 902–6.

[11] Yoon J, Lee YS, Chang HS, Park CS. Endometriosis of the appendix. Ann Surg Treat Res. 2014;87(3):144–7.

[12] De Riggi MA, Fusco F, Marino G, Izzo A. Giant endometrial cyst of the liver: a case report and review of the literature. G Chir. 2016;37(2):79–83.

[13] Basso MP, Christiano AB, Oliveira ALC, Cunrath GS, Netinho JG. Appendicular endometriosis as a cause of chronic abdominal pain alone in the right iliac fossa: case report and literature review. J Coloproctol. 2012;32(1): 80–3.

[14] Van Gorp T, Amant F, Neven P, Vergote I, Moerman P. Endometriosis and the development of malignant tumors of the pelvis. A review of the literature. Best Pract Res Clin Obstet Gynaecol. 2004;18:349–71.

[15] Stevens EE, Pradhan TS, Chak Y, Lee YC. Malignant transformation of endometriosis in a cesarean section abdominal wall scar: a case report. J Reprod Med. 2013;58(5–6):264–6.

[16] Ferrandina G, Palluzzi E, Fanfani F, Gentileschi S, Valentini AL, Mattoli MV, Pennacchia I, Scambia G, Zannoni G. Endometriosis–associated clear cell carcinoma arising in caesarean section scar: a case report and review of the literature. World J Surg Oncol. 2016;14:300.

[17] Guerriero S, et al. Systematic approach to sonographic evaluation of the pelvis in women with suspected endometriosis, including terms, definitions and measurements: a consensus opinion from the International Deep Endometriosis Analysis (IDEA) group. Ultrasound Obstet Gynecol. 2016;48:318–32.

[18] Savelli L, Manuzzi L, Di Donato N, Salfi N, Trivella G, Ceccaroni M, Seracchioli R. Endometriosis of the abdominal wall: ultrasonographic and Doppler characteristics. Ultrasound Obstet Gynecol. 2012;39(3):336–40.

[19] Francica G. Reliable clinical and sonographic findings in the diagnosis of abdominal wall endometriosis near cesarean section scar. World J Radiol. 2012;4(4):135–40.

[20] Ling CM, Lefrebre G. Extrapelvic endometriosis: a case report and review of the literature. J Soc Obstet Gynaecol Can. 2000;22(2):97–100.

[21] Veeraswamy A, Lewis M, Mann A, Kotikela S, Hajhosseini B, Nezhat C. Extragenital endometriosis. Clin Obstet Gynecol. 2010;53(2):449–66.

[22] Wang Y, Wang W, Wang L, Wang J, Tang J. Ultrasound–guided high–intensity focused ultrasound treatment for abdominal wall endometriosis: preliminary results. Eur J Radiol. 2011;79(1):56–9. https://doi.org/10.1016/j.ejrad. 2009.12.034. Epub 2010 Feb 8.

[23] Picard A, Varlet MN, Guillibert F, Srour M, Clemenson A, Khaddage A, Seffert P, Chene G. Three dimensional sonographic diagnosis of abdominal wall endometriosis: a useful tool? Fertil Steril. 2011;95(1):289.e1–4.

[24] Gougoutas CA, Siegelman ES, Hunt J, Outwater EK. Pelvic endometriosis: various manifestations and MR imaging findings. AJR Am J Roentgenol. 2000;175(2): 353–8.

第 14 章

改良超声检查技术
Modified Ultrasonographic Techniques

Simone Ferrero, Umberto Leone Roberti Maggiore, Fabio Barra, Carolina Scala　著

董　雪　译

一、概述

近 10 年来，经阴道超声（transvaginal ultrasonography，TVS）检查已成为疑似患有深部子宫内膜异位症（deep endometriosis，DE）的女性的首选检查方式[1]。事实上，与其他影像学技术相比，TVS 不仅诊断性能良好，还具有其他，如妇科医生认可度高、价格相对便宜、患者不适感低、无辐射等多方面的优势。基于此，国际深部子宫内膜异位症分析（International Deep Endometriosis Analysis，IDEA）小组最近推出一个对疑似 DE 患者的系统检查方法[2]。

对 TVS 的诟病主要基于这项技术对 DE 的诊断准确性依赖于超声医师的经验。但是，通过向阴道和（或）直肠中注入生理盐水溶液或凝胶进行技术改良可以提高 TVS 的诊断准确性。这些被称为"增强"或"改良"的 TVS 检查技术，在 TVS 检查结果不确定或超声检查人员在诊断 DE 方面经验不足时可能有用。事实上，阴道和（或）直肠的扩张可能会提高 DE 患者病变的显示。

在本章中将会介绍最常见的改良超声检查技术。

二、压痛引导经阴道超声检查

压痛引导经阴道超声检查（tenderness-guided transvaginal ultrasonography，tg-TVS）的原理是通过增加探头套内凝胶量从而在阴道超声探头与阴道周围组织之间形成一个声窗[3]。此外，在检查过程中需要患者指出，当探头轻压时，哪些部位会出现疼痛，超声医师也要特别注意在这些部位识别子宫内膜异位结节[3]。

本章视频来源：**Electronic Supplementary Material** The online version of this chapter (https://doi.org/10.1007/978-3-319-71138-6_14) contains supplementary material, which is available to authorized users.

（一）检查方法

在探头套（通常是乳胶手套的手指）内放入 12ml 的超声凝胶，而不是常规的 3～4ml。将探头轻轻地放入阴道，以尽量减少凝胶被挤出。检查从评估阴道后穹窿处的阴道壁开始，可以通过上下滑动探头来检查。当检查者在阴道后穹窿处轻压探头时，要求患者及时告知任何压痛出现的部位。当引起压痛时，探头停止滑动，特别注意用探头顶端轻轻按压疼痛部位，以探查子宫内膜异位结节[3]。DE 结节表现为边界规则或不规则的低回声线样增厚或结节 / 肿块[4]。

疑似患有 DE 的患者进行 tg-TVS 检查所需的时间通常为 15～20min，但是当疼痛为阴性时，所需时间较短[3, 5]。

（二）诊断效能

在一项前瞻性研究中，以 50 名怀疑存在直肠阴道子宫内膜异位症的女性（31 名手术确诊为 DE）为研究对象，研究了 tg-TVS 诊断 DE 的准确性[3]。研究表明，该技术具有良好的诊断效能：特异性 95%（95%CI，78%～100%）、敏感性 90%（95%CI，80%～93%）、阳性预测值 97%（95%CI，85%～100%）、阴性预测值 86%（95%CI，70%～90%）、阳性似然比（positive likelihood ratio，LR+）17.2，阴性似然比（negative likelihood ratio，LR–）0.1，卡帕值 0.86（95%CI，0.56～0.91）。另一项对 88 名女性（72 名患有 DE）进行的前瞻性研究证实了这一诊断效能[5]。对于阴道壁病变的诊断，该技术敏感性 91%（95%CI，79%～97%）、特异性 89%（95%CI，81%～93%）、LR+ 8.2、LR– 0.09。对于直肠阴道隔子宫内膜异位症的诊断敏感性为 74%（95%CI，64%～80%）、特异性 88%（95%CI，4%～8%）、LR+ 6.2、LR– 0.3。对于其他部位（子宫骶韧带、直肠乙状结肠、前盆腔隐窝和膀胱）的病变诊断特异性相近，但敏感度较低（67%～33%）。最近，一项前瞻性研究中，以 59 名临床怀疑存在 DE 的患者（30 名患者手术确诊为直肠乙状结肠子宫内膜异位症）为研究对象，比较了磁共振成像（magnetic resonance imaging，MRI）和 tg-TVS 在诊断直肠乙状结肠子宫内膜异位症方面的诊断准确性[4]。MRI 和 tg-TVS 在诊断直肠乙状结肠受累方面的敏感性和特异性无显著差异。其中，tg-TVS 的特异性、敏感性、LR+ 和 LR– 值分别为 86%、73%、5.317 和 0.309。

三、阴道超声造影术

阴道超声造影术（sonovaginography，SVG）是指在阴道后穹窿注入生理盐水或凝胶以提高阴道和直肠阴道隔 DE 病变显示的 TVS 检查方法。常规 TVS 检查时，由于 DE 结节与经阴道探头过于贴近，可能会导致这些结节在检查中被遗漏[6]。凝胶超声阴道造影术的清晰度之所以提高，是因为注入凝胶会使阴道受到支撑而部分扩张。

（一）检查方法

2003 年，Dessole 等首次描述了 SVG[7]。检查前要求患者部分排空膀胱，在膀胱内存留少量尿液以提高对阴道前壁和膀胱阴道隔的显示[7]。患者取截石位，妇科检查床按反 Trendelenburg 体位（头低脚高位）略微倾斜，以避免检查时生理盐水从阴道反流。将一根 24mm Foley 导尿管插入阴道，并向球囊内注入 5～6ml 生理盐水。这项技术的局限性是每次检查都同时需要检查者和助手配合完成[7]。检查者右手持经阴道探头，左手放在阴道口，用示指和中指背面夹紧小阴唇，这是一步必要操作，以避免在检查过程中生理盐水从阴道反流。助手通过 Foley 导尿管向阴道内注入 200 ～ 400ml 盐水溶液 [7]。

其他作者（Colpo-Pneumo Occluder，CooperSurgical，Berlin，Germany）描述了将一种专门定制的液压环固定在经阴道探头的基底部，并向其内注入大约 40ml 生理盐水使其膨胀，以防止随后用 Foley 导尿管向阴道注入的 60 ～ 120ml 生理盐水反流 [8]。阴道内的生理盐水在探头与周围组织结构间形成了一个声窗，同时也使阴道壁延伸 [7, 8]。这项操作大大提高了阴道壁、阴道穹窿、子宫骶韧带、Douglas 窝、直肠阴道隔和膀胱阴道隔的显示。检查过程中，探头不与宫颈接触，并以宫颈为参照点，在宫颈周围通过前、后、纵切面、横切面、向上、向下的倾斜滑动探头进行扫描。子宫内膜异位病变表现为不规则的低回声结构。

SVG 检查的耐受性良好，患者感受到的疼痛程度与经阴道超声检查时的疼痛程度类似 [7]。

还有其他关于 SVG 操作方法的描述。SVG 可以通过在阴道后穹窿放入一个避孕套，并将其附着于盐水给定装置上来进行检查。将引导探头插入阴道，位置高于紧靠阴道后壁的避孕套。一旦探头放置好后，就向避孕套内注入 200 ～ 400ml 生理盐水，以增强宫颈后方、后穹窿、阴道后壁和直肠阴道隔的显示 [9]。最初对于这项操作的研究是在腹腔镜检查前的全身麻醉状态下进行的 [9]，膀胱通过导尿管排空，患者取反 Trendelenburg 体位。

一种改良的 SVG 技术是在 TVS 检查前用注射器将 20ml [6, 10, 11] 或 50ml [12] 超声凝胶注入阴道后穹窿。小心地将凝胶装入注射器以减少注射器内凝胶产生气泡 / 气囊。最近，Sibal 详细描述了一种可以最大程度减少注射器注满凝胶时减少气泡形成的方法 [6]。助手拿着一瓶凝胶，并使瓶口朝下。注射器插入倒置瓶的下部。然后，不像通常的做法那样拉动活塞以填充注射器，而是将活塞稳定地保持在适当位置，将注射筒（外套管）缓慢地推入倒置的凝胶瓶中，充入 20ml 凝胶。注射器必须完全填满，从而使活塞与凝胶直接接触，进一步减少将凝胶注入阴道时形成气泡的可能。注射器外表面会黏附一部分凝胶，在注射器插入阴道时可以起到润滑作用。随后，将戴着手套的右手示指和中指指端用凝胶润滑后伸入阴道。用戴着手套的左手拿注射器，注射器头端放在右手示指和中指之间上方的凹槽中，插入阴道，右手手指在阴道内引导（图 14-1）。随后取出右手的手指，沿着阴道后壁将注射器轻轻地往里推，在阴道外留一部分使其足以被握住并推动活塞将凝胶推入阴道。注射器必须插入阴道足够多，这样才能使凝胶完全充填到阴道后穹窿 [11]，然后取出注射器。因此，20ml 体积的凝胶被充填于阴道上部，主要在阴道后穹窿。轻轻地将经阴道探头插入阴道，在探头逐渐推进的过程中，仔细观察阴道侧壁有无异常。在评估阴道上部和宫颈之前，首先评估阴道下段是很重要的，因为一旦阴道超声探头被推入，凝胶就会移位，取出和重新插入探头可导致气泡进入阴道内的凝胶，使成像不理想，并且造成阴道上部凝胶的损失。

超声凝胶可扩张阴道，使阴道内的解剖轮廓清晰可见（图 14-2 和图 14-3）。在 SVG 检查时，使用凝胶代替生理盐水作为阴道扩张介质的主要优点是凝胶 SVG 只需要一个操作员进行凝胶注入及检查 [10, 11]。

一些作者报道了 SVG 前的肠道准备：检查前一晚口服泻药（匹可硫酸钠，口服 10 滴），以及检查前 1 ～ 2h 进行直肠灌肠（120ml 双膦酸钠）[12]。

（二）诊断效能

一项对 46 名因阴道直肠子宫内膜异位症而计划手术的女性进行的初步前瞻性研究显示，SVG（阴道内注射 200 ～ 400ml 生理盐水）比 TVS 更能准确地诊断直肠阴道子宫内膜异位症。SVG 诊断直肠阴道子宫内膜异位症的敏感性 90.6%，特异性 85.7%，PPV 93.5%，NPV 80.0%[7]。在一项对 33 名疑似子宫内膜异位症女性的前瞻性试验研究中，在全身麻醉下进行腹腔镜检查前，立即进行 SVG 检查（在阴道后穹窿将避孕套附着于盐水给定装置上）。SVG 对直肠阴道子宫内膜异位症结节诊断的敏感性、特异性、PPV 和 NPV 分别为

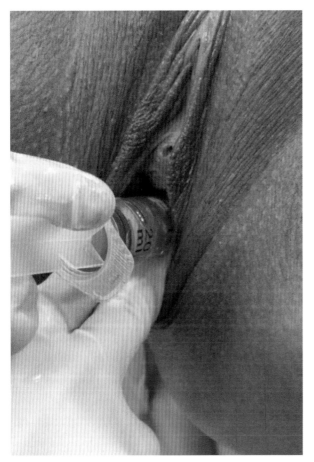

▲ 图 14-1　阴道超声造影术

左手拿着完全充满凝胶剂的注射器。注射器头端放在右手示指和中指之间的上方凹槽中，将其推入阴道

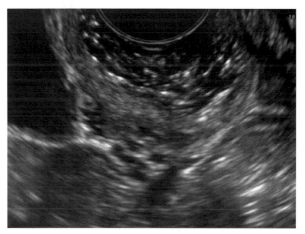

▲ 图 14-2　凝胶阴道超声造影术

超声凝胶可扩张阴道，有助于增强阴道内解剖轮廓的显示

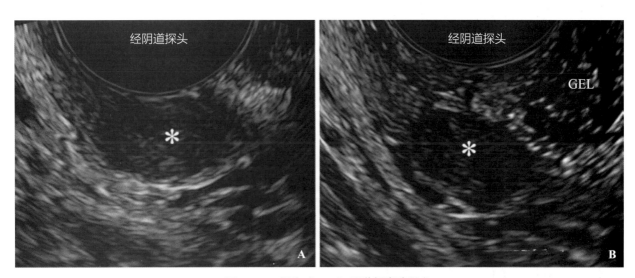

▲ 图 14-3　凝胶（GEL）阴道超声造影术

A. 经阴道超声检查发现的阴道结节（＊）；B. 凝胶阴道超声造影术可以提高结节的显示

75%、94.7%、75% 和 94.7%。同一作者的另一项研究表明，SVG（10～20ml 超声凝胶置入阴道）诊断后盆腔 DE 的敏感性 100%，特异性 91.7%，NPV 70%，PPV 100%[10]。在一项多中心前瞻性研究中，以 189 名临床怀疑子宫内膜异位症的患者作为研究对象，研究了 SVG（阴道注入 20ml 的超声凝胶）诊断后盆腔 DE 的准确性[11]。对于所有后盆腔 DE［直肠前壁、直肠乙状结肠、子宫骶韧带、直肠阴道隔和（或）阴道］的诊断，SVG 的诊断敏感性为 86%，特异性 93%，PPV 83%，NPV 94%。对于肠道子宫内膜异位症的预判，SVG 的敏感性 88.4%，特异性 93.2%，PPV 79.2%，NPV 96.5%。所有部位的诊断特异性都很高，但敏感性因部位而异（小肠结节高达 88%，阴道后壁和直肠阴道隔低至 18%）。一项对 51 名 DE 患者的前瞻性研究表明，SVG（肠道准备后 50ml 超声凝胶注入阴道）在诊断直肠乙状结肠受累的敏感性 100%，特异性 93%，LR+ 14.0，阴道受累的敏感性、特异性、LR+ 和 LR− 分别为 60%、98%、30.0 和 0.41，宫颈后部受累的敏感性、特异性、LR+ 和 LR− 分别为 84%、96%、19.4 和 0.16[12]。

对 54 名女性进行的一项前瞻性研究中，比较了临床评估、TVS、SVG（60～120ml 生理盐水）和 MRI 对后盆腔 DE 的诊断性能[8]。SVG 正确诊断了 43 例（93.5%）的后盆腔 DE，显示出比其他技术更高的准确性，SVG 的敏感性 93.5%，特异性 87.5%，PPV 97.7%，NPV 70.0%，LR+ 7.47，LR− 0.07。在 TVS 和 SVG 检查期间，患者感受到的疼痛程度没有显著差异。

四、直肠水造影经阴道超声

直肠水造影经阴道超声（rectal water contrast transvaginal ultrasonography，RWC-TVS）检查是基于超声检查时使用生理盐水扩张直肠乙状结肠的理念[13]。该项检查的目的是通过 TVS 检查有助于诊断直肠乙状结肠子宫内膜异位症结节并评估其特征。

（一）检查方法

建议在检查前做好肠道准备。在一些研究中，要求患者在检查前每天喝溶有四剂量颗粒状粉末的水 1000ml[14]。然而，在通常的临床操作中，肠道准备指在超声检查前几小时内进行直肠灌肠，以清除直肠乙状结肠中的粪便[15-17]。

将一根 6mm（18Ch）柔性导尿管通过肛门插入直肠腔，肛门外留导尿管长 15～20cm（图 14-4）。注入含有利多卡因的凝胶可减轻插入导尿管时引起的不适感。将 50ml 注射器连接到导尿管后，在超声监控下，向直肠乙状结肠内缓慢注入温热的无菌生理盐水。在检查开始前，连续注入 100ml 生理盐水，随后，超声检查者根据肠壁的膨胀性，可再向其内注入更多生理盐水（最多 350ml）（图 14-5）。在检查过程中，可以用一把 Klemmer 钳夹闭导尿管，以防止未完成注射时生理盐水通过导尿管反流。通常，在导尿管和肛门之间没有明显的盐水渗漏。在注射期间和注射之后进行检查。使用水对比可以动态评估子宫内膜异位病变。

经阴道探头对宫颈进行矢状位扫查后，超声医师应主要检查直肠乙状结肠的前壁和侧壁，这些部位通常是 DE 结节好发的部位。对于传统的 TVS 检查，RWC-TVS 检查可以评估直肠乙状结肠的正常解剖层次：浆膜层呈薄的线样强回声，固有肌层呈低回声，与纵向平滑肌（外）和圆形平滑肌（内）之间由一条弱的细强回声线分开，黏膜下层呈强回声，黏膜层呈低回声。在 RWC-TVS 中，管腔和黏膜层之间的界面呈强回声（图 14-6）[16]。直肠乙状结肠子宫内膜异位症结节表现为固有肌层呈低回声

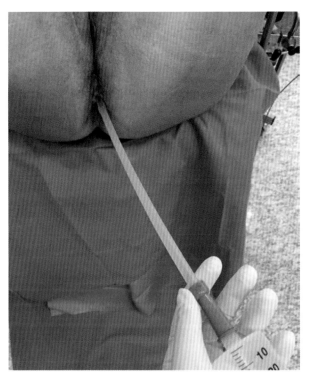

▲ 图 14-4　一根 6mm（18Ch）柔性导尿管通过肛门插入直肠腔

增厚，或形成圆形或三角形的边界模糊的低回声结节，结节内可以出现高回声区。子宫内膜异位症结节破坏了固有肌层的正常外观，使其常出现收缩和粘连（图 14-7 至图 14-9）。

RWC-TS 检查一般需要 15～20min[16]。RWC-TVS 通常耐受性良好[14-16, 18]，并且一般不需要在局部或全身麻醉下进行。

一项对 61 名疑似直肠乙状结肠子宫内膜异位症患者进行的前瞻性研究显示，RWC-TVS 和经直肠超声（transrectal sonography，TRS）在诊断直肠乙状结肠子宫内膜异位症方面具有相同的准确性[17]。此外，在同一项研究中，作者表明 RWC-TVS 和钡剂灌肠在诊断子宫内膜异位症引起的严重肠道狭窄（管腔的 50%）方面同样有效[17]（视频 14-1 和视频 14-2，图 14-12）。

（二）诊断性能

一些研究探讨了 RWC-TVS 诊断直肠乙状结肠子宫内膜异位症的诊断性能，并将 RWC-TVS 与其他用于诊断直肠乙状结肠子宫内膜异位症的

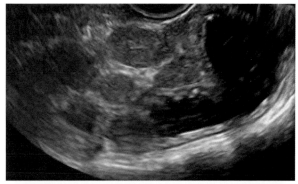

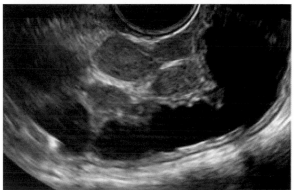

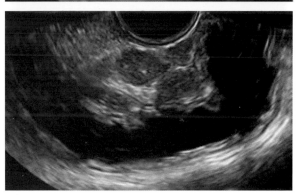

▲ 图 14-5　直肠水造影经阴道超声检查时，直肠乙状结肠逐渐扩张

成像技术进行了比较。

RWC-TVS 用于诊断直肠乙状结肠子宫内膜异位症最初是在一项前瞻性研究中进行了描述，该研究对象包括 35 名直肠阴道子宫内膜异位症患者[19]。研究表明其诊断性能良好（表 14-1），但会低估黏膜下层结节的浸润深度。随后，同一作者比较了 TVS 和 RWC-TVS 诊断疑似直肠阴道子宫内膜异位症女性肠道浸润的诊断性能[14]。RWC-TVS 比 TVS 能更准确地诊断肠道浸润，但据患者所述，这项检查引起的痛苦比 TVS 更多（图 14-10 和图 14-11，视频 14-1）。

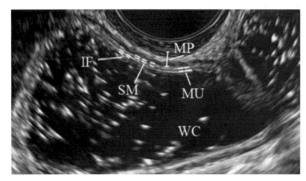

▲ 图 14-6　直肠水造影经阴道超声图像显示正常直肠壁
直肠壁解剖层次结构可显示固有肌层（MP）、黏膜下层（SM）和黏膜层（MU）、管腔与黏膜层之间的强回声界面（IF）、用生理盐水扩张的直肠（WC）

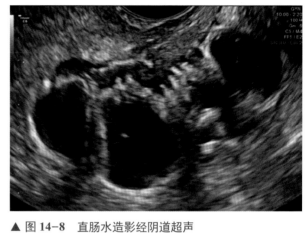

▲ 图 14-8　直肠水造影经阴道超声
显示直肠子宫内膜异位症结节。结节向肠腔明显突起，因直肠扩张显示更清晰（"印度头饰"或"麋鹿角"征）

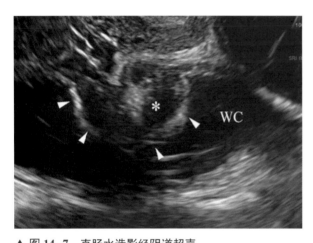

▲ 图 14-7　直肠水造影经阴道超声
显示直肠子宫内膜异位症结节（＊）、高回声黏膜下层未浸润（箭头）、用生理盐水扩张的直肠（WC）

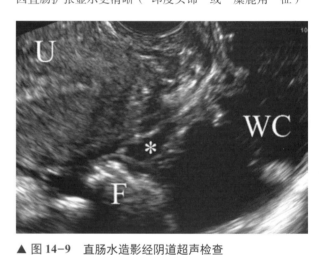

▲ 图 14-9　直肠水造影经阴道超声检查
显示宫颈后子宫内膜异位结节（＊，最大直径 15.5 mm）浸润直肠肌层。用生理盐水扩张的直肠（WC）。直肠内可见粪便（F）。U. 子宫

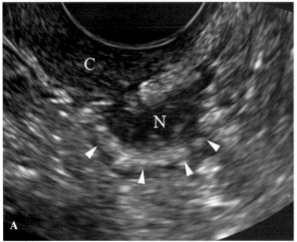

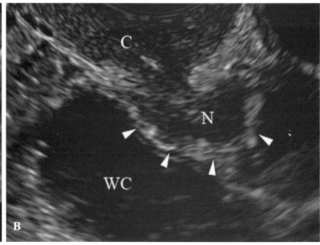

▲ 图 14-10　诊断性能比较
经阴道超声（A）和直肠水造影经阴道超声（B）示直肠低回声的子宫内膜异位症结节，边缘模糊，其内有高回声区。C 为子宫颈，N 为结节，WC 为水造影。视频 14-1 中显示了相同的结节

表 14-1　RWC-TVS 在诊断直肠乙状结肠子宫内膜异位症中的诊断效能

作者	研究人数	手术/组织学确诊为直肠乙状结肠子宫内膜异位症的患者	准确性	敏感性	特异性	PPV	NPV	LR+	LR-
Valenzano Menada 等, 2008 [19]	35	21	94.3% (80.8% ~ 99.3%)	100% (83.9% ~ 100.0%)	85.7% (57.2% ~ 98.2%)	91.3% (74.4% ~ 97.4%)	100%	7.00 (1.94 ~ 25.26)	—ᵃ
Valenzano Menada 等 [14]	90	29	98.9% (94.0% ~ 100.0%)	95.7% (78.1% ~ 99.9%)	100.0% (94.6% ~ 100.0%)	100.0%	98.5% (90.8% ~ 99.8%)	—ᵇ	0.04 (0.01 ~ 0.30)
Bergamini 等 [17]	61	51	95.1% (86.3% ~ 99.0%)	96.1% (86.5% ~ 99.5%)	90.0% (55.5% ~ 99.8%)	98.0% (88.4% ~ 99.7%)	81.8% (53.2% ~ 94.7%)	9.61 (1.50 ~ 61.73)	0.04 (0.01 ~ 0.17)
Ferrero 等 [18]	96	48	95.8% (89.7% ~ 98.9%)	93.8% (82.8% ~ 98.7%)	97.9% (88.9% ~ 100.0%)	97.8% (86.6% ~ 99.7%)	94% (84.0% ~ 97.9%)	45.00 (6.46 ~ 313.41)	0.06 (0.02 ~ 0.19)
Leone Roberti Maggiore 等 [16]	286	151	94.8% (92.2% ~ 97.4%)	92.7% (87.3% ~ 96.3%)	97.0% (93.0% ~ 99.2%)	97.2% (93.0% ~ 99.2%)	92.3% (86.6% ~ 96.1%)	31.29 (11.90 ~ 82.25)	0.08 (0.04 ~ 0.13)
Ferrero 等 [15]	70	40	94.3% (88.9% ~ 99.7%)	92.5% (78.6% ~ 98.4%)	96.7% (82.9% ~ 99.9%)	97.4% (86.2% ~ 99.9%)	90.6% (75.0% ~ 98.0%)	27.8 (4.03 ~ 191.01)	0.08 (0.03 ~ 0.23)

PPV. 阳性预测值；NPV. 阴性预测值；LR+. 阳性似然比；LR-. 阴性似然比
a.LR- 由于没有假阴性病例，无法计算；b.LR+ 由于没有假阳性病例，无法计算

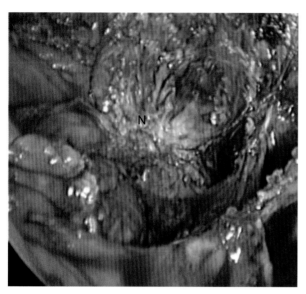

▲ 图 14-11　图 14-10 腹腔镜下和视频 14-1 的直肠结节（N）

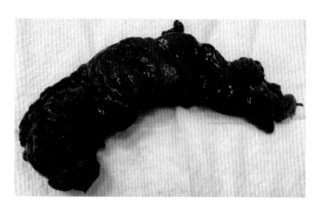

▲ 图 14-12　视频 14-2 中切除的直肠标本

　　另一项前瞻性研究表明，RWC-TVS 和多探测器 CT 灌肠（multidetector computerized tomography enema，MDCT-e）在诊断直肠乙状结肠子宫内膜异位症方面具有相近的准确性[18]。与组织学相比，两种检查都会低估子宫内膜异位结节的大小，然而，RWC-TVS 比 MDCT-e 低估的程度更大。此外，在这两种成像技术中，对于直径 ≥ 30mm 的结节会低估更多。RWC-TVS 和 MDCT-e 在多灶性直肠乙状结肠子宫内膜异位症诊断中具有类似的准确性。与 MDCT-e 相比，RWC-TVS 患者的耐受性更好。

　　在一项包含了 286 名临床怀疑直肠乙状结肠子宫内膜异位症的育龄患者的大型前瞻性研究中，比较了 RWC-TVS 和磁共振灌肠（magnetic resonance enema，MR-e）技术诊断直肠乙状结肠子宫内膜异位症的准确性[16]。这两种技术在诊断直肠乙状结肠子宫内膜异位症方面具有相似的准确性，但 RWC-TVS 对于黏膜层浸润程度的诊断准确性优于 MR-e。患者在 RWC-TVS 和 MR-e 检查过程中感受到的疼痛程度类似。

　　最近一项前瞻性研究比较了 RWC-TVS 和 CT 结肠成像（computed tomographic colonography，CTC）技术在诊断直肠乙状结肠子宫内膜异位症中的诊断效能[15]。将影像诊断结果与手术及病理结果进行了比较。在 70 名临床怀疑直肠乙状结肠子宫内膜异位症的患者中，手术确诊 40 例（57.1%）直肠乙状结肠子宫内膜异位症。RWC-TVS 和 CTC 对直肠乙状结肠子宫内膜异位症的诊断准确率无显著差异。这两种技术同样估计了子宫内膜异位结节的长径（正中矢状径），无论结节是位于低位直肠、直肠上段或直肠乙状结肠。CTC 估计直肠乙状结肠异位结节下缘到肛门边缘的距离比 RWC-TVS 更精确。RWC-TVS 诊断多灶性直肠乙状结肠子宫内膜异位症的准确性比 CTC 更好。患者在 RWC-TVS 检查期间感受到的疼痛比 CTC 少。

　　RWC-TVS 的主要局限性在于只能诊断直肠乙状结肠异位结节，因为位于乙状结肠上方的病变超出了 TVS 可探测的范围。CTC 的优点是可以检查整个肠道，诊断多部位病变（即右结肠、回肠、回盲交界处或阑尾），因此，结合两种技术可以对整个结肠进行术前评估。

五、三维直肠超声成像

三维直肠超声成像(three-dimensional rectosonography，3D-RSG)是对 RWC-TVS 技术的一种改进，是在 TVS 发现直肠乙状结肠结节的基础上获取三维图像。

（一）检查方法

在 3D-RSG 技术的最初描述中，患者使用带锥形尖端的 60ml 注射器缓慢地将 120ml 温水注入直肠[20]。使用三维经阴道探头可以获得多个三维图像。在 3D 图像采集期间可以显示的感兴趣结构包括子宫骶韧带、阴道顶部、直肠阴道隔、直肠乙状结肠和直肠。这些图像可以更好地描述结节的特征，包括测量三个平面的直径、计算体积、解剖延伸以及结节是否引起肠腔狭窄[21]。每一次检查，都要对后盆腔进行多次 3D-TVUS 图像采集，尤其是怀疑有肠道浸润的情况。图像采集后，多平面显示器可以显示矢状位、轴面和冠状位图像。常规二维超声无法获得冠状位的图像。一些 3D 成像的程序可以用于脱机分析。虚拟器官计算机辅助分析（ virtual organ computer-aided analysis，VOCAL ）技术可用来评估 DE 的体积，而断层超声成像（ tomographic ultrasound imaging，TUI ）技术可通过这些平面中的任何一个平面来提供一系列断层图像（图 14-13 ）。调整 TUI 的层数，可以增加感兴趣区域断层图像的数量，从而更好地了解肠壁的浸润情况。在检查结束时，表面模式可用来完全重建子宫内膜异位结节，类似

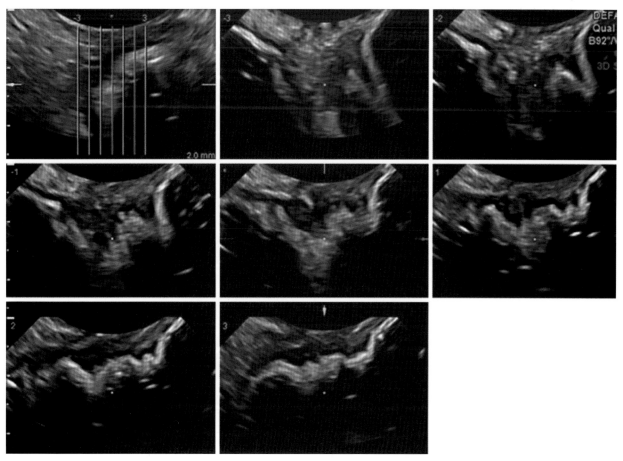

▲ 图 14-13　直肠水造影经阴道超声中获得的断层超声图像
这一系列断面可以提供子宫内膜异位结节肠壁浸润程度的信息

于虚拟的结肠镜检查，可以评估结节引起的肠道狭窄。

检查前需要进行肠道准备，一般检查前需要行两次（在检查前 2h 和 1h）直肠灌肠[21]。如果肠道准备不足，可能需要推迟检查[21]。

（二）诊断性能

到目前为止，3D-RSG 仅用于对 50 名后盆腔 DE 患者的研究中[20,21]。在 19 名患者中，3D-RSG 诊断出了 20 个肠道结节中的 18 个（90%），31 名患者未发现肠道病变。以 MRI 作为参考，3D-RSG 的诊断敏感性 95%，特异性 97%、PPV 95%、NPV 97%、LR+ 30.3、LR− 0.05。

六、未来展望

对于怀疑 DE 的患者，如果最初扫查发现在某些区域有病变时，则不太需要进行其他检查，因为 TVS 的诊断特异性很高[22]。Gueriero 等的一项 meta 分析显示，对于直肠乙状结肠子宫内膜异位症的诊断，造影的方法并不比普通 TVS 更准确[23]。当 TVS 检查结果不确定或感觉应该获得更多 DE 特征的信息时，可以使用改良超声检查技术[24]。然而，TVS 的局限性在于对检查者的能力和经验的依赖性，因此，对于 TVS 检查没有获得满意结果时，改良超声检查技术可以作为一种选择。选择哪一种改良超声检查技术取决于超声医师的技能和经验以及 TVS 检查时的发现[24]。如 SVG 显著提高了阴道前、后穹窿的显示。同样，当超声医师在学习后盆腔成像时，RWC-TVS 检查可以提高直肠乙状结肠异位结节的显示。

与其他成像方式（如 MRI）相比，改良超声检查技术的一个优点是，患者只感觉轻度疼痛或不适，妇科医师就可以直接完成检查。此外，也可以进行动态检查，因为操作者可以根据盆腔器官（如肠管和膀胱）位置的变化，评估子宫内膜异位结节及其浸润情况。目前，子宫内膜异位症影像学诊断的主要挑战仍然是浅表型病变的诊断。未来的研究应该评估改良超声检查技术是否可以检测浅表型子宫内膜异位病变。

参 考 文 献

[1] Piketty M, Chopin N, Dousset B, Millischer–Bellaische AE, Roseau G, Leconte M, et al. Preoperative work–up for patients with deeply infiltrating endometriosis: transvaginal ultrasonography must definitely be the first–line imaging examination. Hum Reprod. 2009;24(3):602–7.

[2] Guerriero S, Condous G, Van den Bosch T, Valentin L, Leone FP, Van Schoubroeck D, et al. Systematic approach to sonographic evaluation of the pelvis in women with suspected endometriosis, including terms, definitions and measurements: a consensus opinion from the International Deep Endometriosis Analysis (IDEA) group. Ultrasound Obstet Gynecol. 2016;48(3):318–32.

[3] Guerriero S, Ajossa S, Gerada M, D'Aquila M, Piras B, Melis GB. "Tenderness–guided" transvaginal ultrasonography: a new method for the detection of deep endometriosis in patients with chronic pelvic pain. Fertil Steril. 2007; 88(5):1293–7.

[4] Saba L, Guerriero S, Sulcis R, Pilloni M, Ajossa S, Melis G, et al. MRI and "tenderness guided" transvaginal ultrasonography in the diagnosis of rectosigmoid endometriosis. J Magn Reson Imaging. 2012;35(2):352–60.

[5] Guerriero S, Ajossa S, Gerada M, Virgilio B, Angioni S, Melis GB. Diagnostic value of transvaginal 'tenderness–guided' ultrasonography for the prediction of location of deep endometriosis. Hum Reprod. 2008;23(11):2452–7.

[6] Sibal M. Gel sonovaginography: a new way of evaluating a variety of local vaginal and cervical disorders. J Ultrasound Med. 2016;35(12):2699–715.

[7] Dessole S, Farina M, Rubattu G, Cosmi E, Ambrosini G, Nardelli GB. Sonovaginography is a new technique for

assessing rectovaginal endometriosis. Fertil Steril. 2003;79(4):1023–7.

[8] Saccardi C, Cosmi E, Borghero A, Tregnaghi A, Dessole S, Litta P. Comparison between transvaginal sonography, saline contrast sonovaginography and magnetic resonance imaging in the diagnosis of posterior deep infiltrating endometriosis. Ultrasound Obstet Gynecol. 2012;40(4):464–9.

[9] Reid S, Bignardi T, Lu C, Lam A, Condous G. The use of intra–operative saline sonovaginography to define the rectovaginal septum in women with suspected rectovaginal endometriosis: a pilot study. Australas J Ultrasound Med. 2011;14(3):4–9.

[10] Reid S, Winder S, Condous G. Sonovaginography: redefining the concept of a "normal pelvis" on transvaginal ultrasound pre–laparoscopic intervention for suspected endometriosis. Australas J Ultrasound Med. 2011;14(2):21–4.

[11] Reid S, Lu C, Hardy N, Casikar I, Reid G, Cario G, et al. Office gel sonovaginography for the prediction of posterior deep infiltrating endometriosis: a multicenter prospective observational study. Ultrasound Obstet Gynecol. 2014;44(6):710–8.

[12] Leon M, Vaccaro H, Alcázar JL, Martinez J, Gutierrez J, Amor F, et al. Extended transvaginal sonography in deep infiltrating endometriosis: use of bowel preparation and an acoustic window with intravaginal gel: preliminary results. J Ultrasound Med. 2014;33(2):315–21.

[13] Rubin C, Kurtz AB, Goldberg BB. Water enema: a new ultrasound technique in defining pelvic anatomy. J Clin Ultrasound. 1978;6(1):28–33.

[14] Valenzano Menada M, Remorgida V, Abbamonte LH, Nicoletti A, Ragni N, Ferrero S. Does transvaginal ultrasonography combined with water–contrast in the rectum aid in the diagnosis of rectovaginal endometriosis infiltrating the bowel? Hum Reprod. 2008;23(5):1069–75.

[15] Ferrero S, Biscaldi E, Vellone VG, Venturini PL, Leone Roberti Maggiore U. Computed tomographic colonography vs rectal water–contrast transvaginal sonography in diagnosis of rectosigmoid endometriosis: a pilot study. Ultrasound Obstet Gynecol. 2017;49(4):515–23.

[16] Leone Roberti Maggiore U, Biscaldi E, Vellone VG, Venturini PL, Ferrero S. Magnetic resonance enema vs rectal water–contrast transvaginal sonography in diagnosis of rectosigmoid endometriosis. Ultrasound Obstet Gynecol. 2017;49(4):524–32.

[17] Bergamini V, Ghezzi F, Scarperi S, Raffaelli R, Cromi A, Franchi M. Preoperative assessment of intestinal endometriosis: a comparison of transvaginal sonography with water–contrast in the rectum, transrectal sonography, and barium enema. Abdom Imaging. 2010;35(6):732–6.

[18] Ferrero S, Biscaldi E, Morotti M, Venturini PL, Remorgida V, Rollandi GA, et al. Multidetector computerized tomography enteroclysis vs. rectal water contrast transvaginal ultrasonography in determining the presence and extent of bowel endometriosis. Ultrasound Obstet Gynecol. 2011;37(5):603–13.

[19] Menada MV, Remorgida V, Abbamonte LH, Fulcheri E, Ragni N, Ferrero S. Transvaginal ultrasonography combined with water–contrast in the rectum in the diagnosis of rectovaginal endometriosis infiltrating the bowel. Fertil Steril. 2008;89(3):699–700.

[20] Philip CA, Bisch C, Coulon A, de Saint–Hilaire P, Rudigoz RC, Dubernard G. Correlation between three–dimensional rectosonography and magnetic resonance imaging in the diagnosis of rectosigmoid endometriosis: a preliminary study on the first fifty cases. Eur J Obstet Gynecol Reprod Biol. 2015;187:35–40.

[21] Philip CA, Bisch C, Coulon A, Maissiat E, de Saint–Hilaire P, Huissoud C, et al. Three–dimensional sonorectography: a new transvaginal ultrasound technique with intrarectal contrast to assess colorectal endometriosis. Ultrasound Obstet Gynecol. 2015;45(2):233–5.

[22] Guerriero S, Ajossa S, Minguez JA, Jurado M, Mais V, Melis GB, et al. Accuracy of transvaginal ultrasound for diagnosis of deep endometriosis in uterosacral ligaments, rectovaginal septum, vagina and bladder: systematic review and meta–analysis. Ultrasound Obstet Gynecol. 2015;46(5):534–45.

[23] Guerriero S, Ajossa S, Orozco R, Perniciano M, Jurado M, Melis GB, Alcázar JL. Accuracy of transvaginal ultrasound for diagnosis of deep endometriosis in the rectosigmoid: systematic review and meta–analysis. Ultrasound Obstet Gynecol. 2016;47(3):281–9.

[24] Hoyos LR, Johnson S, Puscheck E. Endometriosis and imaging. Clin Obstet Gynecol. 2017;60(3):503–16.

第 15 章

其他放射影像技术（MRI）
Additional Radiological Techniques (MRI)

Federica Schirru, Stefano Guerriero, Luca Saba　著

宫　婷　译

一、概述

　　子宫内膜异位症是一种慢性、雌激素依赖的炎性疾病，困扰着 5% ～ 10% 的育龄期妇女[1-12]。放射影像技术在其诊断分期和外科术前评估过程中起着关键作用[13-19]。超声（2D 和 3D 超声）是评价子宫内膜异位症的一线方法，但对于子宫内膜异位病灶种植于盆腔之外的情况，其诊断敏感性降低。另一方面，MRI 可对盆腔内、外以及盆腔深部病灶和粘连情况进行准确的评估，这不仅在疾病诊断和分期中起关键作用，而且对外科治疗方法提供积极的建议[7]。

　　考虑到子宫内膜异位症临床表现的多样性，病灶分布的广泛性，并且涉及妇科和非妇科的知识，以及在诊断和手术实施方面的困难，因此，子宫内膜异位症被认为是一种极其复杂的疾病。

二、我们该怎么做

（一）子宫内膜异位症的成像：一般概念

　　早期诊断子宫内膜异位症对于制定正确的治疗方案十分必要，并且有助于充分评估手术方案以保留患者生育能力[20]。以超声和磁共振为主的影像学技术的诊断灵敏度和特异度均较高[21-27]。然而，在许多情况下，影像学诊断仍具有局限性。

　　如前几章所述，超声（ultrasonography，US）以其高灵敏度、高特异度及低成本的优点，成为研究子宫内膜异位症的一线方法。然而，由于超声很难评估盆腔外的病灶，而且较为依赖操作者的水平，因此具有一定的局限性[22]。因此，当超声无法确诊或排除病变时，我们可以采用其他影像学方法。

　　MRI 通常在诊断复杂病例和术前评估时使用。由于在空间分辨率、显像对比度、扫查范围、组织界定方面具有明显优势，因此 MRI 成为子宫内膜异位症诊断和术前评估的卓越手段。而且还可以发现由于粘连隐匿的病灶和盆腔外病灶。除此之外，随着造影剂的使用，磁共振也可以鉴别盆腔深部的子

宫内膜异位病灶和其他炎性病灶。例如判断卵巢肿块性质，或者与盆腔其他器官来源的恶性肿瘤的鉴别诊断[7, 8, 23-25]。目前的文献对于超声和 MRI 哪一种更好并没有达成共识。总的来说，妇科专家发表的论文认为超声诊断更具优势，而放射学专家发表的论文强调 MRI 更有价值[22]。然而，近期的 Meta 分析表明，对于有临床症状但是超声结果阴性的患者，建议进一步行 MRI 检查[22, 26]。此外，在超声无法明确诊断盆腔深部病灶的情况下，MRI 也被用作术前评估的二线方法[22]。由此可见，通过放射科医师和妇科医师之间的密切合作，MRI 的诊断价值可以得到进一步提高和改善。

由于计算机断层扫描（computed tomography，CT）对于子宫内膜异位病灶的诊断缺乏灵敏度和特异度，通常无法确诊，因此，其对子宫内膜异位症本身的评估并无优势。但是可用于评估子宫内膜异位症的并发症，如肠梗阻、输尿管受压引起的肾积水，以及子宫内膜异位病灶破裂后引起的腹腔积血和急腹症[27]。

（二）磁共振成像技术

2016 年 12 月，欧洲泌尿生殖放射学会（European Society of Urogenital Radiology，ESUR）发表了关于子宫内膜异位症最佳 MRI 方案和影像学解释的指南。这是基于对最新文献的仔细分析和全面回顾，以及欧洲泌尿生殖放射学会女性盆腔影像研究小组（Pelvic Imaging Working Group of the European Society of Urogenital Radiology，FPI-ESUR）专家们的共识意见。指南规范了对子宫内膜异位症进行磁共振检查的适应证、操作要求、检查前患者的准备工作及磁共振图像采集要求。

1. 适应证

在文献中，关于子宫内膜异位症的检查，超声是否优于磁共振并无统一的意见，而且，并没有关于盆腔子宫内膜异位病灶 MRI 检查的相关文献。通常，在有盆腔疼痛、不孕以及评估附件包块时可以行磁共振检查。在许多 ESUR 中心，如果需要评估盆腔深部的子宫内膜异位病灶时常使用磁共振检查(90%)。因此，基于前文提到的 Meta 分析，指南建议[22]如下。

－ 磁共振应作为评估盆腔子宫内膜异位症的二线方法，尤其是对有症状但是超声检查阴性的患者。
－ 子宫内膜异位症盆腔手术前应行磁共振检查。

2. 操作要求

(1) 1.5T 或 3.0T 以及矩阵类型：由于没有充分的对照研究[22]，因此，1.5T 和 3.0T 都可以用于检查子宫内膜异位症。由于 3.0T 的磁共振具有较高的信噪比和空间分辨率，可以通过显示脏器之间的粘连和腹膜的不均匀增厚来识别较小的盆腔深部病灶以及盆腔脏器表面的病灶[28-30]。但是由于 3.0T 系统图像异质性的增加，可能会产生负面的脂肪抑制效应（在疾病的影像学研究中非常有用）[29, 31]。因此，需要更多的对照研究来准确地评估这两种方法，以便在子宫内膜异位症的检查中选择更适合的一种。

指南建议 1.5T 和 3.0T 的盆腔相控阵线圈均可用于检查盆腔深部的子宫内膜异位病灶[22]，通过高信噪比和高空间分辨率来识别精确的解剖学细节和准确的组织学特征。因此，盆腔相控阵线圈可以用来检查盆腔相关的疾病。虽然一些作者描述了腔内线圈在诊断病灶对直肠壁和膀胱壁的浸润及浸润深度时具有较高的准确性，但由于其视野小并且检查时会引起疼痛，因此在使用上受到了限制。此外，使用阴道内线圈时，由于没有凝胶的衬托，对于直肠壁和阴道壁的显示常常受到影响[32]。

(2) 磁共振检查的时机：关于核磁共振检查的时机目前是有争议的，事实上，并没有一个统一的标准。一些学者认为，由于子宫内膜异位症结节信号的强度及其大小不随月经周期而发生显著变化，因此在经期内行磁共振检查并没有更高的准确性[27]。在最近的一篇文献中，Menni 等建议患者在月经开始的第 12 天进行磁共振检查。事实上，在这一阶段，子宫内膜出血病灶最容易检测出来，因为在 T_1 加权成像中，血液的信号最强[7]。总而言之，指南不建议在评估盆腔深部病灶时采用与月经周期相关的特定时间[22]。

(3) 患者准备，包括禁食、清肠、排空膀胱：要获得高质量的图像，在检查前，患者必须做必要的准备，这一点已经取得普遍共识。由于子宫内膜异位形成的肿块和盆腔其他原因形成的肿块是不同的，因此应该根据不同的适应证来决定核磁共振操作流程。

指南建议在磁共振开始前禁食，但禁食时间长短不一（3 ~ 4h 或 6h）[22]。这样可以减少肠道蠕动，对检查是有帮助的。

肠道准备对于检查盆腔深部肿块是绝对必要的。几项研究建议在检查前一天口服泻药或灌肠，并且，在检查前一天和检查当天行无渣饮食[22, 33]。

适当的充盈膀胱可以更加准确地检查子宫内膜异位病灶，这一点得到了共识。膀胱适当的充盈可以改善子宫前倾角度，这样，盆腔的解剖结构显示得更清晰，从而更好地检测位于膀胱子宫陷凹内及其前方较小的子宫内膜异位病灶。膀胱适度充盈还可以将小肠向上推移，从而减少由于肠蠕动形成的伪影。综上所述，在对盆腔深部病灶行磁共振检查时，应适度充盈膀胱。一般建议患者在检查前 1h 不要小便[22]。相反，膀胱未充盈或过度充盈可能会影响对解剖结构的评估，从而导致检查结果错误。此外，膀胱过度充盈所导致的逼尿肌运动，也会造成伪影，从而影响检查结果[8, 24, 34]。

(4) 患者的体位：患者通常采用仰卧位进行检查。然而，对于幽闭恐惧症患者，为了减少其压力、焦虑和痛苦，亦可选择俯卧位进行检查[22]。

(5) 抑制蠕动的药物：推荐使用抗痉挛药物（如丁溴酸东莨菪碱、胰高血糖素）以减少由于肠蠕动和子宫蠕动引起的伪影[22, 32]。

(6) 阴道和直肠造影：阴道或直肠造影是否能够提高诊断准确性和影像的清晰度，不同的文献有着不同的意见。用无菌超声凝胶或水填充阴道或直肠使其扩张，可以提高相邻解剖结构的分辨率[32]。然而，当直肠乙状结肠痉挛时，患者的不适及因此而形成的伪影限制了这项操作的临床应用[35]。因此，在评估盆腔深部子宫内膜异位病灶时，可以选择性应用阴道和直肠造影[22]。

3. 磁共振检查流程

子宫内膜异位症的磁共振检查流程非常多样化。然而，指南建议在 3 个平面（轴向、矢状位和斜位）应用 T_2 加权序列，伴或者不伴脂肪抑制的 T_1 加权序列以及半傅里叶单镜头涡轮自旋回波采集，并不建议使用弥散加权成像和敏感性加权成像[22]。

T_2 加权序列被认为是检查盆腔子宫内膜异位症的最佳选择，因为能够提供准确的病灶位置、边界，以及与周围组织的关系。图像应从轴位（从肾门到耻骨）、冠状位和斜位观察[32, 36]。冠状位斜位图像（垂直于子宫体长轴）提高了对可能发生的子宫内膜异位病灶、乙状结肠下部和直肠上 1/3 病灶以及所有这些结构与子宫粘连的评估。而且，轴向斜位图像（垂直于颈管长轴或沿子宫骶韧带）改善了对种植于子宫骶韧带的病灶相关受累参数的评估[32, 37, 38]。

T_1 加权序列通过抑制和不抑制脂肪对出血性囊肿和含有脂肪组织的囊肿进行鉴别诊断，因此被认为是诊断子宫内膜异位囊肿的"金标准"[39, 40]。该技术对正常解剖结构信号的评估和子宫、卵巢病变的表征具有重要意义。特别是抑制脂肪信号可以更好地突出子宫内膜病变出血灶的高强度信号，即使很小的出血灶[7]。

半博里叶单镜头涡轮自旋回波采集（half-Fourier acquisition single shot turbo-spinecho acquisition, HASTE），又称单发快速自旋回波（single shot fast-spin echo，SSFSE）可用于评价子宫蠕动。事实上，的确发现子宫内膜异位症患者在排卵期子宫蠕动减少，因此导致其不孕[39-41]。此外，这些序列提供的运动图像亦可以用于观察盆腔粘连[42]。

由于能够表现组织学和细胞学的特点，弥散加权成像（diffusion-weighted imaging，DWI）中量化的扩散系数评估（assessment of the diffusion coefficient，ADC）在磁共振中起着重要的作用，尤其是在盆腔肿瘤领域[43]。然而，目前还没有足够的研究证实 DWI 对子宫内膜异位症的诊断价值，以及对子宫内膜异位病灶良、恶性鉴别的价值。Balaban 等已证明，与出血性卵巢囊肿相比，子宫腺肌瘤在所有 b 值上的扩散系数都较低[44]。弥散张量成像（diffusion tensor imaging，DTI）是 DWI 的一种特殊应用，可用于评估子宫内膜异位症患者和怀疑病灶累及骶神经根的患者[45]。

磁敏加权成像（susceptibility-weighted imaging，SWI）能够检测少量出血以及血液分解物造成的局部磁场扭曲，这种现象在磁共振其他序列中可能不太明显。因此，SWI 对卵巢外子宫内膜异位症病灶，尤其是种植于腹壁的病灶的诊断具有较高的敏感性[46, 47]。

磁共振中静脉造影的使用：一般来说，造影剂的使用通常用于诊断特殊病例，因此取决于 MRI 检查的适应证。子宫内膜异位囊肿出现壁内结节是主要的适应证，因为高度怀疑恶变的可能。此外，还可以用来鉴别子宫内膜异位囊肿与卵巢黄体囊肿或输卵管卵巢脓肿，以及鉴别子宫内膜异位症与盆腔炎症性病灶[23, 48]。

（三）子宫内膜异位症的磁共振成像特点

子宫内膜异位症有 3 种不同的临床表现，可以单独存在或与其他病变共存。

- 卵巢子宫内膜异位囊肿。
- 腹膜子宫内膜异位症（伴或不伴粘连）。
- 盆腔深部子宫内膜异位症。

（四）卵巢子宫内膜异位囊肿

卵巢子宫内膜异位囊肿是一种卵巢特有的假性囊肿，由血流丰富的基质和表面上皮细胞形成功能正常的子宫内膜样组织构成。其内容物为经血潴留而形成的浓稠黑色液体，因此也被称为"巧克力囊肿"。对于较大的巧克力囊肿，可以观察到凝血块、分隔、"红细胞压积效应"、液平面及由凝血块形成的周边结节[27, 33, 49]。

巧克力囊肿可以是单发、多发的（超过 50% 的病例发生于双侧卵巢）、单房或多房。如果发生双卵巢间粘连，可以观察到"卵巢接吻征"[50, 51]。

1. 磁共振表现

由于卵巢子宫内膜异位囊肿内含有不同的红细胞分解产物、蛋白质以及液体，因此，其在磁共振成像上的表现是多变的[52]。

通常为囊性肿块，T_1 加权像上呈现均匀的高信号图像（"灯泡状"亮度），这是由于血液降解产物中血红蛋白的含量较高。在 T_2 加权像上，病变呈现特征性中到低的信号回声。子宫内膜异位囊肿的一个典型特征是"T_2 阴影"征，是由囊肿中可变成分（小部分或整个囊肿）的低信号（T_2 缩短）构成。

特别是在 T_2 加权序列下，这种现象可以表现为信号的完全缺失到信号不同程度的衰减 [53-55]。由于周期性出血，依赖囊肿内高浓度的蛋白质和铁的信号强度，反映了子宫内膜异位囊肿长期慢性的特质。尤其要强调的是，在 T_2 加权像上的任何信号衰减，无论衰减的程度如何，对于子宫内膜异位囊肿来说都是高度特异性的 [21]。

最近，Corwin 等在一些出血性卵巢囊性病变的患者中发现了一种被称为"T_2 黑点"的磁共振表现。在 T_2 加权像上，无论有无"T_2 阴影"，"T_2 黑点"都被定义为囊肿内明显的低密度病灶。它们可能位于囊肿内，往往靠近囊壁，但不在囊壁上 [56]。

另一个重要特征是子宫内膜异位囊肿的多发性，这是由于激素的周期性变化导致囊肿内部出血进而使囊肿反复破裂而形成的。T_1 加权序列下，附件囊肿的双侧性出现及高信号的多样性可以作为一个有效的诊断标准，以此鉴别子宫内膜异位病灶与其他出血性病变，T_1 加权序列甚至比单独的高强度 T_1 信号更具有特异性 [49, 57]。

化学选择 T_1 加权脂肪饱和序列对子宫内膜异位症的诊断非常有用。事实上，由于脂肪在 T_1 加权序列下呈高信号，因此脂肪饱和序列提高了脂肪与非脂肪之间的对比度，这使得检测非常小的子宫内膜异位病灶成为可能。此外，由于子宫内膜异位囊肿为出血性病灶，不含脂肪组织，因此有利于与其他肿块进行鉴别。例如，鉴别子宫内膜异位囊肿与畸胎瘤 [53, 55]。还应该强调的是，化学选择 T_1 加权脂肪饱和序列优于短时间反转恢复序列（short-tau inversion recovery，STIR），因为后者的信号缺失不是脂肪特有的现象。事实上，出血性囊肿和子宫内膜异位囊肿的弛豫时间与脂肪组织相似，因此其表现类似于成熟的囊性畸胎瘤 [20, 57]（图 15-1）。

造影剂的使用仅限于特殊情况，主要用于怀疑子宫内膜异位囊肿恶变的情况。一般来说，在后对比序列上，周围低信号强度的边缘（即囊肿的厚纤维壁）可能表现出明显的造影增强 [49]。

在 DWI 中，子宫内膜异位囊肿大部分都会有弥散受限、ADC 低的特点，但不具有特异性。事实上，良性子宫腺肌病、出血性卵巢囊肿、子宫内膜异位病灶以及良性成熟囊性畸胎瘤，都可以表现出弥散受限 [56]。然而，正如前文所述，Balaban 等已经证明，与出血性囊肿相比，子宫内膜异位囊肿的 ADC 值，较所有 b 值更低。因此，需要进一步研究 DWI 在评估这些病变中的作用。

综上所述，磁共振影像诊断子宫内膜异位囊肿的标准如下 [20]。

– 多发附件区囊肿，T_1 加权成像上为高信号。

– 一个或多个附件区囊肿，T_1 加权图像上有高强度信号，并且 T_2 加权图像上表现出"阴影征"。

通过以上诊断依据，磁共振成像对子宫内膜异位囊肿的诊断准确率为 91%～96%，灵敏度为 90%～92%，特异度为 91%～98% [53, 54, 57-59]。

子宫内膜异位囊肿的定期随访是非常重要的，因为有可能发生如破裂等并发症的风险。

2. 子宫内膜异位囊肿的并发症

通常，单发或多发的子宫内膜异位囊肿患者中有 50% 的患者可能会发生并发症，最常见的有以下几种情况。

(1) 生育能力下降：30%～50% 的子宫内膜异位症患者会出现这种并发症。多项研究报道过此类女性的妊娠结局较差，可能是由于卵巢和输卵管粘连，以及异常的内分泌和免疫状态 [27, 60]。

(2) 粘连：非常常见。粘连表现为在 T_1 和 T_2 序列下组织表面的低信号，粘连导致盆腔正常解剖结构扭曲。典型的表现是"卵巢接吻征"，其特征是粘连导致卵巢相互靠近 [20, 50, 51]。

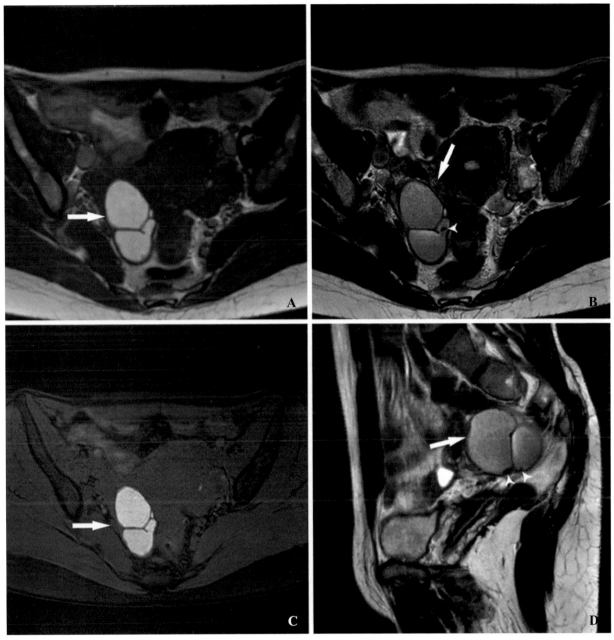

▲ 图 15-1 女性，44 岁，患有卵巢子宫内膜异位囊肿，主要症状是慢性盆腔痛与不孕

轴位 T$_1$ 加权（A）、轴位 T$_2$ 加权（B）、轴位 T$_1$ 加权合并脂肪抑制（C）、矢状位 T$_2$ 加权磁共振（D）成像显示右侧附件区子宫内膜异位囊肿特征表现为 T$_1$ 加权序列无脂肪抑制和脂肪抑制时的高信号，同时伴有"T$_2$ 阴影"征。囊肿内可见一些低信号斑点（箭），对应的是含有高浓度蛋白或含铁血黄素的浓缩凝血块（"黑点征"）

    (3) 急腹症：这是一种罕见的子宫内膜异位囊肿并发症。是由于囊肿破裂所导致，即使是很小的囊肿，也可能会发生破裂[61]。

    (4) 卵巢扭转：少见。属于妇科急症，需要急诊手术治疗以防止卵巢坏死。一般表现为包括子宫内膜异位囊肿在内卵巢增大、水肿，周边见多个卵泡回声[14]。卵巢蒂扭转是卵巢扭转最常见类型，但其观察起来非常困难。

    (5) 恶变：非常罕见，发生率不到 1%[62, 63]。怀疑发生恶变的磁共振表现包括以下几个方面[49]。

- 增强的囊壁结节（在对比增强减影图像上能够清楚显示）。

- T_2 加权图像上典型的 "T_2 阴影" 缺失。

- 囊壁上有超过 30mm 的结节。

- 囊肿快速增大。

囊壁结节信号增强是恶性肿瘤磁共振成像最敏感的特征。其他方法在怀疑瘤体恶变时虽然也有用，但不一定可靠。动态对比增强减影成像对囊壁结节的评估是很重要的，因为囊肿的出血（T_1 加权图像上也是高信号）可能掩盖了小结节的信号增强。因此，为了更好地观察增强区域，必须使用对比增强减影成像[20]。然而，囊壁结节信号增强对子宫内膜异位囊肿恶变的诊断敏感性高（97%），而特异性不足（56%）。实际上，在鉴别诊断时也应考虑一系列良性病变，如息肉样子宫内膜异位症、囊内血块或妊娠期蜕膜子宫内膜异位症[27]。

"T_2 阴影" 的缺失可能是由于肿瘤分泌物稀释了血液降解产物[63, 64]，囊性成分在 T_1 和 T_2 加权序列上均表现为高信号。

3. 鉴别诊断

典型的子宫内膜异位囊肿表现为附件区囊性肿块，伴或不伴脂肪抑制的 T_1 加权序列下为高强度信号特征，T_2 序列下的 "T_2 阴影征"，多伴弥散抑制，在对比后的序列中，可见囊壁增强。然而，附件区的其他囊性肿块也可以具有以上表现，因此有可能导致误诊。例如，子宫内膜异位囊肿最常被误诊为皮样囊肿或出血性囊肿。因此，为了做出正确的诊断，应进行全面的鉴别诊断。

鉴别诊断具体如下。

(1) 出血性囊肿：这是最常见，也是最难鉴别的病变。磁共振表现取决于出血的时间。出血性囊肿通常是单发、单房性附件区肿块，囊壁较薄。与子宫内膜异位囊肿一样，在伴或不伴脂肪抑制的 T_1 加权序列上表现为高信号，或在 T_1 加权序列上表现为高信号的外周晕。由于没有反复出血，囊肿内液体的黏度和浓度较低，因此，大多数不会出现 "T_2 阴影征"，但这并不是绝对的。出血性囊肿的囊壁在后对比图像中没有增强。

(2) 皮样囊肿和成熟卵巢囊性畸胎瘤：与出血性囊肿一样，是子宫内膜异位囊肿最多的鉴别诊断之一。由于含有脂肪组织，与子宫内膜异位囊肿一样，在 T_1 加权序列上表现为高信号。可以通过化学选择 T_1 加权脂肪饱和序列进行鉴别诊断，由于化学位移假象，这些病变可能会出现信号丢失，而子宫内膜异位囊肿却不出现信号丢失的现象[49]。

(3) 多发性黄体囊肿：这一鉴别诊断必须考虑妇女是否接受了辅助生殖治疗。在促排卵的激素刺激后，经常会出现多个黄体。在这些病例中，每个黄体囊肿的表现与巧克力囊肿相似，但患者监测排卵的病史有助于诊断[33]。

(4) 输卵管卵巢脓肿：是盆腔炎（pelvic inflammatory disease，PID）的晚期并发症之一。由卵巢和输卵管内的炎性包块组成，不能单独区分来源。典型的盆腔炎性包块薄壁并含有液体，在 T_1 加权序列中显示低信号，T_2 加权序列中显示为异质性或高信号。

(5) 黏液性肿瘤与卵巢癌：包括卵巢黏液性囊腺瘤、交界性黏液性肿瘤和黏液性囊腺癌。通常，T_1 加权序列中高信号的强度取决于黏蛋白的浓度，但是信号强度仍然低于脂肪或血液。一般来说，子宫内膜异位囊肿可与绝大多数卵巢肿瘤相鉴别。

(6) 妊娠期蜕膜子宫内膜异位症：指在妊娠期的蜕膜组织发生异位，这是一种良性的子宫内膜异位。

其表现类似于孕期卵巢癌。但在 T_2 加权序列下这些良性结节的信号与正常子宫蜕膜相同。此外，在产后或妊娠终止时，蜕膜子宫内膜异位症消失或转变为子宫内膜异位囊肿[56]。

（五）腹膜子宫内膜异位症（伴或不伴粘连）

腹膜子宫内膜异位症的特点是腹膜表面存在子宫内膜异位病灶。

小病灶种植在腹膜表面以及其他盆腔器官的浆膜层上。在磁共振成像上，通常表现为小的实性肿块或软组织增厚，并且边缘不规则或呈放射状。在 T_1 加权序列和 T_2 加权序列上均呈低至中等信号。有时在 T_1 加权图像上有点状高信号并伴有脂肪抑制，这代表存在出血灶[7]。磁共振成像上粘连的典型表现是 T_1 和 T_2 加权序列上的低信号滞留。盆腔内不同脏器之间可能发生粘连，致使脏器边界不清，严重时可导致盆腔正常解剖结构变形。

可惜小的腹膜子宫内膜异位病灶的鉴别诊断对磁共振和临床医师来说都是非常复杂的。但是利用半傅里叶单镜头涡轮自旋回波采集（HASTE）成像可以发现粘连的存在。如前所述，这些序列可用于观察子宫盆腔器官之间相对运动的减低或消失。

（六）深部子宫内膜异位症

子宫内膜异位症（deep endometriosis，DE），即盆腔深部子宫内膜异位症，是由于异位的子宫内膜向腹膜表面、腹膜后或盆腔其他器官浸润深度至少达到5mm。DE 可以发生在盆腔不同的纤维肌性结构，具体包括几下几种情况[8]。

– 直肠阴道间隔和子宫骶韧带（69.2%）。

– 阴道（14.5%）。

– 胃肠道（9.9%）：通常为直肠、乙状结肠、小肠、结肠和阑尾。

– 泌尿系（6.4%）：通常为膀胱和输尿管，尿道少见。

DE 会导致如慢性盆腔疼痛、性交困难、痛经和不孕等严重的和影响生活的症状。当然，病变的发生部位决定症状的不同。如果直肠乙状结肠受累，症状可能包括慢性盆腔深部疼痛以及与月经周期相关的腹泻、便秘、腹胀甚至腹水，如果病变通过黏膜延伸，也可能发生直肠出血。如果泌尿系受累，DE 可表现为血尿、排尿困难、尿急或压力性尿失禁以及尿路感染[65, 66]。然而，通常由于症状的非特异性，导致诊断滞后，因此往往需要进行更多的外科治疗。

当病灶仅由子宫内膜间质（没有腺体）组成时，被称为"子宫内膜间质异位症"[8, 14, 67]。了解盆腔 DE 种植的组织学信息是至关重要的，有助于我们更好地了解其磁共振成像的特点。此外，由于目前 DE 的标准治疗是子宫内膜异位病灶的完全切除，因此需要准确的磁共振成像来了解病灶浸润的部位、范围及深度。

1. 磁共振成像

盆腔深部子宫内膜异位病灶在横断面显像上具有典型的器官受累浸润特点。由于纤维组织和增生的平滑肌细胞的存在，DE 表现为软组织增厚或实性不规则结节，在 T_2 加权序列呈低信号，T_1 加权序列呈中等信号。结节大小不一、形态各异、边界规则、不规则或不清晰。大多数情况下，由于结节的纤维化，其边缘呈放射状。由于在 T_2 加权序列中病灶呈低信号，而且盆腔脏器在 T_2 加权序列中亦呈低信号，因此与盆腔结构很近的实性结节难以显示，甚至可能被忽略。与子宫内膜异位囊肿不同，这些病变内很少见出血，如果存在出血，其在 T_1 加权序列（伴或不伴脂肪抑制）上显示为小的高信号区域。

显然，信号强度取决于出血的时间[34, 56]。另一个不常见的特征是实性结节内存在 T_2 信号增强的区域，这表示子宫内膜腺体增生[34, 56]。使用造影剂后，在增强序列下，病灶的表现是多样的。增强的程度取决于病灶中炎性反应的程度以及腺体和纤维组织的含量。因此，增强序列对 DE 诊断的特异性和敏感性均不高[34, 56]。

2. 深部子宫内膜异位症的解剖定位

许多研究者根据临床和功能的需要将盆腔分为 3 个不同的区域，即前、中、后盆腔[68]。在接下来的段落中，我们将借鉴 Coutinho 等提出的盆腔分区描述实性结节的常见解剖位置。

3. 前盆腔

前盆腔包括膀胱和尿道，此外，还包括输尿管的末端。膀胱与阴道通过脂肪层与子宫分隔，即膀胱阴道隔和膀胱前间隙。膀胱子宫隐窝，或前盆腔隐窝，是位于膀胱（前）和子宫（后）之间的腹膜皱褶。膀胱子宫隐窝是子宫内膜异位症最常发生的部位[68]，而膀胱阴道隔、膀胱和输尿管并不常见。

50% ～ 75% 的泌尿系子宫内膜异位症同时伴有盆腔其他结构受累。而且，这些患者的病变程度相较没有尿道受累的女性更为严重[69-71]。

前盆腔间隙的病变呈结节状附着于子宫前方，T_2 加权序列中呈较低信号。由于与膀胱皱褶处腹膜和子宫紧邻，因此这些病变常与子宫膀胱隐窝闭塞和子宫前屈密切相关[34]（图 15-2A 和 B）。

累及膀胱阴道隔的深部子宫内膜异位症为囊性病变，与子宫内膜异位囊肿具有相同的特征[34]。

磁共振提出泌尿系子宫内膜异位症诊断的参考标准。有文献表明，应用 3.0T 磁共振系统，诊断灵敏度达到 88%，特异性高于 98%[29, 33, 69, 72]。近年来，作者比较了三维彩色多普勒超声与磁共振、膀胱镜检查在膀胱子宫内膜异位症诊断中的价值，已证实超声检查优于膀胱镜检查，在诊断和术前评估方面至少与磁共振一样有效[73]。

盆腔子宫内膜异位症患者中有 0.3% ～ 12% 的患者伴有泌尿系受累，膀胱是泌尿系最常见的受累部位（80%）[74]，膀胱受累可为外源性或内源性的原因导致。外源性膀胱受累通常无明显症状，病灶多位于膀胱浆膜层[34]。磁共振表现为膀胱壁局限性增厚或弥漫性增厚，T_2 加权序列中呈低信号的正常逼尿肌结构消失。子宫内膜腺体处于扩张期时，在 T_1 加权序列上表现为多变的小信号灶，在 T_2 加权序列上表现为高信号灶。而在对比增强序列上，病变的增强程度大于正常逼尿肌[75]（图 15-2C 和 D）。

输尿管子宫内膜异位症是泌尿系子宫内膜异位症的第二种常见表现。外源性输尿管子宫内膜异位症仅累及输尿管外层（外膜）及其周围结缔组织，病变来源附近的卵巢、阔韧带或其他如子宫骶韧带病灶。这种类型的子宫内膜异位症均可表现出输尿管梗阻症状，反复血尿是其典型表现[74]。磁共振表现为不规则结节，T_2 加权序列低信号。输尿管和结节之间脂肪平面的消失多考虑为外部累及。牵拉粘连通常表现为输尿管周围低信号线并融合[76]。如果结节具有破坏性，可以用核磁共振尿路造影研究输尿管病变的浸润程度。然而，磁共振和其他成像技术（超声、泌尿系统 CT、静脉肾盂造影、尿路造影）在观察病变侵犯组织的范围和深度方面受限。最近 Sillou 等证明磁共振在诊断内源性输尿管子宫内膜异位症受累部位比手术更敏感（91% vs. 82%），但特异性较低（59% vs. 67%）[74, 77]。

4. 中盆腔

中盆腔包括阴道、子宫、卵巢、输卵管和子宫韧带（子宫阔韧带和子宫圆韧带）。子宫阔韧带是覆盖上部生殖系的腹膜皱褶，连接子宫和盆腔侧壁，亦是子宫直肠和膀胱子宫腹膜褶皱的一部分[68]。中盆腔的每个脏器都可能被子宫内膜异位病变累及。

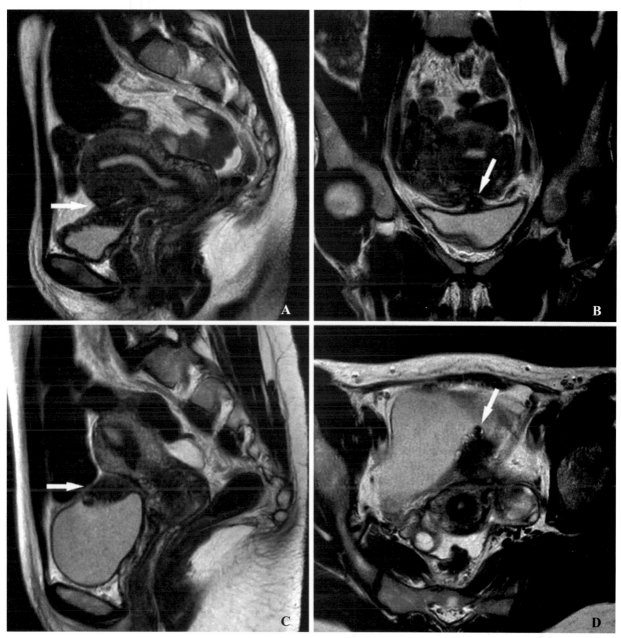

▲ 图 15-2　前盆腔

A 和 B. 34 岁女性，膀胱子宫隐窝子宫内膜异位症，伴有盆腔痛。矢状位 T_2 加权序列（A）与冠状位 T_2 加权序列成像（B）显示不规则低密度结节粘连于子宫前壁表面与上部膀胱壁表面。病变导致膀胱子宫隐窝闭塞，子宫前屈。C 和 D. 30 岁女性，膀胱子宫内膜异位症，伴有血尿。矢状位 T_2 加权序列（C）与冠状位 T_2 加权序列（D）MR 成像显示膀胱壁不规则局限性增厚，其内可见小而杂乱的高信号病灶，代表扩张的子宫内膜腺体，深部浸润的子宫内膜异位病灶不与子宫前壁粘连成角

　　卵巢是中盆腔最常受累的脏器。子宫内膜异位病变可能表现为一个或多个囊性肿块（子宫内膜异位囊肿）或导致卵巢周围结构瘢痕形成或粘连的小病灶（图 15-3A 和 B）。

　　子宫深部子宫内膜异位症可表现为浆膜表面的异位种植病灶，并在 T_1 加权序列造影后呈弥漫性腹膜增强信号，且伴有脂肪抑制。子宫后屈的女性很可能发生后盆腔 DE（而子宫前屈的女性更容易发生前盆腔子宫内膜异位症）[34]。

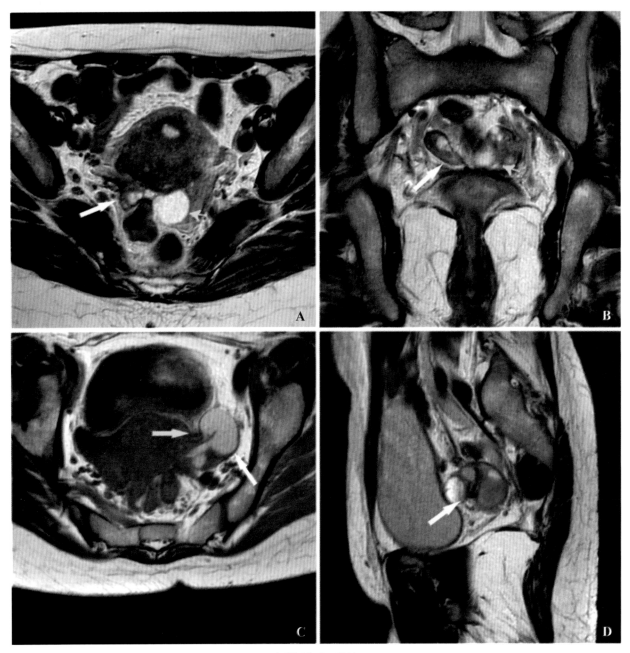

▲ 图 15-3 粘连

A 和 B. 女性，37 岁，子宫内膜异位症。轴位 T_1 加权（A）与冠状位 T_2 加权（B）MR 成像显示卵巢间、卵巢与子宫之间的低信号。卵巢间的粘连导致右侧附件区（白箭）与左侧附件区（黄箭）之间的间隙消失，并与子宫粘连。
C 和 D. 女性，36 岁，输卵管积血。轴位 T_1 加权（C）与矢状位 T_2 加权（D）MR 成像显示左侧扭曲膨大的输卵管（白箭）伴有出血，T_1 加权序列高信号，T_2 加权序列低信号，输卵管浆膜层可见种植病灶（黄箭）

　　就输卵管而言，输卵管子宫内膜异位症是育龄女性发生输卵管粘连的主要原因。磁共振图像表现为输卵管的扭曲扩张伴出血，T_1 和 T_2 加权序列均为高信号。此外，这一现象可以认为是盆腔子宫内膜异位症的特异表现，在有些女性患者中这可能是盆腔子宫内膜异位症的唯一表现 [56, 78]（图 15-3C 和 D）。

　　子宫韧带受累的发病率为 0.3% ～ 14%。子宫圆韧带（round ligaments of the uterus，RLUs）通过阔韧带走行于子宫两侧，沿着盆腔侧壁，通过内环口离开腹腔。因此，RLUs 分为由盆腔内和盆腔外（位于 Nuck 管内）两部分。在磁共振图像上，正常的子宫圆韧带在 T_1 和 T_2 加权序列上都表现为一薄层的低信号。有报道过几例发生在盆腔外 RLUs 子宫内膜异位症，而发生在盆腔内 RLUs 的子宫内膜异位症鲜有报道。RLUs 子宫内膜异位症可能表现为圆韧带增厚（通常超过 10mm）或呈结节状。RLUs 可以缩短、形态不规则。病灶信号取决于内膜基质、腺体、出血或纤维化的成分。如果病变仅由纤维组织构成，则在 T_1 和 T_2 加权序列上均为低信号，而出血灶在伴或不伴脂肪抑制的 T_1 加权序列上表现为高信号。此外，如果发生炎症反应，可以发生造影增强。Gui 等认为，当患者处于"反斜坡体位"（头低脚高）时在 RLUs 周围发现游离液性暗区有可能是盆腔的 RLUs 存在子宫内膜异位病变受累的间接征象[79]。

5. 后盆腔

后盆腔包括直肠阴道间隔、宫颈后部、阴道后穹窿、子宫骶韧带、子宫直肠陷凹（或 Douglas 窝）、直肠及其周围的结缔组织，是深部盆腔子宫内膜异位症最常发生的部位，其内所有结构都可能受累。直肠筋膜是后盆腔的形态学分界，为一个低信号的薄层结构，形成直肠周围边界[34]（图 15-4）。

直肠阴道之间以脂肪填充，这个结构在磁共振成像上可以显示，然而，当其间脂肪缺失时，直肠壁和阴道壁不易区分。通过直肠内填充凝胶有助于图像对结构的显示[54, 68]。DE 很少累及直肠阴道隔，仅占腹膜后子宫内膜异位病变的 10%。直肠阴道隔虽然可以单独受累，但往往是宫颈后方或阴道后部病灶的延伸。阴道检查可触及结节。磁共振成像通常表现为不规则的低信号实性结节，T_2 加权序列下可表现为直肠阴道隔的低信号，并导致直肠与阴道之间的距离缩短。评估病灶是否侵犯直肠前壁十分重要。直肠阴道隐窝中少量液体有助于检测腹膜反应。相比于内镜检查，磁共振检查在评估这些病变中起着更重要的作用[33]。

宫颈后区是子宫颈后、直肠阴道间隔上方的一个虚拟区域，易被 DE 侵犯。病灶常向后延伸至直肠或向下至阴道残端，尤其是到达阴道穹窿部。阴道穹窿是阴道后上方的凹陷。这些凹陷（前穹窿、后穹窿和侧穹窿）是由宫颈突入阴道形成的。后穹窿是宫颈后方较大的凹陷，靠近子宫直肠陷凹，更容易发生子宫内膜异位症[8, 33]。

子宫直肠皱襞内包含大量附着于骶骨前表面的平滑肌和纤维组织，共同形成骶髂韧带。因此，子宫骶韧带（uterosacral ligaments，USLs）由子宫两侧的纤维筋膜带，沿着盆腔侧壁从子宫颈和阴道穹窿延伸到骶骨[54, 73]。子宫隆凸在解剖学上呈横断面增厚，与附着于宫颈后壁的子宫骶韧带相连，通常只有增厚时才可见。当子宫隆凸被子宫内膜异位病灶累及时，宫颈后部中上段会出现结节或增厚。结节边缘规则或不规则，通常只累及单侧。由于可能发生纤维化，因此会导致子宫后屈或直肠受牵拉成角[73]。

USLs 是深部子宫内膜异位症最易累及的结构。病变可能累及单侧或双侧，好发于韧带的近内侧。在 MR 成像上，正常的 USLs 表现为低信号的薄层规则半圆形结构。若受累，则可能发生形态学异常，例如韧带弥漫性增厚或局限性结节形成，结节边缘规则或不规则。通常子宫内膜异位病灶在 T_2 加权序列上表现为低信号，但是，由于出血量的不同，结节可以在 T_2 加权像上表现为高信号的囊性空腔，在伴或不伴脂肪抑制的 T_1 加权像上表现为低信号的囊性空腔，或者非常小的高强度病灶。由于其解剖定位，USLs 的病灶有可能延伸至直肠或者阴道壁[33, 34]。这种情况下，直肠或阴道填充无菌凝胶应该会有助于发现延伸至其上的病灶。

子宫直肠陷凹（也称 Douglas 窝）是腹膜腔的最低处，位于双侧子宫直肠腹膜皱襞之间，子宫的后方和直肠的前方，93% 的女性会延伸至阴道的中部三分之一[68]。Douglas 窝是盆腔 DE 另一个常见累及的部位，但由于其位置较低以及与子宫后壁肌层相邻，因此常被误认为是子宫腺肌病[20]。子宫腺肌病

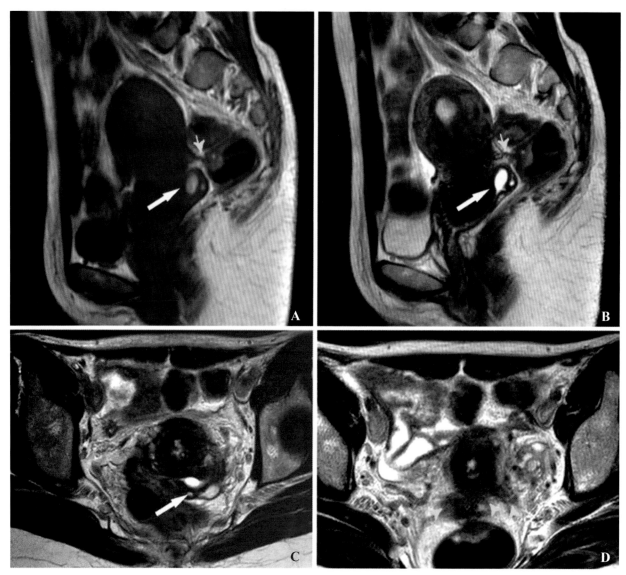

▲ 图 15-4 后盆腔

女性，45 岁，后盆腔子宫内膜异位症，伴有慢性盆腔痛和性交困难。矢状位 T_1 加权（A），矢状位 T_2 加权（B）和轴位 T_2 加权 MR（C）图像显示直肠阴道间隔和宫颈后部（白箭）一巨大实性包块，由于内含出血灶因此包块内可见混杂的高信号。矢状位 T_2 加权图像（D）显示自子宫隆凸和子宫下段至直肠（黄箭）的一段低信号增厚，与位于乙状结肠前壁的实性结节有关。轴位 T_2 加权序列可见受累的子宫隆凸与 USL，表现为韧带内（黄箭头）弥漫的不规则增厚

是一种与子宫内膜异位症不同但密切相关的疾病。子宫内膜腺体及间质良性侵犯子宫肌层，使其周围肌层增生肥大，导致子宫增大，亦可形成结节或弥漫性分布[80]。而 DE 为大小不同的实性结节，边缘不规则，由于粘连紧密，导致子宫直肠陷凹部分或完全闭塞，有时亦可见液体聚集。

直肠乙状结肠是子宫内膜异位症最易累及的肠段，常发生于 12%～37% 的患者中，并伴发于盆腔其他结构（如 USLs、卵巢、阴道、膀胱和盆腔侧壁）的子宫内膜异位症[81, 82]。Chapron 等报道了发生率较高的回盲部子宫内膜异位症的相关数据：12% 累及回肠，8% 累及阑尾，6% 累及盲肠。考虑到子宫内膜异位病灶是否完全切除关系到手术治疗成功与否，MRI 是准确评估肠道子宫内膜异位症的首选，以制定出合适的手术策略[83]。肠道 DE 具有不同的形态特征。斑块样病变边界不清，具有可回缩性和

浸润性；结节样病变常附着于肠壁的 10 点至 2 点之间，通常呈三角形，基底部与肠壁相连，顶部朝向宫颈后方。病灶可能位于浆膜层或向深部浸润，导致直肠乙状结肠壁增厚伴纤维化。结节有或没有回缩性，在 T_2 加权像上呈低信号，边缘规则或不规则 [33, 83]。侵犯肠壁的子宫内膜异位结节的特征性表现是 T_2 加权像上的 "蘑菇帽" 征。"蘑菇" 底部的低信号代表肠壁固有肌层的肥大和纤维化，而 "帽部" 的高信号则代表肠壁黏膜和黏膜下层发生位移至管腔 [56]（图 15-5）。另一个征象是子宫和直肠乙状结

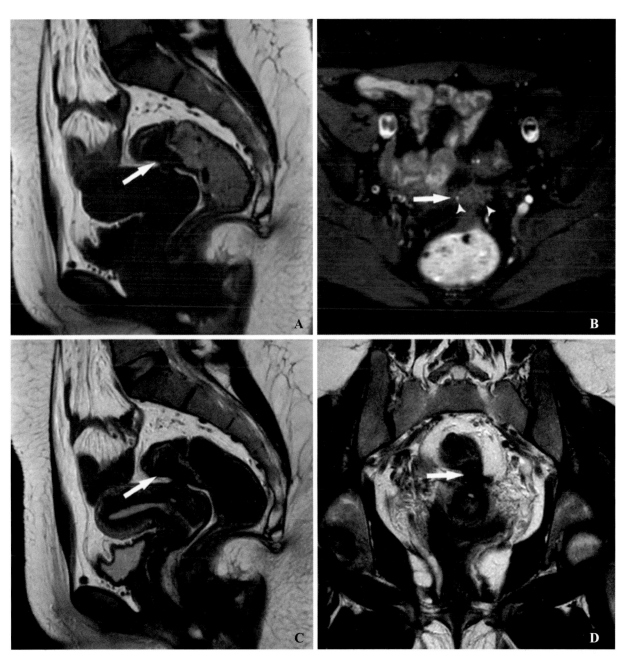

▲ 图 15-5 直肠乙状结肠子宫内膜异位症

女性，34 岁，伴有月经期排便疼痛，同时伴有血便。矢状位 T_1 加权序列（A）、轴位 T_1 加权伴脂肪抑制（B）、矢状位 T_2 加权（C）、冠状位 T_2 加权（D）MR 显示直肠乙状结肠壁的低回声增厚与子宫后壁表面粘连。矢状位 T_2 加权序列上清晰显示的 "蘑菇帽" 征（"蘑菇" 底部的低信号代表肠壁固有肌层的肥大和纤维化，而 "帽部" 的高信号则代表肠壁黏膜和黏膜下层发生位移至管腔）。由于出血，脂肪抑制 T_1 加权成像上显示为混杂微小高强度信号的病灶

肠前壁之间的脂肪层消失，在 T_2 加权序列中表现为肠壁前方的低信号消失，而由于直肠乙状结肠前壁组织内病灶的存在，因此在 T_1 加权序列中显示为造影增强。造影增强的程度取决于病灶的炎症程度，此外，炎性反应还可导致盆腔内解剖结构的变化以及粘连形成[33,83]。许多学者认为，MRI 和 TVUS 在探查浅表型子宫内膜异位病灶的能力有限。Abrao 等的研究认为，TVUS 诊断直肠乙状结肠子宫内膜异位症的敏感性为 98%，特异性为 100%，而 MRI 的敏感性为 83%，特异性为 98%。最近，Saba 等证明 MRI 和压痛引导 TVUS 对直肠乙状子宫内膜异位症的鉴别具有相似的敏感性和特异性（分别为 73%、90% 和 73%、86%）[84,85]。此外，MRI 可以评估病变与肛门的距离，这是术前制定手术方案的基础，同时掌握病灶的大小和数量、病灶侵犯肠壁的深度等信息，所有这些信息对于手术计划的制定而言是必要的。

6. 特殊的种植部位

(1) 回肠末端及阑尾：回肠末端子宫内膜异位症很少见，占全部肠道内异症的 4.1%。在 2/3 的病例中，子宫内膜病灶（腺体、基质和出血）侵犯肌肉层和浆膜层，而在 1/3 的病例中，病灶仅位于阑尾浆膜表面。超声是诊断儿科疾病的有效手段。CT 和小范围 MRI 的应用，主要用于诊断急腹症和阑尾内翻。术前诊断是一个真正的挑战，然而，在鉴别诊断急性腹痛时，特别是有子宫内膜异位症病史的女性应该考虑到以上病变[86,87]。

(2) 腹壁：子宫内膜异位症可发生于腹壁及盆腔壁的瘢痕、腹腔镜切口或剖宫产瘢痕处。剖宫产术后瘢痕子宫内膜异位症的发生率为 0.03% ~ 0.6%。异位结节与盆腔其他部位的子宫内膜异位结节相似，因此继发亚急性出血时，在 T_1 和 T_2 加权序列中都表现为高信号[88,89]。

(3) 胸部：1956 年 Rokitansky 首次报道了多例子宫内膜异位累及胸部的病例。这种情况被称为胸部子宫内膜异位综合征（thoracic endometriosis syndrome，TES）。通常与盆腔子宫内膜异位症同时存在，但是症状出现较晚，常在诊断后 5 年才出现。影像学表现包括气胸、血胸和肺部结节。肺部 CT 或磁共振检查可能发现病灶，但在许多情况下，除外气胸，其他表现很难发现[12,90]。

(4) 皮肤组织：子宫内膜异位症侵犯皮肤组织约占所有病例的 1%，通常与手术瘢痕有关。在 MR 影像上，病灶在 T_1 加权序列中表现为不均一的混合信号强度，出血可导致多个高信号。因此，如果在育龄妇女中发现软组织浸润性包块，同时与月经周期同步疼痛的症状，需要怀疑子宫内膜异位症的可能[91,92]。

(5) 其他：更罕见的是肝脏、胆囊、胰腺和乳房受累。

7. 并发症

粘连是卵巢外子宫内膜异位症最常见的并发症。在 MR 成像上，粘连可能表现为边缘毛刺、脏器之间边界不清的低信号。出现盆腔脏器固定（如固定后屈的子宫）、子宫和卵巢向后移位、肠襻成角、阴道后穹窿抬高、包裹性积液、输卵管积水或积血时必须怀疑存在粘连[7]。由于粘连严重程度的评估很难用影像学来确定，因此通常需要腹腔镜来进一步诊断。

与粘连不同，卵巢外子宫内膜异位症的恶变是非常罕见的并发症。虽然子宫腺肌瘤的恶变已被广泛证实，但是卵巢外子宫内膜异位症是否会恶变仍不清楚。约 25% 的子宫内膜异位症相关的恶性肿瘤位于卵巢外的组织，其组织学类型多样，但子宫内膜样癌和肉瘤最为常见。直肠阴道和结直肠是最常见的受累部位，而膀胱、阴道、韧带、脐部、子宫颈和输卵管较少受累[62,93-95]。在 MR 图像上，肿瘤病灶在 T_1 和 T_2 加权序列上均表现为中等信号的实性肿块。通常在使用造影剂后可呈现造影增强，而且造影剂弥散受限。既往诊断为子宫内膜异位症的女性发现具有这种 MRI 表现时，或当具有这种 MRI 特征的病变与其他子宫内膜病变同时出现时，应考虑恶变的可能 [43, 96]。但是，病理诊断为金标准。显然，这些恶性肿瘤可能通过血液和淋巴途径或周围神经传播。需要与原发于不同脏器的原发肿瘤（如结肠癌或阴道鳞状细胞癌）相鉴别，当病变发生在瘢痕上，要考虑到肉芽肿或皮样囊肿 [49]。

三、检查技巧

用于子宫内膜异位症的评估应注意以下几点。

- 将 MRI 作为子宫内膜异位症诊断二线方法，尤其是于对有症状但超声检查阴性的患者以及术前评估。
- 建议禁食（3h、4h 或 6h）、检查前 1 天无渣或低渣饮食、适度充盈膀胱，最好在检查前做肠道准备。
- 使用解痉药物，以减少由于肠蠕动和子宫蠕动引起的伪像。
- 阴道和直肠充入凝胶能更好地显示相邻的解剖结构，但要注意避免出现小气泡，以免被误认为是结节状增厚。
- 磁共振检查方法包括：①轴向、矢状位和斜位二维 T_2 加权序列；②伴或不伴脂肪抑制的 T_1 加权序列；③半傅里叶采集单次激发快速自旋回波。
弥散加权成像和磁敏加权成像可能带来更多信息。
- 造影剂的使用是用于特殊病例（特别是怀疑子宫内膜异位症相关的癌症），因此取决于 MRI 检查的适应证。
- 子宫内膜异位囊肿的 MRI 诊断标准为：①多发附件区囊肿，在 T_1 加权序列上为高信号；②单个或多个附件区囊肿，在 T_1 加权序列上为高信号，T_2 加权序列上可见"阴影征"。
- "T_2 黑点"是慢性出血病变的高度特异性表现，可以有效地区分卵巢子宫内膜异位症与功能出血所导致的囊肿。
- 怀疑子宫内膜异位病灶恶变时的磁共振表现包括：①囊壁结节信号增强，在对比增强减影图像上更加明显；② T_2 加权图像上"T_2 阴影"征消失；③囊壁结节＞ 30mm 时；④囊肿快速增大。
- 如有下列情况，应怀疑存在深部子宫内膜异位症：①输卵管积血，可能是某些患者的唯一的表现；②部分或完全闭锁的子宫直肠陷凹与单侧积液；③盆腔脏器位置固定（如固定的后位子宫）、子宫和卵巢后移、肠襻成角和阴道后穹窿抬高。

四、未来展望

随着技术的进步和软件的不断更新，MRI 在子宫内膜异位症的诊断中将发挥越来越重要的作用。由于 MRI 具有很强的检查和鉴别能力，因此被认为是进行子宫内膜异位症分期和术前咨询评估的重要方法。由于腹腔镜检查不能发现隐藏在粘连下的病灶，也不能评估腹膜病灶的浸润深度，因此可以推断 MRI 的应用可以减少腹腔镜在诊断子宫内膜异位中的应用。DWI 大大提高了 MRI 成像的诊断价值，为良、恶性病变提供鉴别诊断的依据。实际上，DWI 的 ADC 测量可以作为鉴别子宫内膜异位症和其他病变的有用依据，但需要更多的研究来建立子宫内膜异位症 ADC 的特异截点值以进行鉴别诊断。因此，在日常应用中仍需要进一步验证 DWI 和 ADC 分布。DTI 能够提供关于大脑神经网的独特信息，因此越来越受到研究者的重视。近年来，子宫内膜异位症也成为一个重要的应用领域。事实上，DTI 的纤维跟踪成像可以发现骶神经根结构的变化和异常，这也是子宫内膜异位病灶的好发部位。尽管目前来说，DTI 在研究神经受累方面很有前景，但仍需要不断研究来证明和验证其作用。

参 考 文 献

[1] Giudice LC, Kao LC. Endometriosis. Lancet. 2004; 364(9447):1789–99. Review.

[2] Shaw RW. Endometriosis. Current understanding and management. Oxford: Blackwell; 1995.

[3] Venturini PL, Semino A, De Cecco L, editors. Endometriosi: Patofisiologia e Clinica. Carnforth: Parthenon; 1995.

[4] Olive DL. Endometriosis. Obstet Gynecol Clin North Am. 1997;24:219–445.

[5] Venturini PL, Prefumo F. Evers: Endometriosi: dalla Ricerca di Base alla Clinica. London: Parthenon; 1998.

[6] Venturini P, Evers JLH. Endometriosis: basic research and clinical practice. London: The Parthenon Publishing Group; 1999.

[7] Menni K, Facchetti L, Cabassa P. Extragenital endometriosis: assessment with MR imaging. A pictorial review. Br J Radiol. 2016;89(1060):20150672. https://doi.org/10.1259/bjr.20150672. Epub 2016 Feb 5. Review. PubMed PMID: 26846303; PubMed Central PMCID: PMC4846200.

[8] Del Frate C, Girometti R, Pittino M, Del Frate G, Bazzocchi M, Zuiani C. Deep retroperitoneal pelvic endometriosis: MR imaging appearance with laparoscopic correlation. Radiographics. 2006;26(6):1705–18. Review. PubMed PMID:17102045.

[9] Exacoustos C, Manganaro L, Zupi E. Imaging for the evaluation of endometriosis and adenomyosis. Best Pract Res Clin Obstet Gynaecol. 2014;28(5):655–81. https://doi.org/10.1016/j.bpobgyn.2014.04.010. Epub 2014 May 2. Review. PubMed PMID: 24861247.

[10] Bulun SE. Endometriosis. N Engl J Med. 2009;360(3):268–79. https://doi.org/10.1056/NEJMra0804690. Review. PubMed PMID: 19144942.

[11] Koninckx PR, Martin DC. Deep endometriosis: a consequence of infiltration or retraction or possibly adenomyosis externa? Fertil Steril. 1992;58(5):924–8. PubMed PMID: 1426377.

[12] Woodward PJ, Sohaey MD, Mezzetti TP. From the archives of the AFIP. Endometriosis: radiologic–pathologic correlation. Radiographics. 2001;21:193–216.

[13] Olive DL, Schwartz LB. Endometriosis. N Engl J Med. 1993;328(24):1759–69.

[14] Gougoutas CA, Siegelman ES, Hunt J, Outwater EK. Pelvic endometriosis: various manifestations and MR imaging findings. AJR Am J Roentgenol. 2000;175(2):353–8.

[15] Agarwal N, Subramanian A. Endometriosis—morphology, clinical presentations and molecular pathology. J Lab Physicians. 2010;2(1):1–9.

[16] Schifrin BS, Erez S, Moore JG. Teen-age endometriosis. Am J Obstet Gynecol. 1973;116:973–80.

[17] Gedgaudas–McClees RK. Gastrointestinal complications of gynecologic diseases. In: Textbook of gastrointestinal radiology. Philadelphia: Saunders; 1994. p. 2559–67.

[18] Clement PB. Diseases of the peritoneum. In: Kurman RJ, editor. Blaustein's pathology of the female genital tract. 4th ed. New York: Springer; 1994. p. 660–80. 30.

[19] Bianchi A, Pulido L, Espín F, Hidalgo LA, Heredia A, Fantova MJ, Muns R, Suñol J. [Intestinal endometriosis. Current status]. Cir Esp. 2007;81(4):170–6. Review. Spanish.

[20] Brosens I, Puttemans P, Campo R, Gordts S, Kinkel K. Diagnosis of endometriosis: pelvic endoscopy and imaging techniques. Best Pract Res Clin Obstet Gynaecol. 2004;18(2):285–303.

[21] de Venecia C, Ascher SM. Pelvic endometriosis: spectrum of magnetic resonance imaging findings. Semin Ultrasound CT MR. 2015;36(4):385–93.

[22] Bazot M, Bharwani N, Huchon C, Kinkel K, Cunha TM, Guerra A, Manganaro L, Buñesch L, Kido A, Togashi K, Thomassin–Naggara I, Rockall AG. European society of urogenital radiology (ESUR) guidelines: MR imaging of pelvic endometriosis. Eur Radiol. 2017;27(7):2765–75. https://doi.org/10.1007/s00330–016–4673–z.

[23] Suzuki S, Yasumoto M, Matsumoto R, Andoh A. MR findings of ruptured endometrial cyst: comparison with tubo–ovarian abscess. Eur J Radiol. 2012;81(11):3631–7. https://doi.org/10.1016/j.ejrad.2011.06.013.

[24] Zanardi R, Del Frate C, Zuiani C, Bazzocchi M. Staging of pelvic endometriosis based on MRI findings versus laparoscopic classification according to the American Fertility Society. Abdom Imaging. 2003;28(5):733–42.

[25] Carbognin G, Guarise A, Minelli L, Vitale I, Malagó R, Zamboni G, Procacci C. Pelvic endometriosis: US and MRI features. Abdom Imaging. 2004;29(5):609–18.

Epub 2004 May 27. Review.

[26] Guerriero S, Ajossa S, Orozco R, Perniciano M, Jurado M, Melis GB, Alcázar JL. Accuracy of transvaginal ultrasound for diagnosis of deep endometriosis in the rectosigmoid: systematic review and meta-analysis. Ultrasound Obstet Gynecol. 2016;47(3):281–9. https://doi.org/10.1002/uog.15662. Epub 2015 Nov 4. Review. PubMed PMID: 26213903.

[27] Guerriero S, Spiga S, Ajossa S, Peddes C, Perniciano M, Soggiu B, De Cecco CN, Laghi A, Melis GB, Saba L. Role of imaging in the management of endometriosis. Minerva Ginecol. 2013;65(2):143–66.

[28] Hottat N, Larrousse C, Anaf V, Noël JC, Matos C, Absil J, Metens T. Endometriosis: contribution of 3.0-T pelvic MR imaging in preoperative assessment—initial results. Radiology. 2009;253(1):126–34. https://doi.org/10.1148/radiol.2531082113.

[29] Manganaro L, Fierro F, Tomei A, Irimia D, Lodise P, Sergi ME, Vinci V, Sollazzo P, Porpora MG, Delfini R, Vittori G, Marini M. Feasibility of 3.0T pelvic MR imaging in the evaluation of endometriosis. Eur J Radiol. 2012;81(6):1381–7. https://doi.org/10.1016/j.ejrad.2011.03.049.

[30] Rousset P, Peyron N, Charlot M, Chateau F, Golfier F, Raudrant D, Cotte E, Isaac S, Réty F, Valette PJ. Bowel endometriosis: preoperative diagnostic accuracy of 3.0-T MR enterography—initial results. Radiology. 2014;273(1):117–24. https://doi.org/10.1148/radiol.14132803.

[31] Cornfeld D, Weinreb J. Simple changes to 1.5-T MRI abdomen and pelvis protocols to optimize results at 3 T. AJR Am J Roentgenol. 2008;190(2):W140–50. https://doi.org/10.2214/AJR.07.2903.

[32] Schneider C, Oehmke F, Tinneberg HR, Krombach GA. MRI technique for the preoperative evaluation of deep infiltrating endometriosis: current status and protocol recommendation. Clin Radiol. 2016;71(3):179–94. https://doi.org/10.1016/j.crad.2015.09.014.

[33] Chamié LP, Blasbalg R, Pereira RM, Warmbrand G, Serafini PC. Findings of pelvic endometriosis at transvaginal US, MR imaging, and laparoscopy. Radiographics. 2011;31(4):E77–100. https://doi.org/10.1148/rg.314105193.

[34] Coutinho A Jr, Bittencourt LK, Pires CE, Junqueira F, Lima CM, Coutinho E, Domingues MA, Domingues RC, Marchiori E. MR imaging in deep pelvic endometriosis: a pictorial essay. Radiographics. 2011;31(2):549–67. https://doi.org/10.1148/rg.312105144.

[35] Chamié LP, Blasbalg R, Gonçalves MO, Carvalho FM, Abrão MS, de Oliveira IS. Accuracy of magnetic resonance imaging for diagnosis and preoperative assessment of deeply infiltrating endometriosis. Int J Gynaecol Obstet. 2009;106(3):198–201. https://doi.org/10.1016/j.ijgo.2009.04.013.

[36] Bazot M, Darai E, Hourani R, Thomassin I, Cortez A, Uzan S, Buy JN. Deep pelvic endometriosis: MR imaging for diagnosis and prediction of extension of disease. Radiology. 2004;232(2):379–89.

[37] Bazot M, Gasner A, Ballester M, Daraï E. Value of thin-section oblique axial T2-weighted magnetic resonance images to assess uterosacral ligament endometriosis. Hum Reprod. 2011;26(2):346–53. https://doi.org/10.1093/humrep/deq336.

[38] Bazot M, Jarboui L, Ballester M, Touboul C, Thomassin-Naggara I, Daraï E. The value of MRI in assessing parametrial involvement in endometriosis. Hum Reprod. 2012;27(8):2352–8. https://doi.org/10.1093/humrep/des211.

[39] Kido A, Togashi K, Nishino M, Miyake K, Koyama T, Fujimoto R, Iwasaku K, Fujii S, Hayakawa K. Cine MR imaging of uterine peristalsis in patients with endometriosis. Eur Radiol. 2007;17(7):1813–9. Epub 2006 Nov 22.

[40] Nakai A, Togashi K, Kosaka K, Kido A, Hiraga A, Fujiwara T, Koyama T, Fujii S. Uterine peristalsis: comparison of transvaginal ultrasound and two different sequences of cine MR imaging. J Magn Reson Imaging. 2004;20(3):463–9.

[41] Leyendecker G, Kunz G, Wildt L, Beil D, Deininger H. Uterine hyperperistalsis and dysperistalsis as dysfunctions of the mechanism of rapid sperm transport in patients with endometriosis and infertility. Hum Reprod. 1996;11(7):1542–51.

[42] Katayama M, Masui T, Kobayashi S, Ito T, Sakahara H, Nozaki A, Kabasawa H. Evaluation of pelvic adhesions using multiphase and multislice MR imaging with kinematic display. AJR Am J Roentgenol. 2001;177(1):107–10.

[43] Coutinho AC Jr, Krishnaraj A, Pires CE, Bittencourt LK, Guimarães AR. Pelvic applications of diffusion magnetic resonance images. Magn Reson Imaging Clin N Am. 2011;19(1):133–57. https://doi.org/10.1016/j.mric.2010.10.003.

[44] Balaban M, Idilman IS, Toprak H, Unal O, Ipek A, Kocakoc E. The utility of diffusion-weighted magnetic resonance imaging in differentiation of endometriomas from hemorrhagic ovarian cysts. Clin Imaging. 2015;39(5):830–3. https://doi.org/10.1016/j.clinimag.2015.05.003.

[45] Manganaro L, Porpora MG, Vinci V, Bernardo S, Lodise P, Sollazzo P, Sergi ME, Saldari M, Pace G, Vittori G, Catalano C, Pantano P. Diffusion tensor imaging and tractography to evaluate sacral nerve root abnormalities in endometriosis-related pain: a pilot study. Eur Radiol. 2014;24(1):95–101. https://doi.org/10.1007/s00330-013-2981-0.

[46] Solak A, Sahin N, Genç B, Sever AR, Genç M, Sivrikoz ON. Diagnostic value of susceptibility-weighted imaging of abdominal wall endometriomas during the cyclic menstrual changes: a preliminary study. Eur J Radiol. 2013;82(9):e411–6. https://doi.org/10.1016/j.ejrad.2013.04.030.

[47] Takeuchi M, Matsuzaki K, Harada M. Susceptibility-weighted MRI of extra-ovarian endometriosis: preliminary results. Abdom Imaging. 2015;40(7):2512–6. https://doi.

org/10.1007/s00261-015-0378-z.

[48] Grammatikakis I, Evangelinakis N, Salamalekis G, Tziortzioti V, Samaras C, Chrelias C, Kassanos D. Prevalence of severe pelvic inflammatory disease and endometriotic ovarian cysts: a 7-year retrospective study. Clin Exp Obstet Gynecol. 2009;36(4):235-6.

[49] McDermott S, Oei TN, Iyer VR, Lee SI. MR imaging of malignancies arising in endometriomas and extraovarian endometriosis. Radiographics. 2012;32(3):845-63. https://doi.org/10.1148/rg.323115736.

[50] Kobayashi H, Sumimoto K, Moniwa N, Imai M, Takakura K, Kuromaki T, Morioka E, Arisawa K, Terao T. Risk of developing ovarian cancer among women with ovarian endometrioma: a cohort study in Shizuoka, Japan. Int J Gynecol Cancer. 2007;17(1):37-43.

[51] Kobayashi H, Sumimoto K, Kitanaka T, Yamada Y, Sado T, Sakata M, Yoshida S, Kawaguchi R, Kanayama S, Shigetomi H, Haruta S, Tsuji Y, Ueda S, Terao T. Ovarian endometrioma—risks factors of ovarian cancer development. Eur J Obstet Gynecol Reprod Biol. 2008;138(2):187-93. Epub 2007 Dec 26.

[52] Takeuchi M, Matsuzaki K, Nishitani H. Susceptibility-weighted MRI of endometrioma: preliminary results. AJR Am J Roentgenol. 2008;191(5):1366-70. https://doi.org/10.2214/AJR.07.3974.

[53] Togashi K, Nishimura K, Kimura I, Tsuda Y, Yamashita K, Shibata T, Nakano Y, Konishi J, Konishi I, Mori T. Endometrial cysts: diagnosis with MR imaging. Radiology. 1991;180(1):73-8.

[54] Siegelman ES, Outwater EK. Tissue characterization in the female pelvis by means of MR imaging. Radiology. 1999;212(1):5-18.

[55] Nishimura K, Togashi K, Itoh K, Fujisawa I, Noma S, Kawamura Y, Nakano Y, Itoh H, Torizuka K, Ozasa H. Endometrial cysts of the ovary: MR imaging. Radiology. 1987;162(2):315-8.

[56] Corwin MT, Gerscovich EO, Lamba R, Wilson M, McGahan JP. Differentiation of ovarian endometriomas from hemorrhagic cysts at MR imaging: utility of the T2 dark spot sign. Radiology. 2014;271(1):126-32. https://doi.org/10.1148/radiol.13131394.

[57] Siegelman ES, Oliver ER. MR imaging of endometriosis: ten imaging pearls. Radiographics. 2012;32(6):1675-91. https://doi.org/10.1148/rg.326125518.

[58] Outwater EK, Dunton CJ. Imaging of the ovary and adnexa: clinical issues and applications of MR imaging. Radiology. 1995;194(1):1-18.

[59] Sugimura K, Okizuka H, Imaoka I, Kaji Y, Takahashi K, Kitao M, Ishida T. Pelvic endometriosis: detection and diagnosis with chemical shift MR imaging. Radiology. 1993;188(2):435-8.

[60] Brosens I. Endometriosis and the outcome of in vitro fertilization. Fertil Steril. 2004;81:1198-20.

[61] Ueda Y, Enomoto T, Miyatake T, Fujita M, Yamamoto R, Kanagawa T, Shimizu H, Kimura T. A retrospective analysis of ovarian endometriosis during pregnancy. Fertil Steril. 2010;94(1):78-84. https://doi.org/10.1016/j.fertnstert.2009.02.092.

[62] Benoit L, Arnould L, Cheynel N, Diane B, Causeret S, Machado A, Collin F, Fraisse J, Cuisenier J. Malignant extraovarian endometriosis: a review. Eur J Surg Oncol. 2006;32(1):6-11. Epub 2005 Nov 11.

[63] SCOTT RB. Malignant changes in endometriosis. Obstet Gynecol. 1953;2(3):283-9. PubMed PMID: 13087921.

[64] Tanaka YO, Okada S, Yagi T, Satoh T, Oki A, Tsunoda H, Yoshikawa H. MRI of endometriotic cysts in association with ovarian carcinoma. AJR Am J Roentgenol. 2010;194(2):355-61. https://doi.org/10.2214/AJR.09.2985.

[65] Darvishzadeh A, McEachern W, Lee TK, Bhosale P, Shirkhoda A, Menias C, Lall C. Deep pelvic endometriosis: a radiologist's guide to key imaging features with clinical and histopathologic review. Abdom Radiol (NY). 2016;41(12):2380-400.

[66] Turocy JM, Benacerraf BR. Transvaginal sonography in the diagnosis of deep infiltrating endometriosis: a review. J Clin Ultrasound. 2017;45(6):313-8. https://doi.org/10.1002/jcu.22483.

[67] Choudhary S, Fasih N, Papadatos D, Surabhi VR. Unusual imaging appearances of endometriosis. AJR Am J Roentgenol. 2009;192(6):1632-44. https://doi.org/10.2214/AJR.08.1560.

[68] Fritsch H. Clinical anatomy of the female pelvis. In: Hamm B, Forstner R, editors. MRI and CT of the female pelvis. New York: Springer; 2007. p. 1-24.

[69] Balleyguier C, Chapron C, Dubuisson JB, Kinkel K, Fauconnier A, Vieira M, Hélénon O, Menu Y. Comparison of magnetic resonance imaging and transvaginal ultrasonography in diagnosing bladder endometriosis. J Am Assoc Gynecol Laparosc. 2002;9(1):15-23.

[70] Le Tohic A, Chis C, Yazbeck C, Koskas M, Madelenat P, Panel P. [Bladder endometriosis: diagnosis and treatment. A series of 24 patients]. Gynecol Obstet Fertil. 2009;37(3):216-21. https://doi.org/10.1016/j.gyobfe.2009.01.018.

[71] Fedele L, Bianchi S, Zanconato G, Bergamini V, Berlanda N, Carmignani L. Long-term follow-up after conservative surgery for bladder endometriosis. Fertil Steril. 2005;83(6):1729-33.

[72] Saba L, Sulcis R, Melis GB, de Cecco CN, Laghi A, Piga M, Guerriero S. Endometriosis: the role of magnetic resonance imaging. Acta Radiol. 2015;56(3):355-67. https://doi.org/10.1177/0284185114526086.

[73] Thonnon C, Philip CA, Fassi-Fehri H, Bisch C, Coulon A, de Saint-Hilaire P, Dubernard G. Three-dimensional ltrasound in the management of bladder endometriosis. J Minim Invasive Gynecol. 2015;22(3):403-9. https://doi.org/10.1016/j.jmig.2014.10.021.

[74] Kołodziej A, Krajewski W, Dołowy Ł, Hirnle L. Urinary tract endometriosis. Urol J. 2015;12(4):2213-7.

[75] Umaria N, Olliff JF. Imaging features of pelvic endometriosis. Br J Radiol. 2001;74(882):556–62. Review.

[76] Balleyguier C, Roupret M, Nguyen T, Kinkel K, Helenon O, Chapron C. Ureteral endometriosis: the role of magnetic resonance imaging. J Am Assoc Gynecol Laparosc. 2004;11(4):530–6.

[77] Sillou S, Poirée S, Millischer AE, Chapron C, Hélénon O. Urinary endometriosis: MR imaging appearance with surgical and histological correlations. Diagn Interv Imaging. 2015;96(4):373–81. https://doi.org/10.1016/j.diii.2014.11.010.

[78] Foti PV, Ognibene N, Spadola S, Caltabiano R, Farina R, Palmucci S, Milone P, Ettorre GC. Non–neoplastic diseases of the fallopian tube: MR imaging with emphasis on diffusion–weighted imaging. Insights Imaging. 2016;7(3):311–27. https://doi.org/10.1007/s13244–016–0484–7.

[79] Gui B, Valentini AL, Ninivaggi V, Marino M, Iacobucci M, Bonomo L. Deep pelvic endometriosis: don't forget round ligaments. Review of anatomy, clinical characteristics, and MR imaging features. Abdom Imaging. 2014;39(3):622–32. https://doi.org/10.1007/s00261–014–0091–3.

[80] Struble J, Reid S, Bedaiwy MA. Adenomyosis: a clinical review of a challenging gynecologic condition. J Minim Invasive Gynecol. 2016;23(2):164–85. https://doi.org/10.1016/j.jmig.2015.09.018.

[81] Chamié LP, Pereira RM, Zanatta A, Serafini PC. Transvaginal US after bowel preparation for deeply infiltrating endometriosis: protocol, imaging appearances, and laparoscopic correlation. Radiographics. 2010;30(5):1235–49. https://doi.org/10.1148/rg.305095221.

[82] Chapron C, Fauconnier A, Vieira M, Barakat H, Dousset B, Pansini V, Vacher–Lavenu MC, Dubuisson JB. Anatomical distribution of deeply infiltrating endometriosis: surgical implications and proposition for a classification. Hum Reprod. 2003;18(1):157–61.

[83] Trippia CH, Zomer MT, Terazaki CR, Martin RL, Ribeiro R, Kondo W. Relevance of imaging examinations in the surgical planning of patients with bowel endometriosis. Clin Med Insights Reprod Health. 2016;10:1–8. https://doi.org/10.4137/CMRH. S29472.

[84] Abrao MS, Gonçalves MO, Dias JA Jr, Podgaec S, Chamie LP, Blasbalg R. Comparison between clinical examination, transvaginal sonography and magnetic resonance imaging for the diagnosis of deep endometriosis. Hum Reprod. 2007;22(12):3092–7.

[85] Saba L, Guerriero S, Sulcis R, Pilloni M, Ajossa S, Melis G, Mallarini G. MRI and "tenderness guided" transvaginal ultrasonography in the diagnosis of recto–sigmoid endometriosis. J Magn Reson Imaging. 2012;35(2):352–60. https://doi.org/10.1002/jmri.22832.

[86] Yoon J, Lee YS, Chang HS, Park CS. Endometriosis of the appendix. Ann Surg Treat Res. 2014;87(3):144–7. https://doi.org/10.4174/astr.2014.87.3.144.

[87] Soylu L, Aydın OU, Aydın S, Özçay N. Invagination of the appendix due to endometriosis presenting as acute appendicitis. Ulus Cerrahi Derg. 2013;30(2):106–8. https://doi.org/10.5152/UCD.2013.19.

[88] Hensen JH, Van Breda Vriesman AC, Puylaert JB. Abdominal wall endometriosis: clinical presentation and imaging features with emphasis on sonography. AJR Am J Roentgenol. 2006;186(3):616–20.

[89] Barrow TA, Elsayed M, Liong SY, Sukumar SA. Complex abdominopelvic endometriosis: the radiologist's perspective. Abdom Imaging. 2015;40(7):2541–56. https://doi.org/10.1007/s00261–015–0413–0.

[90] Badawy SZ, Shrestha P. Recurrent catamenial pneumothorax suggestive of pleural endometriosis. Case Rep Obstet Gynecol. 2014;2014:756040. https://doi.org/10.1155/2014/756040.

[91] Pramanik SR, Mondal S, Paul S, Joycerani D. Primary umbilical endometriosis: a rarity. J Hum Reprod Sci. 2014;7(4):269–71. https://doi.org/10.4103/0974–1208.147495.

[92] Ding Y, Gibbs J, Xiong G, Guo S, Raj S, Bui MM. Endometriosis mimicking soft–tissue neoplasms: a potential diagnostic pitfall. Cancer Control. 2017;24(1):83–8.

[93] Heaps JM, Nieberg RK, Berek JS. Malignant neoplasms arising in endometriosis. Obstet Gynecol. 1990;75(6):1023–8.

[94] Modesitt SC, Tortolero–Luna G, Robinson JB, Gershenson DM, Wolf JK. Ovarian and extraovarian endometriosis–associated cancer. Obstet Gynecol. 2002;100(4):788–95.

[95] Brooks JJ, Wheeler JE. Malignancy arising in extragonadal endometriosis: a case report and summary of the world literature. Cancer. 1977;40(6):3065–73.

[96] Sala E, Rockall A, Rangarajan D, Kubik–Huch RA. The role of dynamic contrast–enhanced and diffusion weighted magnetic resonance imaging in the female pelvis. Eur J Radiol. 2010;76(3):367–85. https://doi.org/10.1016/j.ejrad.2010.01.026.

第 16 章

子宫内膜异位症的生物学标志物
Biomarkers in Endometriosis

Vicki Nisenblat，M. Louise Hull　著

贾琬莹　译

一、概述

虽然没有数据表明子宫内膜异位症的早期治疗可以预防疾病的进展，但未治疗的子宫内膜异位症与生活质量下降、抑郁、无法工作、性功能障碍以及错过生育机会等因素有关[1, 2]。

由于疾病临床表现的多样性和非特异性，仅根据症状诊断子宫内膜异位症的准确性很低。此外，症状与疾病严重程度之间的关联性较差[3]。最近的一项多中心研究纳入了来自 13 个国家包括 19 所医院的 1396 名女性患者。这项研究评估了女性历史上最能预测子宫内膜异位症各种特征的准确性，并发现基于症状的模型诊断因准确性不足而不能作为临床状况的判定依据[4]。虽然检查可以帮助提高诊断的准确性，但大多数被腹腔镜检查证实患有子宫内膜异位症的女性盆腔查体结果都正常[5]。

腹腔镜下腹腔病变的显示是唯一具有足够准确性的检查，因而在临床护理中被公认为诊断"金标准"。然而，使用这种方法来诊断受到外科医师经验和病理学专家组织学确认的限制。有学者系统回顾了四项关于腹腔镜显示病灶即诊断的准确性研究，结果显示，与组织学上对子宫内膜异位症切除病灶的确认相比，腹腔镜显示病灶即诊断的敏感度为 94%，特异性为 79%[6]。手术还会带来感染、出血和骨盆其他结构损伤的风险，以及麻醉风险和很小的死亡风险。尽管腹腔镜检查的主要并发症很少见，但很难确定其长期并发症的确切发生率。

高昂的手术费用限制了诊断的普及性，尤其是发展中国家、低社会经济群体以及农村和偏远地区的女性。此外，一些患有盆腔痛的女性更愿意选择经验性的内科治疗而非手术[7]。准确无创诊断子宫内膜异位症的实验将使这些女性群体有机会证实导致症状的原因，并减少由于诊断不确定性导致的焦虑，无论她们不选择手术的原因是什么。

共识小组越来越认识到需要更准确的无创诊断方法，并建议在进行手术前应考虑非外科诊断[8, 9]。对子宫内膜异位症进行简单可靠的微创检查有望最大限度地降低手术风险，减少诊断滞后，并为早期干预提供机会，从而有可能改善患者预后并降低相关医疗成本。此外，以非侵入性方式评估子宫内膜

异位症的进展将促进子宫内膜异位症的临床研究，包括开发新的有效治疗和预防策略。

关于报道子宫内膜异位症的微创诊断设备和子宫内膜生物标志物以及影像学诊断研究的文献数量正在增长，针对诊断准确性研究的新报道也源源不断。尽管日常实践中所提议的方法没有一项被认为足以合理取代腹腔镜检查，但是影像学手段正越来越多地被用作外科手术的辅助诊断，并且正在逐步探索其应用。

本章综合了关于子宫内膜异位症微创检查诊断准确性的最新研究证据。目的是回答这样一个问题，即单独或联合使用任何微创诊断方法是否足够准确，足以替代腹腔镜检查作为子宫内膜异位症的诊断，或患者分诊的方法，以改善女性对诊断性手术的选择。此外，本章还评估了所提出的临床实践的适用性，并提供了相关领域对未来研究的见解。

二、子宫内膜异位症诊断测试的效能量化

为了有意义地讨论关于诊断检查准确性的研究，需要在适当的临床和方法学框架中去诠释检查。诊断检查的准确性是指所研究检查的诊断效能（标记检查）与临床金标准（参照检查）的诊断性能之间的一致程度。理想的诊断检查是能够在任意时间内区分患病与非患病个体。实际上，假阳性和假阴性的检查会对非患病和患病群体中的某些个体造成错误分类。检查鉴别疾病和非疾病状态的基本指标包括灵敏度和特异度，灵敏度是指实际上患病人群被诊断为阳性的概率，特异度是指实际上未患病人群被诊断为阴性的概率。灵敏度和特异度与疾病的患病率无关，两者通常用于诊断研究中，以评估和比较不同检查方法的诊断性能。指标检验的敏感性和特异性之间存在一种平衡关系，因为这些值与定义阳性或阴性结果所选择的截点值成反比。

检查的目的以及对疾病的诊断不足和过度诊断所造成的临床后果决定了临床检查所要求的诊断效能水平。在子宫内膜异位症中，无创检查可用于以下两方面：①替代检查，因为具有相似或更好的准确性，因此可以替代诊断性腹腔镜检查；②分诊检查，发现适合腹腔镜检查并通过检查受益的人群，从而改变选择手术治疗的人数 [10]。替代检查要求具有高的灵敏度和特异度，而分诊检查则要求灵敏度高、特异度低，或者相反。高灵敏度的分诊检查可以排除检查结果为阴性的患者，对于检查结果为阳性的患者来说几乎没有诊断价值（SnOUT 检查）。或者，高特异度的分诊检查，如果检查结果为阳性，则纳入患者，但检查结果为阴性时，可提供的信息量则很少（SpIN 检查）。两种类型的分诊检查在临床上都是有用的，并且可以通过顺序方式实现诊断优化（图 16-1）。

为了帮助解释如何进行诊断估测，并将结果运用于临床，Cochrane 图书馆进行了一系列关于诊断检查的综述，并提出了有望用于临床重要诊断评估的截点值。子宫内膜异位症替代检查的诊断截点值确定为灵敏度 ≥ 0.94，且特异度 ≥ 0.79，这与诊断性腹腔镜检查达到的诊断准确性相同 [6]。假设一项分诊检查的诊断准确性在统计学上和临床上的可接受误差为 5%，那么诊断不确定性应限制在 < 50% 的个体中。因此，在分诊检查中 SnOUT 检查的标准被设置为灵敏度 > 0.95，且特异度 > 0.50，SpIN 检查的标准被设置为灵敏度 > 0.50，且特异性 > 0.95 [10]。

高的诊断准确性本身不足以确定检查在临床上是否有用，诊断检查的价值最终在于对患者结局的影响。诊断检查的评估促进标志物从实验台到临床的应用，该过程通常包括一系列顺序步骤来评估检查的临床、经济、心理和社会后果 [11]。检查的诊断效能是评估的重要初始步骤，因此必须依赖高质量的可重复证据。

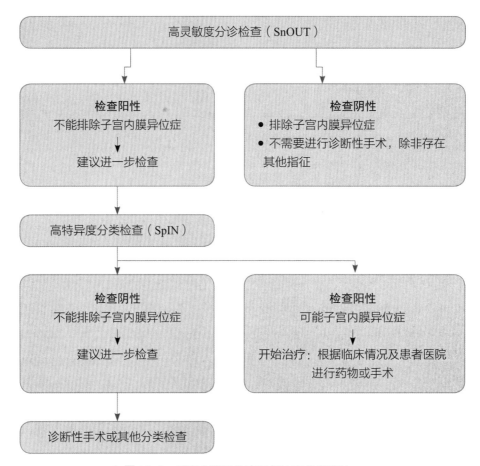

▲ 图 16-1　子宫内膜异位症无创检查的顺序法

三、子宫内膜异位症的生物学标志物

（一）外周生物学标志物

内分泌失调、免疫功能障碍和炎症是子宫内膜异位症的特征性表现，子宫内膜异位症越来越被认为是一种全身性疾病而不是盆腔局部疾病[12, 13]。掌握子宫内膜异位症细胞和分子的系统特征有可能成为诊断工具。子宫内膜异位症在血液和尿液中的外周生物学标志物已经进行了广泛的研究，并在最近的一些系统性综述中进行了评估[10, 14, 15]。

一项 Cochrane 图书馆的系统性综述评估了血清、血浆或全血中测量的 122 种生物学标志物作为诊断检查的准确性[10]，报告了 47 项基于生物学标志物检查的诊断预估（灵敏度和特异度），包括血管生成 / 生长因子、细胞凋亡标记物、细胞黏附分子、高通量标记、内分泌标记、免疫系统 / 炎症标记、氧化应激标记、microRNA、肿瘤标志物和其他蛋白质。大多数标记检查进行的是小样本研究，使用了不同的截点值和不同的实验方法。Meta 分析仅用于四项检查，即抗子宫内膜抗体、白细胞介素 –6（interleukin–6，IL–6）、癌抗原 19–9（cancer antigen 19–9，CA 19–9）和 CA–125，每项 Meta 分析研究的诊断预估之间存在着显著的异质性。没有一项 Meta 分析显示以上检查符合盆腔子宫内膜异位症的替代检查或分诊检查标准。

　　CA-125 是子宫内膜异位症中研究最多的生物学标志物。自 20 世纪 80 年代初期首次发表以来，其诊断作用已经被研究了几十年。第一篇纳入了 22 项包括 2866 名女性患者的系统性回顾研究中显示，虽然 CA-125 在子宫内膜异位症中的表现有限，但在重度病变中表现良好，因此可能在选定的患者亚群中具有临床价值[16]。多年来，相当多的研究表明，该检查具有较高的特异度，但灵敏度较低，研究了不同的截点值水平，所获得的诊断预估具有很大的异质性。最近的两篇系统回顾性研究得出了关于 CA-125 最佳诊断截点值的不同结论。Cochrane 数据库的系统性综述包括了 45 项研究总共 5534 名女性，表明所评估的临界值中没有一个能够显示出充分的诊断效能，但 CA-125 > 16.0 ～ 17.6U/ml 可以作为盆腔子宫内膜异位症诊断的最佳截点值，其平均敏感度为 56%（95%CI，24% ～ 88%），平均特异度为 91%（95%CI，75% ～ 100%）[10]。该检查接近 SpIN 分类检查的标准，对于阳性结果能够确定诊断，但对于低于截点值水平的病例仍然无法得出结论。与其他形式的疾病相比，CA-125 对卵巢子宫内膜异位症诊断的效果似乎更好，但没有足够的数据进行正式比较，因而无法得出有效的结论。一篇包括了 14 项研究共 2920 名参与者的系统回顾性研究仅关注了 CA-125 > 30U/ml 这一截点，认为该截点值的诊断预估能力值高于 Cochrane 的报道[17]。作者建议使用截点值 > 30U/ml 来诊断疾病，这一截点值得到了近期一项精心设计的前瞻性研究的支持，研究连续纳入了 58 位女性，结果显示以 CA-125 ≥ 30U/ml 作为诊断截点值诊断子宫内膜异位症，灵敏度为 57%（95%CI，37% ～ 75%），特异度为 96%（95%CI，82% ～ 100%）[18]。早期研究表明，CA-125 还可以作为子宫内膜异位症复发的标志物，同时监测药物治疗效果，但尚未得出确切的结论。部分女性患者术后接受 GnRH 激动药物达那唑治疗后，CA-125 水平逐渐降低，但停药后反弹[19, 20]，其他约 50% 的患者临床症状改善，但是血清 CA-125 水平没有变化[21]。而且，小部分接受治疗的患者尽管 CA-125 水平正常，但在二次腹腔镜检查中还持续存在子宫内膜异位[19]。另外，关于月经周期阶段的最佳检查时间尚未达成共识。Koninckx 第一个报道无论对照组或子宫内膜异位组，月经期血浆 CA-125 的浓度高于卵泡期或黄体中期浓度，并且在轻度子宫内膜异位症患者中能观察到更明显的差异[22]。自此以后，关于 CA-125 在月经周期间差异的文献仍不一致，在月经周期检查时间方面的研究存在较大差异。总而言之，大多数研究由于研究设计偏差和报道的限制性导致当前证据的质量不高。CA-125 在子宫内膜异位症中的诊断作用，无论是作为单一检查还是更复杂诊断检查中的一部分，仍然是证据不足，需要在不同临床表型的患者中证实。

　　许多生物学标志物在个体研究中表现出对盆腔子宫内膜异位症或子宫内膜异位囊肿的高诊断估计值（表 16-1）。未来的研究需要在大样本特征明显的患者中使用高准确性的诊断检查来确认其诊断价值。随着代谢物组[23-25]、蛋白质组[26-29] 和基因表达的转录后调节因子[30-33]miRNA 的高通量分析越来越容易获得，血源性生物学标记物的列表继续扩大。

　　高通量平台具有巨大的潜力，能够在少量生物材料中全面检测感兴趣的分子。然而，识别和特征性描述代谢物组和蛋白质组的指纹分子是一项具有挑战性的任务，方法学仍在开发中。样本处理和数据处理的非标准化方法以及跨研究分析技术的变化总是限制了"生物组学"科学的转化应用。高通量实验的重现性有限，很少在大型独立队列研究中得到验证。例如，一些研究小组已经研究了循环 miRNA 作为子宫内膜异位症的诊断标志物，建立高诊断价值的 miRNA 芯片[30-33]。然而，每项研究报告了多组 miRNA 生物学标志物，结果无法重复（个人交流用）。越来越明显的是，技术和生物信息学的进步为阐明生物学路径和发现临床生物学标志物提供了独特的机会。优化和标准化可重复研究的实验及分析方法，对于从初步发现到临床应用至关重要。

表 16-1　需要进一步的验证子宫内膜异位症的外周和子宫内膜的生物学标记 [14, 17, 44]

血液生物学标志物	血管生成和生长标志物	• 血管内皮生长因子（VEGF）＞ 680pg/ml 和＞ 236pg/ml • 脑源性神经营养因子（BDNF）
	高通量标志物	• 代谢物组特征 • 蛋白质组特征
	免疫系统和炎症标志物	• 白细胞介素 -6（IL-6）＞ 12.2pg/ml
	氧化应激标志物	• 对氧磷酯酶 -1（PON-1）＜ 141.5U/L • 羰基化合物＜ 14.9μM
	基因表达转录后调节因子（miRNAs）	• miR-9* • miR-141* • miR-145* • miR-20a • miR-22 • miR-532-3p
	肿瘤标志物	• CA-125（截点值＞ 43 U/ml）
	几种血液测试的结合	• 白细胞介素 -6（IL-6）＞ 12.2pg/ml + 肿瘤坏死因子 -α（TNF-α）＞ 12.45pg/ml • IL-6 ＞ 12.2pg/ml + C- 反应蛋白（CRP）＞ 438μg/ml • TNF-α ＞ 12.45pg/ml + CRP ＞ 438μg/ml • CA-125 + 突触融合蛋白 -5（STX-5）+ 层粘连蛋白 -1（LN-1） • IL-6 ＞ 12.2pg/ml + TNF-α ＞ 12.45pg/ml + CRP ＞ 438μg/ml • CA-125 ＞ 17.6U/ml + VEGF ＞ 236pg/ml • CA-125 + CA 19-9 + 存活蛋白 • CA-125 ＞ 50U/ml + C-C 基序受体 -1（CCR1）＞ 1.16 + 单核细胞趋化蛋白 -1（MCP- 1）＞ 140 pg/ml • CA-125 ＞ 20U/ml + MCP-1 ＞ 152.744pg/ml + 瘦素＞ 3.14ng/ml • CA-125 + IL-8 + TNF-α • CA-125 + CA 19-9 + IL-6 + IL-8 + TNF-α+ CRP • miR-199a + miR-542-3p • miR-199a + miR-122 + miR-145* + miR-542-3p
	鉴别子宫内膜异位囊肿和其他良性卵巢囊肿的检查	• 尿皮质醇＞ 29pg/ml • 尿皮质醇＞ 33pg/ml • 卵泡抑素＞ 1433pg/ml • CA-125 ＞ 30U/ml 与＞ 36U/ml • CA-125 ≥ 25U/ml + CA 19-9 ≥ 22U/ml
尿生物学标志物	高通量标志物	• 蛋白质组特征
子宫内膜生物学标志物	高通量标志物	• 蛋白质组特征
	激素标志物	• 17β- 羟基类固醇脱氢酶 2 型基因（17βHSD2）
	免疫系统和炎症标志物	• 白细胞介素 -1 受体 Ⅱ 型基因（IL-1R2）
	肌源性标志物	• 钙调素结合蛋白
	神经和神经鞘标志物	• 蛋白质基因产物 9.5（PGP 9.5） • 血管活性肠多肽（VIP） • 降钙素基因相关蛋白（CGRP） • P 物质（SP） • 神经肽 Y（NPY） • 综合测试（VIP + PGP 9.5 + SP）

一小部分采用尿液检查用于诊断子宫内膜异位症的诊断能力评估。通过回顾 8 项共 646 名参与者的研究，Cochrane 图书馆评估了 6 项检查的诊断准确性：烯醇酶 1（enolase 1，NNE）、维生素 D 结合蛋白（vitamin D binding protein，VDBP）、细胞角蛋白 19（cytokeratin 19，CK19 或 CYFRA 21-1）、血管内皮生长因子（vascular endothelial growth factor，VEGF）、肿瘤坏死因子（tumor necrosis factoralpha，TNF-α）和尿蛋白质组[15]。大多数研究是在小样本中进行的，无法进行 Meta 分析。其中，NNE、VDBP 和细胞骨架分子 CK-19 诊断预估能力低，VEGF 和 TNF-α 无法区分子宫内膜异位症的有无，并且未评估其诊断准确性。

矩阵增强激光解吸 / 电离时间光质谱（matrix-enhanced laser desorption/ionization time-of-light mass spectrometry，MALDI-TOF-MS）在两项研究中用于鉴定尿蛋白质组，两项研究的方法学存在差异，并且在鉴定肽标记物方面存在差异。一项研究检查包括 5 项，分别为 1433.9 Da、1599.4 Da、2085.6 Da、6798.0 Da 和 3217.2 Da 的尿肽诊断灵敏度为 91%（95%CI，59% ～ 100%），特异度为 93%（95%CI，66% ～ 100%）[34]。尽管具有临床吸引力，但这些发现需要使用类似的技术和分析方法进行复制才能实现临床应用的价值。最近的报道表明，核磁共振（nuclear magnetic resonance，NMR）光谱学可用于显示尿样中子宫内膜异位症患者的代谢物组，但该检查的诊断有效性尚未确定[35]。

（二）子宫内膜生物标志物

许多研究表明，子宫内膜异位症患者的子宫内膜与正常女性的子宫内膜相比具有生物学差异。子宫内膜异位症患者正常子宫内膜对卵巢激素反应异常，表现为孕激素前抵抗，月经周期由增生期向黄体期过渡不完全，这与子宫内膜容受性降低有关[36-38]。在子宫内膜异位症患者的正常子宫内膜中也发现了基因表达谱的失调、激素反应和基因调控通路的改变[39]。一项对于子宫内膜异位症患者和空白对照组子宫内膜 DNA 甲基化情况的研究发现，在月经周期各阶段，甲基化模式会随之波动。这表明在子宫内膜异位症患者的子宫内膜中存在异常的表观遗传调控[40]。

子宫内膜异位症中发现的炎性和低氧腹腔环境与正常子宫内膜中趋化因子、细胞因子、生长因子和免疫细胞的异常表达有关，这些因子参与免疫应答、增殖、细胞迁移和新生血管[10]。通过对子宫内膜分泌物的蛋白质组成进行分析，发现宫腔液中存在细胞因子、生长因子、离子、碳水化合物和类固醇[41]。综上所述，这些观察结果提出了一个假设，即正常子宫内膜和吸出的宫腔液中可能含有与子宫内膜异位症相关的诊断生物标志物。

Cochrane 图书馆关于诊断检查准确性的综述探讨了 95 种子宫内膜相关生物标志物在正常子宫内膜和宫腔液[42]中的应用。包括血管生成因子（prokineticin 1, PROK-1）、细胞黏附分子（整合素 α3β1，α4β1，β1 和 α6）、DNA 修复分子人端粒酶逆转录酶（human telomerase reverse transcriptase，hTERT）、子宫内膜和线粒体蛋白质组、肿瘤标志物（CA-125）、炎性标志物白细胞介素 -1 受体 Ⅱ 型（interleukin-1 receptor type Ⅱ，IL-1R2）和肌源性标志物钙调素结合蛋白（caldesmon，CALD-1）。其他激素标记物［芳香酶细胞色素 P_{450}（CYP19）、17β- 羟基类固醇脱氢酶 2 型（17β-hydroxysteroid dehydrogenase type 2，17βHSD2）、雌激素受体（estrogen receptors，ER-α，ER-β）］、神经标记物（蛋白质基因产物 9.5，protein gene product 9.5，PGP 9.5）、血管活性肠肽（vasoactive intestinal polypeptide，VIP）、降钙素基因相关蛋白（calcitonin gene-related protein，CGRP）、P 物质（substance P，SP）、神经肽 Y（neuropeptide Y，NPY）和神经丝（neurofilament，NF）。

仅有 PGP 9.5 和 CYP19 这两个标记物有足够的数据进行 Meta 分析，其他生物标记物是在单一研究中评估的，无法进行有意义的统计学评估。CYP19（8 项研究，444 名女性）的平均灵敏度为 77%（95%CI 70% ~ 85%），特异度为 74%（95%CI 65% ~ 84%）。PGP 9.5（7 项研究，361 名女性）显示平均灵敏度为 96%（95%CI 91% ~ 100%），特异度为 86%（95%CI 70% ~ 100%）。虽然 PGP 9.5 的综合估计能力表明其可以取代手术诊断，但研究显示其诊断估计值存在显著差异。值得注意的是，PGP 9.5 的表达对子宫内膜取样部位的不同高度敏感，含有足够基质的精准全层组织活检是检测的关键。PGP 9.5 的表达也受到所使用的显微镜方法和实验优化的影响，使用传统光学显微镜的研究显示 [43] PGP 9.5 的诊断估计值较低，而一些免疫组化检查结果显示 [44] 组间的 PGP 9.5 染色没有差异。因此，尽管 PGP 9.5 的数据令人鼓舞，但这一生物学标志物需要在使用标准化子宫内膜取样和实验方法的大样本独立高质量研究中得到进一步验证。

个别研究中评估的其他几个生物学标志物显示出较高的诊断潜力（表 16-1）。对这些生物学标志物进一步综合评价对于确认它们的诊断作用十分重要。总的来说，大多数研究在方法学上存在重大缺陷，对数据的解释应该谨慎。

非标准的样本采集和处理方法、月经周期不同阶段的采样以及跨研究样本表型的不一致性，导致了所报道子宫内膜生物学标志物诊断准确性的研究存在异质性。子宫内膜样本的采集方法似乎也会影响 PGP 9.5 的结果，这可能也是其他生物学标志物研究中存在的问题。此外，不同的子宫或盆腔病变，如平滑肌瘤或子宫腺肌病，可能导致重叠的子宫内膜异常。

近年来，人们利用蛋白质组学和代谢物组学的方法对宫腔液进行了越来越多的研究，试图确定子宫内膜异位症的生物学标志物。到目前为止，在宫腔液中还没有明确的生物学标志物能够以可接受的灵敏度和特异度来鉴别女性是否存在子宫内膜异位症。

（三）子宫内膜异位症生物学标志物的结论

综上所述，没有一种外周或子宫内膜生物学标志物可以不通过实验论证而应用于临床实践。CA-125 是目前研究最多的生物学标志物，可以作为分诊试验（SpIN）的常规。但几十年来，CA-125 的文献质量并没有得到足够改善。关于其适当的截点值、最佳检测时间和对临床决策的贡献等问题仍未得到解答。虽然大多数被研究的生物学标记物对子宫内膜异位症没有诊断价值，但对于那些显示出足够诊断估计能力的标记物，证据要么互相矛盾，要么不足以提供有价值的建议。质量不高的异质性研究和非标准化的研究方法会破坏研究结果的可靠性。目前还没有研究关注该检查在后期健康或行为影响方面的诊断价值。同样，除了早期关于 CA-125 质量不高的报道外，没有研究专门评估生物学标志物在监测疾病进展或复发中的作用。

四、影像学检查是子宫内膜异位症的诊断工具

虽然子宫内膜异位症的临床表现各不相同，但子宫内膜异位症病变的形态学特征在不同患者的表现似乎是一致的，如果用影像学方法检查，可作为该病的放射学标志物基础。此外，盆腔解剖畸形，如子宫后倾和盆腔脏器移动性减低，表明特定的临床背景可能导致子宫内膜异位症的发生。

影像学检查除了能够以非侵入性无创的方式识别子宫内膜异位病变外，在临床怀疑子宫内膜异位

症患者的术前评估中也具有很大优势。病变严重的患者，粘连会掩盖腹腔镜下真实的盆腔显示，术前病灶定位有助于完成手术治疗。此外，识别肠管、膀胱或输尿管的深部浸润性病变有助于完善术前规划和患者咨询，从而进行合适的转诊，更有效地利用多学科团队的方法进行治疗。

多年来，大量研究将新兴技术与改良的传统方法相结合，试图明确子宫内膜异位症不同影像学检查的诊断效能。在超声领域，改良的方法包括肠道准备的经阴道超声（transvaginal ultrasound with bowel preparation，TVUS-BP）、直肠灌注造影剂的 RWC-TVUS 或阴道灌注造影剂的阴道超声造影术，尤其注意检查过程中引起疼痛的"压痛引导"法和三维成像技术。MRI 中，除了传统的系统外，3.0T 磁共振系统（3.0 T MRI），将超声凝胶注入阴道、直肠或直肠乙状结肠（MRI 凝胶法），或三维冠状位单容积块 MRI 成像（3D 立方体）技术得到了广泛的应用。

Cochrane 图书馆系统回顾了一篇相关文献，评估了所有可用的影像学方法，并证明 TVUS 和 MRI 是研究最多的方法[45]。在没有明确子宫内膜异位症类型的研究中，没有一种影像学方法符合替代检查或分诊检查的诊断标准(表 16-2)。尽管不同研究中诊断估计能力存在显著差异，但是 TVUS 表现最佳，其敏感度79%（95%CI，36%～100%），特异度为 91%（95%CI，74%～100%）。在一项包含 106 名女性的研究中发现，较单独使用 TVUS 的患者而言，结合痛经、性交困难病史以及在妇科检查中发现盆腔压痛、固定后倾的子宫以及深度浸润性结节等病史，进行 TVUS 会提高其灵敏度至 92%（95%CI，78%～98%），但特异度较低，为 61%（95%CI，48%～72%）[46]。

表 16-2　不同成像方法对子宫内膜异位症诊断的诊断性能：Meta 分析[47]

	检查方法	研究数；参加人数	混合灵敏度（95% CI）	混合特异度（95% CI）	注　解
盆腔子宫内膜异位症	TVUS	5；1222	0.79（0.36～1.00）	0.91（0.74～1.00）	1 个离群研究被排除 a
	MRI	7；303	0.79（0.70～0.88）	0.72（0.51～0.92）	3.0T MRI（2 项研究）显示出最高的诊断准确性
卵巢子宫内膜异位症	TVUS	8；765	0.93（0.87～0.99）	0.96（0.92～0.99）	发表于 2006 年后（4 项研究）显示出最高的诊断准确性
	TRUS	1；92	0.89（0.74～0.97）	0.77（0.64～0.87）	Meta 分析无法进行
	MRI	3；179	0.95（0.90～1.00）	0.91（0.86～0.97）	3.0T MRI（2 项研究）显示出最高的诊断准确性
深部子宫内膜异位症（DE）	TVUS	9；934	0.79（0.69～0.89）	0.94（0.88～1.00）	TVUS-BP（1 研究）显示出最高的诊断准确性
	MRI	6；266	0.94（0.90～0.97）	0.77（0.44～1.00）	3.0T MRI（2 项研究）和磁共振凝胶法（1 项研究）显示出最高的诊断准确性
	DCBE	1；69	0.36（0.24～0.48）	1.00（0.16～1.00）	Meta 分析无法进行

DCBE. 双对比钡灌肠；MRI. 磁共振成像；TRUS. 经直肠超声；TVUS. 经阴道超声；TVUS-BP. 进行肠道准备的经阴道超声
a. 排除的研究仅使用了单一的子宫内膜异位症标记（卵巢接吻征），对照其他四项研究采用盆腔解剖进行分析

对于卵巢子宫内膜异位症，MRI 符合替代检查的标准，TVUS 接近这些标准，并且可以作为（SpIN）分类检查的常规（表 16-2）。总体而言，2006 年后发表的研究表明，超声诊断子宫内膜异位症的敏感性更高。正如一项包括 118 名女性的研究[47] 所示，在不同截点值水平联合应用 CA-125 和 CA 19-9 并不能提高 TVUS 检测子宫内膜异位症的诊断效能，同时也未见到与其他影像学检查联合的方法来诊断子宫内膜异位症的研究。一项在 MRI、TVUS 和 TRUS 之间进行直接比较的小样本研究显示，MRI 和 TVUS 对卵巢子宫内膜异位症的诊断价值具有可比性，而 TRUS 的诊断价值较低[48]。

对于 DE，MRI 接近替代检查的标准，TVUS 接近（SpIN）分类检查规则的标准（表 16-2）。一项小样本研究显示，MRI 在 DE 的诊断上优于 3D-TVUS，但与其他超声方法比较，MRI 无明显差异[49]。双对比钡剂灌肠（double-contrast barium enema，DCBE）对 DE 的诊断较其他方法差。

值得注意的是，压痛引导的 TVUS 和 TVUS-BP 似乎是扫查卵巢和深部子宫内膜异位症最准确的方法。疼痛引导的 TVUS（对 50 名女性的一项研究）在诊断卵巢子宫内膜异位症方面的灵敏度为 1.00（95%CI，0.66～1.00），特异度为 1.00（95%CI，0.91～1.00），而在诊断 DE 的灵敏度为 0.90（95%CI，0.74～0.98），特异度为 0.95（95%CI，0.74～1.00）[50]。TVUS-BP（一项包含 57 名女性的研究）诊断子宫内膜异位症的灵敏度为 0.97（95%CI，0.83～1.00），特异度为 1.00（95%CI，0.87～1.00），诊断 DE 的灵敏度则为 0.94（95%CI，0.81～0.99），特异度为 1.00（95%CI，0.85～1.00）[51]，另一项针对患有子宫内膜异位症的 85 名女性患者的研究也证明了这一结论[52]。与其他常规 MRI 方法相比，3.0 T MRI 在诊断盆腔、卵巢或深部子宫内膜异位症具有更高的灵敏度和特异度。但是，仍需要大量的数据对不同的改良方法进行对比分析。

大量研究侧重于描述深部子宫内膜异位病变的特定解剖部位，虽然不侧重于诊断，但对于规划手术方案却非常重要（表 16-3）。大样本的研究证明，对于乙状结肠子宫内膜异位症而言，TVUS、TRUS 和 MRI 达到了 SpIN 分类检查的标准，阳性结果可以证实直肠乙状结肠受累，而阴性结果则不确定。目前而言，多探测器计算机断层扫描灌肠（multi-detector computerized tomography enema，MDCT-e）是直肠乙状结肠和其他肠道子宫内膜异位症的最佳诊断方式，前者的灵敏度为 0.98（95%CI，0.94～1.00），特异度为 0.99（95%CI，0.97～1.00），后者的灵敏度为 0.98（95%CI，0.92～1.00），特异度为 1.00（95%CI，1.00～1.00）。

对于其他解剖位置的病变，TVUS 在诊断 USL、RVS、阴道壁和 POD 的 DE 方面，符合 SpIN 分类检查的标准，与既往报告一致[53-55]。阴道检查与 TVUS 的结合大大提高了诊断 RVS、阴道壁、POD 和直肠中 DE 的准确率，但仅在一项经过严格设计包含了 200 名女性的研究中证明了这一结论[56]。改良超声技术，如 TVUS-BP 和 RWC-TVS，对子宫内膜异位病变的解剖定位具有最高的诊断准确率。3.0T MRI 和 MRI 凝胶法作为针对 POD 和阴道壁子宫内膜异位症的 SpIN 分类检查，具有更好的诊断性能。由于缺乏数据，无法评估 TRUS 对这些部位病变的诊断效能。对于膀胱子宫内膜异位症的诊断（未在 Cochrane 综述中进行评估），TVUS 和 MRI 均可进行 SpIN 分类检查[54, 57]。由于缺乏数据，TVUS 和 MRI 方法之间无法进行正式的对比分析。

总的来说，Meta 分析显示，虽然 MRI 在诊断子宫内膜异位症和 DE 方面优于 TVUS，但应用改良技术时两种方法都显示出相当高的诊断价值。最近，MRI 被推广为子宫内膜异位症诊断和分类的首选无创成像技术[58]，但 MRI 相对于 TVUS 的主要优势并未得到充分证实。TVUS 和 MRI 都可以准确诊断卵巢和深部子宫内膜异位症，这一点在大多数关于该主题的系统性综述中得到了一致的报道[53-57, 59]。

对于任何类型或部位的子宫内膜异位症，TRUS 似乎并不优于 TVUS，考虑到女性在经直肠检查期间的不适，对该方法的临床应用提出了质疑。尽管如此，对于不能或不适用经阴道检查的亚组患者，TRUS 仍是一种有效的替代方法。

有几个因素限制了将上述研究结果转化为临床实践。首先，大部分结论都是由缺乏对比数据的小样本、非对照研究报道的。大多数检查在诊断估计能力方面有相当大的异质性，可能是由于研究设计、研究群体和所应用手术标准的差异所导致的。同时，技术进步也使得早期和近期的研究难以比较。重要的是，研究中的检查方案和放射诊断标准之间缺乏一致性，特别是在超声方面。最后，大多数研究是在妇科影像学专业水平较高的子宫内膜异位症专科中心进行的，这可能会导致更高的诊断准确性，而该方法在一般情况下可能表现不太好。据报道，可以通过 40 次实践的培训获得超声诊断 DE 的能力[52, 60]。因此，子宫内膜异位症超声中心通过广泛实施培训计划是在全科实践中成功实施超声检查的重要前提。

病史和阴道检查似乎可以提高对盆腔和子宫内膜异位症的整体诊断效能，但还需要进一步证实。关于影像学检查与生物学标志物结合以及将这些检查纳入临床决策过程的数据还很少。

关于诊断子宫内膜异位病变浅表腹膜种植的重要性一直存在争议，一些研究者建议仅将卵巢和深部组织归为"确定的疾病"[8]。为了解决这一争议，对不同类型的子宫内膜异位症进行无创分类，将推动对浅表型腹膜病变患者其自然病史与手术或药物治疗的临床结果的大数据人群研究。由于目前还没有应用改良的、更敏感的技术来检测腹膜浅表型病变的诊断研究，因此影像学在诊断这种类型的子宫内膜异位症中的作用仍不清楚。直到新数据出现之前，用成像方法不能轻易诊断浅表子宫内膜异位症的说法仍然成立。

表 16-3　子宫内膜异位症手术定位到特定解剖部位的成像方法：Meta 分析[47]

	检查方法	研究数；参加人数	混合灵敏度（95% CI）	混合特异度（95% CI）	注解
USL 子宫内膜异位症	TVUS	7；751	0.64（0.50～0.79）	0.97（0.93～1.00）	TVUS-BP（1 项研究）显示出最高的诊断准确性
	TRUS	2；232	0.52（0.29～0.74）	0.94（0.86～1.00）	
	MRI	4；199	0.86（0.80～0.92）	0.84（0.68～1.00）	3.0T MRI（1 项研究）显示出最高的诊断准确性
RVS 子宫内膜异位症	TVUS	10；983	0.88（0.82～0.94）	1.00（0.98～1.00）	TVUS-BP（3 项研究）和 RWC-TVS（1 项研究）显示出最高的诊断准确性
	TRUS	2；232	0.78（0.51～1.00）	0.96（0.89～1.00）	
	MRI	3；288	0.81（0.70～0.93）	0.86（0.78～0.95）	
阴道壁子宫内膜异位症	TVUS	6；679	0.57（0.21～0.94）	0.99（0.96～1.00）	tg-TVUS（1 项研究）显示出最高的诊断准确性
	TRUS	2；232	0.39（0.08～0.70）	1.00（1.00～1.00）	3.0T MRI（1 项研究）显示出最高的诊断准确性
	MRI	4；248	0.77（0.67～0.88）	0.97（0.92～1.00）	3.0T MRI（1 项研究）显示出最高的诊断准确性

续 表

	检查方法	研究数；参加人数	混合灵敏度（95% CI）	混合特异度（95% CI）	注解
POD 闭塞	TVUS	6；755	0.83（0.77～0.88）	0.97（0.95～0.99）	TVUS-BP（2项研究）显示出最高的诊断准确性
	MRI	5；154	0.90（0.76～1.00）	0.98（0.89～1.00）	3.0T MRI（3项研究）显示出最高的诊断准确性
直肠乙状结肠子宫内膜异位症	TVUS	14；1616	0.90（0.82～0.97）	0.96（0.94～0.99）	TVUS-BP（2项研究）和 RWC-TVS（2项研究）显示出最高的诊断准确性
	TRUS	4；330	0.91（0.85～0.98）	0.96（0.91～1.00）	
	MRI	6；612	0.92（0.86～0.99）	0.96（0.93～0.98）	MRI 凝胶法（1项研究）和 3.0T MRI（1项研究）显示出最高的诊断准确性
	MDCT-e	3；389	0.98（0.94～1.00）	0.98（0.94～1.00）	
	DCBE	2；106	0.56（0.32～0.80）	0.77（0.41～1.00）	
肠道（回肠直肠）子宫内膜异位症	TVUS	3；314	0.89（0.81～0.97）	0.96（0.91～1.00）	
	TRUS	1；134	0.96（0.89～0.99）	1.00（0.94～1.00）	Meta 分析无法进行
	MDCT-e	2；194	0.98（0.92～1.00）	1.00（1.00～1.00）	

DCBE. 双对比钡灌肠；MDCT-e. 多探测器计算机断层扫描灌肠；MRI. 磁共振成像；RWC-TVS. 直肠水造影经阴道超声检查；TRUS. 经直肠超声检查；TVUS. 经阴道超声检查；TVUS-BP. 进行肠道准备经阴道超声检查；tg-TVUS. 疼痛引导的经阴道超声检查；USL. 子宫骶韧带；RVS. 直肠阴道隔；POD. Douglas 窝

五、未来展望

子宫内膜异位症的无创诊断研究一直是一个持续且具有挑战性的工作。尽管进行了大量的研究，但没有严格的科学证据支持在日常实践中使用任何经过评估的生物学标记物。影像学检查越来越多地用作外科手术的辅助诊断方法，但其临床效果和对患者管理的贡献仍不明确。越来越多的研究需要减少偏倚的影响，并在未来的评估中证明这些检查的临床价值。

重要的是，未来的研究人员应关注临床相关人群，包括那些将从临床实践中受益的个人[61]。遵守诊断研究报告标准[62, 63]、生物标本处理标准[64, 65]和腹腔镜检查标准[66]会提高诊断效能评估的可靠性。对于子宫内膜异位症的影像学技术，我们还没有普遍采用的标准，这些标准迫切需要标准化实践。

将检查应用于不同的临床表型，而不是应用于 rASRM 分期，并考虑共发病的混淆效应，有望形成一种个体化的诊断方案[67]。结合多种诊断学方法的检查更有可能捕获子宫内膜异位症的复杂潜在机制，提高诊断效能[68, 69]。

可重复性研究包括由独立的小组重复研究结果，借助于完善的放射学方案和标准化的实验方法，以提高前瞻性试验的有效性。此外，发表否定性研究结果虽然缺乏学术吸引力，但对于指导临床相关的实验工作非常重要[70]。

诊断检查的价值高于其诊断的准确性，人们越来越意识到检查应该显示出其能够改善患者健康状况的明确证据。患者的结局研究关注检查结果与临床结局的关联性[71]和基于检查结果告知患者治疗结局的检查 – 治疗实践在检查评估框架中是必不可少的[11]。有意义的经济学评估需要依赖高质量的数据，一旦临床试验结果得到证实，就应该进行评估[71]。

最后，原创性论文和综述性论文的作者应该从以往的"需要更多的研究"转向更有建设性的主题——针对未来工作的具体建议。这将有助于加强子宫内膜异位症相关的临床诊断研究。

参 考 文 献

[1] Matsuzaki S, Canis M, Pouly JL, Rabischong B, Botchorishvili R, Mage G. Relationship between delay of surgical diagnosis and severity of disease in patients with symptomatic deep infiltrating endometriosis. Fertil Steril. 2006;86:1314–6.

[2] Gao X, Yeh YC, Outley J, Simon J, Botteman M, Spalding J. Health–related quality of life burden of women with endometriosis: a literature review. Curr Med Res Opin. 2006;22:1787–97.

[3] Ballard KD, Seaman HE, de Vries CS, Wright JT. Can symptomatology help in the diagnosis of endometriosis? Findings from a national case–control study – Part 1. BJOG. 2008;115(11):1382–91.

[4] Nnoaham KE, Hummelshoj L, Kennedy SH, Jenkinson C, Zondervan KT, World Endometriosis Research Foundation Women's Health Symptom Survey Consortium. Developing symptom–based predictive models of endometriosis as a clinical screening tool: results from a multicenter study. Fertil Steril. 2012;98:692–701.

[5] Eskenazi B, Warner M, Bonsignore L, Olive D, Samuels S, Vercellini P. Validation study of nonsurgical diagnosis of endometriosis. Fertil Steril. 2001;76(5):929–35.

[6] Wykes CB, Clark TJ, Khan KS. Accuracy of laparoscopy in the diagnosis of endometriosis: a systematic quantitative review. BJOG. 2004;111:1204–12.

[7] Johnson NP, Hummelshoj L, Consortium WESM. Consensus on current management of endometriosis. Hum Reprod. 2013;28:1552–68.

[8] Vercellini P, Giudice LC, Evers JL, Abrao M. Reducing low–value care in endometriosis between limited evidence and unresolved issues: a proposal. Hum Reprod. 2015;30:1996–2004.

[9] Johnson NP, Hummelshoj L, Adamson GD, Keckstein J, Taylor HS, Abrao MS, Bush D, Kiesel L, Tamimi R, Sharpe–Timms KL, Rombauts L. World Endometriosis Society consensus on the classification of endometriosis. Hum Reprod. 2017;32:315–24.

[10] Nisenblat V, Bossuyt PMM, Shaikh R, Arora D, Farquhar C, Jordan V, Scheffers CS, Mol BWJ, Johnson N, Hull ML. Blood biomarkers for the non invasive diagnosis of endometriosis. Cochrane Database Syst Rev. 2016;(5): CD012179. doi:https://doi.org/10.1002/14651858.

[11] Bossuyt PMM, Reitsma JB, Linnet K, Moons KGM. Beyond diagnostic accuracy: the clinical utility of diagnostic tests. Clin Chem. 2012;58(12):1636–43.

[12] Giudice LC, Kao LC. Endometriosis. Lancet. 2004;364: 1789–99.

[13] Burney RO. The genetics and biochemistry of endometriosis. Curr Opin Obstet Gynecol. 2013;25(4):280–6.

[14] May KE, Conduit–Hulbert SA, Villar J, Kirtley S, Kennedy SH, Becker CM. Peripheral biomarkers of endometriosis: a systematic review. Hum Reprod Update. 2010;16:651–74.

[15] Liu E, Nisenblat V, Farquhar C, Fraser I, Bossuyt PMM, Johnson N, Hull ML. Urinary biomarkers for the non invasive diagnosis of endometriosis. Cochrane Database Syst Rev. 2015;(12):CD012019. doi: https://doi.org/10.1002/14651858.

[16] Mol BW, Bayram N, Lijmer JG, Wiegerinck MA, Bongers MY, van der Veen F, Bossuyt PM. The performance of CA–125 measurement in the detection of endometriosis: a meta–analysis. Fertil Steril. 1998;70(6): 1101–8.

[17] Hirsch M, Duffy J, Davis CJ, Nieves Plana M, Khan KS. Diagnostic accuracy of cancer antigen 125 for endometriosis: a systematic review and meta–analysis. BJOG. 2016;123(11):1761–8.

[18] Hirsch M, Duffy JMN, Deguara CS, Davis CJ, Khan KS. Diagnostic accuracy of Cancer Antigen 125 (CA125) for endometriosis in symptomatic women: a multi–center study. Eur J Obstet Gynecol Reprod Biol. 2017;210:102–7.

[19] Chen FP, Soong YK, Lee N, Lo SK. The use of serum CA–125 as a marker for endometriosis in patients with dysmenorrhea for monitoring therapy and for recurrence of endometriosis. Acta Obstet Gynecol Scand. 1998; 77(6):665–70.

[20] Agic A, Djalali S, Wolfler MM, Halis G, Diedrich K, Hornung D. Combination of CCR1 mRNA, MCP1, and

CA125 measurements in peripheral blood as a diagnostic test for endometriosis. Reprod Sci. 2008;15(9):906–11.

[21] Lanzone A, Marana R, Muscatello R, Fulghesu AM, Dellacqua S, Caruso A, Mancuso S. Serum Ca–125 levels in the diagnosis and management of endometriosis. J Reprod Med. 1991;36(8):603–7.

[22] Vouk K, Hevir N, Ribic–Pucelj M, Haarpaintner G, Scherb H, Osredkar J, et al. Discovery of phosphatidylcholines and sphingomyelins as biomarkers for ovarian endometriosis. Hum Reprod. 2012;27(10): 2955–65.

[23] Koninckx PR, Meuleman C, Oosterlynck D, Cornillie FJ. Diagnosis of deep endometriosis by clinical examination during menstruation and plasma CA–125 concentration. Fertil Steril. 1996;65(2):280–7.

[24] Vicente–Muñoz S, Morcillo I, Puchades–Carrasco L, Payá V, Pellicer A, Pineda–Lucena A. Pathophysiologic processes have an impact on the plasma metabolomic signature of endometriosis patients. Fertil Steril. 2016; 106(7):1733–41.

[25] Letsiou S, Peterse DP, Fassbender A, Hendriks MM, van den Broek NJ, Berger R, O DF, Vanhie A, Vodolazkaia A, Van Langendonckt A, Donnez J, Harms AC, Vreeken RJ, Groothuis PG, Dolmans MM, Brenkman AB, D'Hooghe TM. Endometriosis is associated with aberrant metabolite profiles in plasma. Fertil Steril. 2017;107(3):699–706.

[26] Liu HY, Zheng YH, Zhang JZ, Leng JH, Sun DW, Liu ZF, et al. Establishment of endometriosis diagnostic model using plasma protein profiling. Chung–Hua Fu Chan Ko Tsa Chih [Chinese J Obstet Gynecol]. 2009;44(8):601–4.

[27] Seeber B, Sammel MD, Fan X, Gerton GL, Shaunik A, Chittams J, et al. Proteomic analysis of serum yields six candidate proteins that are differentially regulated in a subset of women with endometriosis. Fertil Steril. 2010;93(7):2137–44.

[28] Fassbender A, Waelkens E, Verbeeck N, Kyama CM, Bokor A, Vodolazkaia A, et al. Proteomics analysis of plasma for early diagnosis of endometriosis. Obstet Gynecol. 2012;119(2 Pt 1):276–85.

[29] Wolfler MM, Schwamborn K, Otten D, Hornung D, Liu HY, Rath W. Mass spectrometry and serum pattern profiling for analyzing the individual risk for endometriosis: promising insights? Fertil Steril. 2009;91(6):2331–7.

[30] Jia SZ, Yang Y, Lang J, Sun P, Leng J. Plasma miR–17–5p, miR–20a and miR–22 are down–regulated in women with endometriosis. Hum Reprod. 2013;28(2): 322–30.

[31] Wang WT, Zhao YN, Han BW, Hong SJ, Chen YQ, Wang X, et al. Circulating microRNAs identified in a genome–wide serum microRNA expression analysis as noninvasive biomarkers for endometriosis [Study on polymorphism of human leukocyte antigen I in patients with endometriosis]. J Clin Endocrinol Metab. 2013;98(1): 281–9.

[32] Cosar E, Mamillapalli R, Ersoy GS, Cho S, Seifer B, Taylor HS. Serum microRNAs as diagnostic markers of endometriosis: a comprehensive array–based analysis. Fertil Steril. 2016;106(2):402–9.

[33] Cho S, Mutlu L, Grechukhina O, Taylor HS. Circulating microRNAs as potential biomarkers for endometriosis. Fertil Steril. 2015;103(5):1252–60.

[34] Wang L, Liu HY, Shi HH, Lang JH, Sun W. Urine peptide patterns for non–invasive diagnosis of endometriosis:a preliminary prospective study. Eur J Obstet Gynecol Reprod Biol. 2014;177:23–8.

[35] Vicente–Muñoz S, Morcillo I, Puchades–Carrasco L, Payá V, Pellicer A, Pineda–Lucena A. Nuclear magnetic resonance metabolomic profiling of urine provides a noninvasive alternative to the identification of biomarkers associated with endometriosis. Fertil Steril. 2015;104(5): 1202–9.

[36] Burney RO, Talbi S, Hamilton AE, Kim CV, Nyegaard M, Nezhat CR, et al. Gene expression analysis of endometrium reveals progesterone resistance and candidate susceptibility genes in women with endometriosis. Endocrinology. 2007;148:3814–26.

[37] Kim JJ, Taylor HS, Lu Z, Ladhani O, Hastings JM, Jackson KS, et al. Altered expression of HOXA10 in endometriosis: potential role in decidualization. Mol Hum Reprod. 2007;13:323–32.

[38] Brosens I, Brosens JJ, Benagiano G. The eutopic endometrium in endometriosis: are the changes of clinical significance? Reprod Biomed Online. 2012;24:496–502.

[39] Guo SW. Epigenetics of endometriosis. Mol Hum Reprod. 2009;15:587–607.

[40] Houshdaran S, Nezhat CR, Vo KC, Zelenko Z, Irwin JC, Giudice LC. Aberrant endometrial DNA methylome and associated gene expression in endometriosis. Biol Reprod. 2016;95(5):93.

[41] Bhusane K, Bhutada S, Chaudhari U, Savardekar L, Katkam R, Sachdeva G. Secrets of endometrial receptivity: some are hidden in uterine secretome. Am J Reprod Immunol. 2016;75:226–36.

[42] Gupta D, Hull ML, Fraser I, Miller L, Bossuyt PMM, Johnson N, Farquhar C, Nisenblat V. Endometrial biomarkers for the non invasive diagnosis of endometriosis. Cochrane Database Syst Rev. 2016;(4):CD012165. doi:https://doi.org/10.1002/14651858.

[43] Leslie C, Ma T, McElhinney B, Leake R, Stewart CJ. Is the detection of endometrial nerve fibers useful in the diagnosis of endometriosis? Int J Gynecol Pathol. 2013;32(2):149–55.

[44] Cetin C, Serdaroglu H, Tuzali S. The importance of endometrial nerve fibres and macrophage cell count in the diagnosis of endometriosis. Iran J Reprod Med. 2013;11(5):405–14.

[45] Nisenblat V, Bossuyt PMM, Farquhar C, Johnson N, Hull ML. Imaging modalities for the non invasive diagnosis of

endometriosis. Cochrane Database Syst Rev. 2016;4: CD009591. doi:https://doi.org/10.1002/14651858.

[46] Marasinghe J, Senanayake H, Saravanabhava N, Arambepola C, Condous G, Greenwood P. History, pelvic examination findings and mobility of ovaries as a sonographic marker to detect pelvic adhesions with fixed ovaries. J Obstet Gynaecol Res. 2014;40(3):785–90.

[47] Guerriero S, Ajossa S, Paoletti AM, Mais V, Angiolucci M, Melis GB. Tumour marker and transvaginal ultrasonography in the diagnosis of endometrioma. Obstet Gynaecol. 1996;88(3):403–7.

[48] Bazot M, Lafont C, Rouzier R, Roseau G, Thomassin-Naggara I, Darai E. Diagnostic accuracy of physical examination, transvaginal sonography, rectal endoscopic sonography, and magnetic resonance imaging to diagnose deep infiltrating endometriosis. Fertil Steril. 2009;92(6): 1825–33.

[49] Grasso RF, Di Giacomo V, Sedati P, Sizzi O, Florio G, Faiella E, et al. Diagnosis of deep infiltrating endometriosis: accuracy of magnetic resonance imaging and transvaginal 3D ultrasonography. Abdom Imaging. 2010;35(6): 716–25.

[50] Guerriero S, Ajossa S, Gerada M, D'Aquila M, Piras B, Melis GB. "Tenderness–guided" transvaginal ultrasonography: a new method for the detection of deep endometriosis in patients with chronic pelvic pain. Fertil Steril. 2007;88: 1293–7.

[51] Scarella AC, Devoto LC, Villarroel CQ, Inzunza NP, Quilodrán FR, Sovino HS. Transvaginal ultrasound for preoperative detection of deep endometriosis in patients with chronic pelvic pain [Ultrasonido transvaginal para la detección preoperatoria de endometriosis profunda en pacientes con dolor pélvico crónico]. Rev Chil Obstet Ginecol. 2013;78(2):114–8.

[52] Piessens S, Healey M, Maher P, Tsaltas J, Rombauts L. Can anyone screen for deep infiltrating endometriosis with transvaginal ultrasound? Aust N Z J Obstet Gynaecol. 2014;54(5):462–8.

[53] Hudelist G, English J, Thomas AE, Tinelli A, Singer CF, Keckstein J. Diagnostic accuracy of transvaginal ultrasound for non–invasive diagnosis of bowel endometriosis: systematic review and meta–analysis. Ultrasound Obstet Gynecol. 2011;37(3):257–63.

[54] Guerriero S, Ajossa S, Minguez JA, Jurado M, Mais V, Melis GB, Alcázar JL. Accuracy of transvaginal ultrasound for diagnosis of deep endometriosis in uterosacral ligaments, rectovaginal septum, vagina and bladder: systematic review and meta–analysis. Ultrasound Obstet Gynecol. 2015;46:534–45.

[55] Guerriero S, Ajossa S, Orozco R, Perniciano M, Jurado M, Melis GB, Alcázar JL. Accuracy of transvaginal ultrasound for diagnosis of deep endometriosis in the rectosigmoid: systematic review and meta–analysis. Ultrasound Obstet Gynecol. 2016;47(3):281–9.

[56] Hudelist G, Oberwinkler KH, Singer CF, Tuttlies F, Rauter G, Ritter O, et al. Combination of transvaginal sonography and clinical examination for preoperative diagnosis of pelvic endometriosis. Hum Reprod. 2009; 24(5):1018–24.

[57] Medeiros LR, Rosa MI, Silva BR, Reis ME, Simon CS, Dondossola ER, da Cunha Filho JS. Accuracy of magnetic resonance in deeply infiltrating endometriosis: a systematic review and meta–analysis. Arch Gynecol Obstet. 2015;291(3):611–21.

[58] Saba L, Sulcis R, Melis GB, de Cecco CN, Laghi A, Piga M, et al. Endometriosis: the role of magnetic resonance imaging. Acta Radiol. 2014, 56(3):355–67.

[59] Moore J, Copley S, Morris J, LIndsell D, Golding S, Kennedy S. A systematic review of the accuracy of ultrasound in the diagnosis of endometriosis. Ultrasound Obstet Gynecol. 2002;20:630–4.

[60] Tammaa A, Fritzer N, Strunk G, Krell A, Salzer H, Hudelist G. Learning curve for the detection of pouch of Douglas obliteration and deep infiltrating endometriosis of the rectum. Hum Reprod. 2014;29(6):1199–204.

[61] Rutjes AWS, Reitsma JB, Vandenbroucke JP, Glas AS, Bossuyt PMM. Case–control and two–gate designs in diagnostic accuracy studies. Clin Chem. 2005;51(8): 1335–41.

[62] Bossuyt PM, Reitsma JB, Bruns DE, Gatsonis CA, Glasziou PP, Irwig LM, et al. Towards complete and accurate reporting of studies of diagnostic accuracy: the STARD initiative. BMJ. 2003;326(7379):41–4.

[63] Whiting PF, Rutjes AW, Westwood ME, Mallett S, Deeks JJ, Reitsma JB, et al., the QUADAS–2 Group. QUADAS–2: a revised tool for the quality assessment of diagnostic accuracy studies. Ann Intern Med. 2011;155(8):529–36.

[64] Fassbender A, Rahmioglu N, Vitonis AF, Vigano P, Giudice LC, D'Hooghe TM, Hummelshoj L, Adamson GD, Becker CM, Missmer SA, Zondervan KT. World Endometriosis Research Foundation Endometriosis Phenome and biobanking harmonization project: IV. Tissue collection, processing, and storage in endometriosis research. Fertil Steril. 2014;102(5):1244–53.

[65] Rahmioglu N, Fassbender A, Vitonis AF, Tworoger SS, Hummelshoj L, D'Hooghe TM, Adamson GD, Giudice LC, Becker CM, Zondervan KR, Missmer SA. World Endometriosis Research Foundation Endometriosis Phenome and biobanking harmonization project: III. Fluid biospecimen collection, processing, and storage in endometriosis research. Fertil Steril. 2014;102(5):1233–43.

[66] Becker CM, Laufer MR, Stratton P, Hummelshoj L, Missmer SA, Zondervan KT, Adamson GD. World Endometriosis Research Foundation Endometriosis Phenome and biobanking harmonization project: I. Surgical phenotype data collection in endometriosis research. Fertil Steril. 2014;102(5):1213–22.

[67] Vitonis AF, Vincent K, Rahmioglu N, Fassbender A,

Buck Louis G, Hummelshoj L, Giudice L, Stratton P, Adamson GD, Becker CM, Zondervan KR, Missmer SA. World Endometriosis Research Foundation Endometriosis Phenome and biobanking harmonization project: II. Clinical and covariate phenotype data collection in endometriosis research. Fertil Steril. 2014;102(5): 1223–32.

[68] Ahn SH, Singh V, Tayade C. Biomarkers in endometriosis: challenges and opportunities. Fertil Steril. 2017;107(3): 523–32.

[69] Nisenblat V, Prentice L, Bossuyt PMM, Farquhar C, Hull ML, Johnson N. Combination of the non–invasive tests for the diagnosis of endometriosis. Cochrane Database Syst Rev. 2016;7:CD012281.doi:https://doi.org/10.1002/14651858.

[70] Pusztai L, Hatzis C, Andre F. Nat Rev Clin Oncol. 2013;10:720–4.

[71] Horvath AR, Lord SJ, StJohn A, Sandberg S, Cobbaert CM, Lorenz S, Monaghan PJ, Verhagen–Kamerbeek WD, Ebert C, Bossuyt PM, Test Evaluation Working Group of the European Federation of Clinical Chemistry Laboratory Medicine. From biomarkers to medical tests: the changing landscape of test evaluation. Clin Chim Acta. 2014;427:49–57.

第 17 章

临床病例和视频
Clinical Cases and Videos

Mauricio León，Hugo Sovino，Juan Luis Alcázar　著

高燕华　译

一、概述

经阴道超声诊断深部子宫内膜异位症（deep endometriosis，DE）依赖于检查者的技术。只有由经验丰富的专家对技术进行标准化，才能使其发挥最优作用。最近，IDEA 专家制定并出版了关于如何获得并分析深部子宫内膜异位症图像的共识。这个共识的内容详见第 3 章[1]。

本章的主要目的是展示一些 TVS 诊断不同类型 DE 的病例，并讨论了相应的治疗措施。

二、病例分析

（一）病例 1

年龄： 28 岁。

民族： 拉丁裔。

手术史： 无。

子宫内膜异位症家族史： 无。

病史： 无妊娠史，既往口服避孕药治疗 4 年来逐渐加重的严重痛经，性交痛（+）；便秘（+）；无血尿、便血或排尿困难；慢性盆腔疼痛 2 年。目前正在诊治不孕症。

阴道检查： 阴道后穹窿部可触及直径 2cm 的结节。此外，可以观察到一个完整的纵向阴道隔，阴道顶端可见两个宫颈。

视频解读： 完全性纵隔子宫，直肠阴道结节累及阴道后壁、子宫骶韧带以及直肠前壁（空竹状结节）。

本章视频来源：**Electronic Supplementary Material** The online version of this chapter (https://doi.org/10.1007/978-3-319-71138-6_17) contains supplementary material, which is available to authorized users.

治疗: 宫－腹腔镜联合手术。切除子宫纵隔。在术中明确直肠阴道结节,进行必要的直肠病灶剥除术即可。评价:满意。

(二)病例 2

年龄: 30 岁。

民族: 拉丁裔。

手术史: 无。

子宫内膜异位症家族史: 无

病史: 无妊娠史,既往口服避孕药治疗多囊卵巢综合征,停药后严重痛经 1 年,性交痛(＋);便秘(＋);无血尿、便血或排尿困难,无不孕症。

阴道检查: 阴道后穹窿部可触及直径 1.5cm 结节,累及子宫骶韧带。

视频解读: 前盆腔滑动征阴性(子宫膀胱间隙闭塞),同时发现子宫膀胱间隙大小约 12mm×10mm×12mm 结节。

后盆腔可能存在一大小约 16mm×9mm×12mm 结节,累及左侧子宫骶韧带插入部。

治疗: 腹腔镜手术。术中发现 DE 病灶。由于左侧子宫骶韧带处发现 2 个病灶,必须切除左侧子宫骶韧带,同时确诊子宫膀胱间隙内 3cm 的结节病灶,进行了切除。

(三)病例 3

年龄: 41 岁。

民族: 拉丁裔。

手术史: 2010 年卵巢内膜异位症切除术。

子宫内膜异位症家族史: 无。

病史: 经产妇,顺产 2 次,痛经 7 年,服用避孕药,各种镇痛药,消炎药。痛经(＋);性交痛(＋);便秘(＋);无血尿、便血或排尿困难。

阴道检查: 阴道后穹窿可触及结节,直径 3cm。

视频解读: 卵巢位置固定,右侧非典型子宫内膜异位囊肿,表现为无血管的实性成分,左侧卵巢可见黄体,直肠前壁见两个结节,大小分别为 12mm×11mm×8mm,13mm×7mm×9mm(多灶性病变)。同时,在直肠病灶之间可发现另一结节,大小约 14mm×10mm×11mm。后盆腔滑动征阴性。

治疗: 多学科联合手术,进行了诊断性的腹腔镜手术。在这一过程中,发现了广泛的 DE,证实经阴道超声检查的发现。行子宫切除术,直肠病灶行盘状切除。

(四)病例 4

年龄: 32 岁。

民族: 拉丁裔。

手术史: 无。

子宫内膜异位症家族史: 无。

病史: 无妊娠史。曾服用避孕药 2 年,既往不孕病史,治疗失败。6 个月前痛经进行性加重,伴有性交痛,便秘,无血尿、便血或排尿困难。

阴道检查： 阴道后穹窿及 Douglas 窝可触及结节，直径 3cm。

视频解读： 直肠乙状结肠多灶性病变，直肠前壁结节，完全性纵隔子宫。此外，还查见到累及左侧子宫骶韧带和直肠后壁的另一处病灶。

治疗： 多学科联合手术。腹腔镜手术中，发现直肠前壁一直径约 4cm 结节累及子宫骶韧带和阴道。为了完全切除直肠病灶，必须行病灶盘状切除和肠管节段切除，端端吻合。

（五）病例 5

年龄： 35 岁。

民族： 拉丁裔。

手术史： LIE Ⅰ 手术。

子宫内膜异位症家族史： 无。

病史： 无妊娠史，既往服用避孕药 1 年，痛经进行性加重，性交痛，便秘，无血尿、便血或排尿困难。

阴道检查： 阴道直肠可触及结节，最大直径 2.5cm，触痛明显。

视频解读： 直肠前壁见大小约 22mm×9mm×14mm 的结节，未累及黏膜下层。同时发现另一大小约 14mm×9mm×10mm 的病灶，与前一个结节粘连，并累及子宫骶韧带。

治疗： 多学科联合治疗。腹腔镜手术证实直肠前壁直径 2cm 结节，子宫骶韧带受累。进行了必要的直肠病灶剔除术。

（六）病例 6

年龄： 37 岁。

民族： 拉丁裔。

手术史： 无。

子宫内膜异位症家族史： 无。

病史： 经产妇，顺产 1 次，左腰痛 1 年伴痛经，偶有排尿困难，无性交痛、便秘、血尿、便血。

阴道检查： 正常。

视频解读： 膀胱穹窿部结节，大小约 10mm×7mm×10mm 病灶。输尿管膀胱壁内段结节（外源性病变），大小为 18mm×9mm×10mm。

治疗： 多学科联合治疗（妇产 – 泌尿科医师）。腹腔镜证实了经阴道超声发现的病灶。腹腔镜手术切除了所有病灶，并进行输尿管再植术。

（七）病例 7

年龄： 28 岁。

民族： 拉丁 – 印第安裔。

手术史： 无。

子宫内膜异位症家族史： 无。

病史： 无妊娠史，痛经进行性加重伴有排尿困难 2 年，无性交痛、便秘、尿血或便血。

阴道检查： 宫颈后方可触及直径 1.5cm 结节，触痛。

视频解读： 膀胱基底部壁内结节，大小约 19mm×20mm×21mm，输尿管膀胱壁内段未受累。同时可观察到右侧子宫骶韧带一结节，大小约 9mm×6mm×7mm，与阴道后壁粘连。

治疗： 多学科联合治疗（妇产泌尿科医师）。腹腔镜手术切除膀胱基底部最大直径 4cm 的结节，未涉及黏膜层。同时切除右侧子宫韧带上直径 1cm 的结节。

（八）病例 8

年龄： 31 岁。

民族： 拉丁裔。

手术史： 无。

子宫内膜异位症家族史： 无。

病史： 无妊娠史，既往痛经、性交痛、便秘、月经期肛门疼痛 2 年，无便血、尿血或排尿困难。

阴道检查： 阴道后穹窿及 Douglas 窝可触及结节，直径 2.5cm。

视频解读： 直肠乙状结肠交界处直肠前壁结节，浸润阴道和子宫骶韧带，大小约 43mm×13mm×14mm。此外，还可观察到另一大小约 16mm×16mm×11mm 病灶。

治疗： 多学科联合治疗。腹腔镜手术证实直肠前壁直径约 4cm 结节，浸润子宫骶韧带和阴道。为完全切除直肠病灶，实施直肠局段切除并端端吻合。

（九）病例 9

年龄： 39 岁。

民族： 拉丁裔。

手术史： 慢性尿路梗阻导致的左肾切除术。

子宫内膜异位症家族史： 无。

病史： 经产妇，顺产 1 次，既往稽留流产 1 次。7 年间进行性加重的慢性盆腔痛，伴随严重痛经，性交痛（＋）便秘（＋），无便血、尿血或排尿困难。

阴道检查： 由于疼痛严重，阴道检查困难。

视频解读： 距肛门 7cm 直肠乙状结肠交界处直肠前壁结节，大小约 42mm×7mm×19mm，浸润阴道和子宫骶韧带。同时还能观察到阴道病灶，大小约 17mm×8mm×12mm。

治疗： 多学科联合治疗（肛肠科医师和妇科医师）。腹腔镜手术发现直肠前壁最大直径 4cm 的结节，子宫骶韧带和阴道受累。实施阴道病灶剔除术，为了完全切除直肠病灶，采用了直肠乙状结肠病灶切除并端端吻合术。

（十）病例 10

年龄： 30 岁。

民族： 拉丁裔。

手术史： 无。

子宫内膜异位症家族史： 无。

病史： 无妊娠史，既往 3 年不孕症，严重痛经并进行性加重，近 4 个月明显加重。性交痛（＋），便秘（＋），便血（＋），无尿血或排尿困难。

阴道检查: 由于疼痛严重,妇科检查困难

视频解读: 子宫后位,直肠乙状结肠角前壁结节,累及全肠壁,浸润至黏膜下层,大小约 30mm×10mm×22mm,同时,还能观察到浸润子宫骶韧带及阴道表面。

治疗: 多学科联合治疗(肛肠科医师和妇科医师)。腹腔镜手术中观察到直肠前壁结节最大直径 2cm,浸润黏膜下层、子宫骶韧带及阴道。为了完全切除病灶实施了直肠病灶刮除术,直肠乙状结肠段病灶切除并端端吻合术。

参 考 文 献

[1] Guerriero S, Condous G, van den Bosch T, Valentin L, Leone FP, Van Schoubroeck D, Exacoustos C, Installé AJ, Martins WP, Abrao MS, Hudelist G, Bazot M, Alcázar JL, Gonçalves MO, Pascual MA, Ajossa S, Savelli L, Dunham R, Reid S, Menakaya U, Bourne T, Ferrero S, Leon M, Bignardi T, Holland T, Jurkovic D, Benacerraf B, Osuga Y, Somigliana E, Timmerman D. Systematic approach to sonographic evaluation of the pelvis in women with suspected endometriosis, including terms, definitions and measurements: a consensus opinion from the International Deep Endometriosis Analysis (IDEA) group. Ultrasound Obstet Gynecol. 2016;48(3):318–32. https://doi.org/10.1002/uog.15955. Epub 2016 Jun 28. PubMed PMID: 27349699.

中国科学技术出版社经典超声医学译著推荐

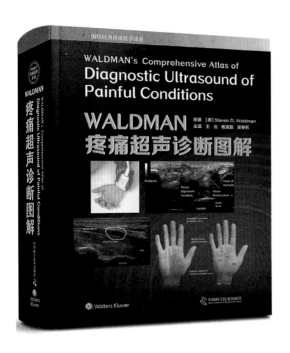

WALDMAN 疼痛超声诊断图解

【开本】大 16 开，精装

【定价】598.00 元

【原著】[美] Steven D. Waldman

【主译】王　云　杨克勤　吴安石

本书引进自 Wolters Kluwer 出版社，是一部系统、新颖的疼痛超声诊断著作。书中呈现了近 2000 张经典的超声和解剖图像，全彩色绘图、高质量临床照片和清晰标记的超声图像对临床实践中遇到的常见疾病和罕见疾病进行了描述，范围涵盖头颈部、肩、肘部和前臂、手腕和手、胸壁、躯干、腹部和腰部、臀部和骨盆、膝盖和下肢、足踝和足，在强调解剖学知识、物理诊断检查、临床相关性、超声技术、注意事项等内容的同时，还给出了专业建议，帮助读者在实际工作中做出正确的临床诊断。本书条理清晰、语言简洁、通俗易懂、可操作性强，对于想要使用或已经使用超声检查来评估和治疗患者的临床医生而言，是一本非常理想的参考书。

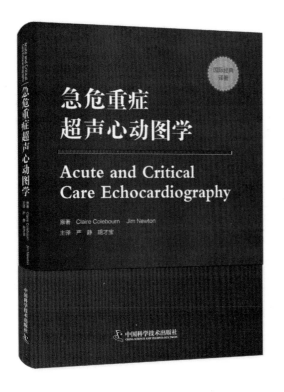

急危重症超声心动图学

【开本】大 16 开，精装

【定价】80.00 元

【原著】[英] Claire Colebourn

　　　　[英] Jim Newton

【主译】严　静　胡才宝

本书是引进自英国牛津大学出版社的经典重症医学专著，是一部新颖、独特、全面的重症医学科参考书。本书深入浅出地介绍了急危重症超声心动图学的特点和基本理论，结合急危重症医师关注的热点问题分别详细介绍了危重症心脏左右心结构及心功能、舒张功能不全的解读、重症心包和瓣膜疾病、液体反应性与容量评估等内容，配以临床经典病例分享，还特别总结了重症超声心动图的床旁决策路径指南，为急危重症医师提供了非常好的临床思维和快速解决临床危急问题的途径方法。本书适合广大急诊科、重症医学科、心脏病科医师参考阅读。